历代名家学术研究丛书

主编 潘桂娟

徐世杰 王国为 编著

虞抟

Academic Research Series of Famous
Doctors of Traditional Chinese
Medicine through the Ages

"十三五"国家重点图书出版规划项目

中国中医药出版社
· 北 京 ·

图书在版编目（CIP）数据

中医历代名家学术研究丛书.虞抟/潘桂娟主编；徐世杰，王国为编著.—北京：中国中医药出版社，2017.9
ISBN 978-7-5132-4140-3

Ⅰ.①中…　Ⅱ.①潘…　②徐…　③王…　Ⅲ.①中医临床—经验—中国—现代　Ⅳ.① R249.1

中国版本图书馆 CIP 数据核字（2017）第 073758 号

中国中医药出版社出版

北京市朝阳区北三环东路 28 号易亨大厦 16 层
邮政编码　100013
传真　010 64405750
河北新华第二印刷有限责任公司印刷
各地新华书店经销

开本 880×1230　1/32　印张 8.25　字数 211 千字
2017 年 9 月第 1 版　2017 年 9 月第 1 次印刷
书号　ISBN 978 - 7 - 5132 - 4140 - 3

定价　45.00 元
网址　www.cptcm.com

社 长 热 线　010-64405720
购 书 热 线　010-89535836
侵 权 打 假　010-64405753

微信服务号　zgzyycbs
微商城网址　https://kdt.im/LIdUGr
官方微博　http://e.weibo.com/cptcm
天猫旗舰店网址　https://zgzyycbs.tmall.com

如有印装质量问题请与本社出版部联系（010 64405510）
版权专有　侵权必究

项目来源及国家重点图书出版计划

2005 年度国家"973"计划课题"中医理论体系框架结构与内涵研究"（编号：2005CB532503）

2009 年度科技部基础性工作专项重点项目"中医药古籍与方志的文献整理"（编号：2009FY120300）子课题"古代医家学术思想与诊疗经验研究"

2013 年度国家"973"计划项目"中医理论体系框架结构研究"（编号：2013CB532000）

国家中医药管理局重点研究室"中医理论体系结构与内涵研究室"建设规划

"十三五"国家重点图书、音像、电子出版物出版规划（医药卫生）

前言

中医理论肇始于《黄帝内经》《难经》，本草学探源于《神农本草经》，辨证论治及方剂学发轫于《伤寒杂病论》。在此基础上，历代医家结合自身的思考与实践，提出独具特色的真知灼见，不断革故鼎新，充实完善，使得中医药学具有系统的知识体系结构、丰富的原创理论内涵、显著的临床诊治疗效、深邃的中国哲学背景和特有的话语表达方式。历代医家本身就是"活"的学术载体，他们刻意研精，探微索隐，华叶递荣，日新其用。因此，中医药学发展的历史进程，始终呈现出一派继承不泥古、发扬不离宗的繁荣景象。

中国中医科学院中医基础理论研究所，自 2008 年起相继依托 2005 年度国家"973"计划课题"中医学理论体系框架结构与内涵研究"、2009 年度科技部基础性工作专项重点项目"中医药古籍与方志的文献整理"子课题"古代医家学术思想与诊疗经验研究"、2013 年度国家"973"计划项目"中医理论体系框架结构研究"，以及国家中医药管理局重点研究室"中医理论体系结构与内涵研究室"建设规划，联合北京中医药大学等 16 所高等院校及科研和医疗机构的专家、学者，选取历代具有代表性或学术特色突出的医家，系统地阐释与解析其代表性学术思想和诊疗经验，旨在发掘与传承、丰富与完善中医理论体系，为提升中医师理论水平和临床实践能力和水平提供参考和借鉴。本套丛书即是此系列研究阶段性成果总结而成。

综观历史，凡能称之为"大医"者，大都博览群书，学问淹博赅洽，集百家之言，成一家之长。因此，我们以每位医家独立成书，尽可能尊重原著，进行总结、提炼和阐发。此外，本丛书的另一个特点是，将医家特色学术观点与临床实践相印证，尽可能选择一些典型医案，用以说明理论的实践价值，便于临床施用。本丛书现已列入《"十三五"国家重点图书、音像、电子出版物出版规划》中的"医药卫生"重点图书出版计划，并将于"十三五"期间完成此项出版计划，拟收载历代102名中医名家，总字数约1600万。

丛书各分册作者，有中医基础学科和临床学科的资深专家、国家及行业重点学科带头人，也有中青年教师、科研人员和临床医师中的学术骨干，分别来自全国高等中医院校、科研机构和临床单位。从学科分布来看，涉及中医基础理论、中医各家学说、中医医史文献、中医经典及中医临床基础、中医临床各学科。全体作者以对中医药事业的拳拳之心，共同努力和无私奉献，历经数年成就了这份艰巨的工作，以实际行动切实履行了传承、运用、发展中医药学术的重大使命。

在完成上述科研项目及丛书撰写、统稿与审订的过程中，研究团队暨编委会和审订委员会全体成员，精益求精之心始终如一。在上述科研项目负责人、丛书总主编、中国中医科学院中医基础理论研究所潘桂娟研究员主持下，由常务副主编张宇鹏副研究员、陈曦副研究员及各分题负责人——翟双庆教授、刘桂荣教授、郑洪新教授、邢玉瑞教授、钱会南教授、马淑然教授、文颖娟教授、陆翔教授、杨卫彬研究员、崔为教授、柳亚平副教授、江泳副教授、王静波博士等，以及医史文献专家张效霞副教授，分别承担或参与了团队的组织和协调，课题任务书和丛书编写体例的起草、修订和具体组织实施，各单位课题研究任务的落实和分册文稿编写和审订等工作。编委会还多次组织工作会议和继续教育项目培训，组织审订委员会专家复审和修订；最终由总主编逐册复审、修订、统稿并组织作者再次修订各分册文稿。自 2015 年 6 月开始，编委会将丛书各分册文稿陆续提交中国中医药出版社，拟于 2019 年 12 月之前按计划完成本套丛书的出版。

2016 年 3 月，国家中医药管理局颁布了《关于加强中医理论传承创新的若干意见》，指出"加强对传承脉络清晰、理论特色鲜明的古代医家的学术思想研究，深入研究中医对生命、健康与疾病认知理论，系统总结中医养生保健、防病治病理论精华，提升中医理论指导临床实践和产品研发的能力，切实传承中医生命观、健康观、疾病观和预防治疗观"。上述项目研究及丛书的编写，是研究团队对国家层面"加强中医理论传承与创新"号召的积极响应，体现了当代中医学人敢于担当的勇气和矢志不渝的追求！通过此项全国协作的系统工程，凝聚了中医医史、文献、理论、临床研究的专门人才，培育了一支专业化的学术队伍。

在此衷心感谢中国中医科学院及其所属中医基础理论

研究所、中医药信息研究所、研究生院，以及北京中医药大学、陕西中医药大学、山东中医药大学、云南中医学院、安徽中医药大学、辽宁中医药大学、浙江中医药大学、成都中医药大学、湖南中医药大学、长春中医药大学、黑龙江中医药大学、南京中医药大学、河北中医学院、贵阳中医药大学、中日友好医院等16家科研、教学、医疗单位，对此项工作的大力支持！衷心感谢中国中医药出版社有关领导及华中健编审、伊丽萦博士及全体编校人员对丛书编写及出版的大力支持！

本丛书即将付梓之际，百余名作者感慨万千！希望广大读者透过本丛书，能够概要纵览中医药学术发展之历史脉络，撷取中医理论之精华，传承千载临床之经验，为中医药学术的振兴和人类卫生保健事业做出应有的贡献！

由于种种原因，书中难免有疏漏之处，敬请读者不吝批评指正，以促进本丛书不断修订和完善，共同推进中医药学术的继承与发扬！

《中医历代名家学术研究丛书》编委会

2016 年 9 月

凡
例

一、本套丛书选取的医家，均为历代具有代表性或特色学术思想与临床经验的名家，包括汉代至晋唐医家6名、宋金元医家18名、明代医家25名、清代医家46名、民国医家7名，总计102名。每位医家独立成册，旨在对医家学术思想与诊疗经验等内容进行较为详尽的总结阐发，并进行精要论述。

二、丛书的编写，本着历史、文献、理论研究有机结合的原则，全面解读、系统梳理和深入研究医家原著，适当参考古今有关该医家的各类文献资料，对医家学术思想和诊疗经验，加以发掘、梳理、提炼、升华、概括，将其中具有理论意义、实践价值的独特内容阐发出来。

三、丛书在总体框架上，要求结构合理、层次清晰；在内容阐述上，要求概念正确、表述规范，持论公允、论证充分，观点明确、言之有据；在分册体量上，鉴于每个医家的具体情况不同，总体要求控制在10万～20万字。

四、丛书每一分册的正文结构，分为"生平概述""著作简介""学术思想""临证经验"与"后世影响"五个独立的内容范畴。各分册将拟论述的内容按照逻辑与次序，分门别类地纳入以上五个内容范畴之中。

五、"生平概述"部分，主要包括医家姓名字号、生卒年代、籍贯等基本信息，时代背景、从医经历以及相关问题的考辨等。

六、"著作简介"部分，逐一介绍医家的著作名称（包括现存、已经亡佚又经后人辑复的著作）、卷数、成书年代、主要内容、学术价值等。

七、"学术思想"部分，分为"学术渊源"与"学术特色"两部分进行论述。前者重在阐述医家之家传、师承、私淑（中医经典或前代医家思想对其影响）关系，重点发掘医家学术思想的历史传承与学术渊源；后者主要从独特的学术见解、学术成就、学术特点等方面，总结医家的主要学术思想特色。

八、"临证经验"部分，重点考察和论述医家学术著作中的医案、医论、医话，并有选择地收集历代杂文笔记、地方志等材料，从中提炼整理医家临床诊疗的思路与特色，发掘、总结其独到的诊治方法。此外，还根据医家不同情况，以适当方式选录部分反映医家学术思想与临证特色的医案。

九、"后世影响"部分，主要包括"学术影响与历代评价""学派传承（学术传承）""后世发挥"和"国外流传"等内容。其中，对医家的总体评价，重视和体现学术界共识和主流观点，在此基础上，有理有据地阐明新见解。

十、附以"参考文献"，标示引用著作名称及版本。同时，分册编写过程中涉及的期刊与学位论文，以及未经引用但能体现一定研究水准的期刊与学位论文也一并列出，以充分体现对该医家研究的整体状况。

十一、附以丛书全部医家名录，依照年代时间先后排列，以便查检。

十二、丛书正文标点符号使用，依据《中华人民共和国国家标准标点符号用法》（GB/T 15834–2011）。医家原书中出现的俗字、异体字等一律改为简化正体字，个别不能对应简化字的繁体字酌予保留。

《中医历代名家学术研究丛书》编委会
2016 年 9 月

内容提要

　　虞抟，字天民，自号花溪恒德老人，生于明正统三年（1438），卒于明正德十二年（1517）；浙江义乌人，明代著名医家，代表著作为《医学正传》。虞抟之学术，以朱丹溪为宗，参以张仲景、孙思邈、李杲、钱乙等诸家学说，于理论、临床皆有所建树。在理论方面，提出"两肾总号命门""造化天一生水""两肾为五脏之根源""三焦有名有形说"等；在临床方面，强调形、声、色、脉四诊合参，注重鉴别相似或相关病证。《医学正传》所载医案，颇为精当；所载祖传之效验方89首，内容涉及外感、内伤及妇科疾病。其治疗上注重以扶正为本，以气血为要。虞抟深得家传，又能纵贯历代名贤之说而申明其大意。其所倡导的"正传"医学，有助于系统研究中医学术发展之源流与脉络，颇具启迪和借鉴意义。本书内容包括虞抟的生平概述、著作简介、学术思想、临证经验、后世影响等。

虞抟,字天民,自号花溪恒德老人,生于明正统三年（1438），卒于明正德十二年（1517）；浙江义乌人，明代著名医家，代表著作为《医学正传》。虞抟之学术，以朱丹溪为宗，参以张仲景、孙思邈、李杲、钱乙诸家学说，于理论、临床皆有所建树。在理论方面，提出"两肾总号命门""造化天一生水""两肾为五脏之根源""三焦有名有形说"等；在临床方面，强调形、声、色、脉四诊合参，注重鉴别相似或相关病证。治疗上注重以扶正为本，以气血为要。虞抟深得家传，又能纵贯历代名贤之说而申明其大意。其所倡导的"正传"医学，有助于系统研究中医学术发展之源流与脉络，颇具启迪和借鉴意义。

近现代学者对虞抟的研究较多。笔者曾以"虞抟""虞花溪""医学正传""苍生司命"等为检索词，在中国知网（CNKI）等数据库上，共收集相关论文 100 余篇。这些论文，对虞抟的学术渊源、学术思想特点、临床经验特色等都有论及，但内容较为零散。朱建贵教授在 1988 年，曾著有《正传医学的虞抟》一书。该书属《中国历代名医学术经验荟萃丛书》中的一册，对虞抟的生平、著作、学术思想、临证经验、后世影响、祖传方、医案等都有论及。但该书为篇幅所限，对虞抟的学术思想和临床经验的介绍还是比较简约的。

本书对虞抟的生平和著作进行考证，包括其生平事迹及著作存佚情况等；基本确定《苍生司命》为后世医家以《医学正传》为蓝本所编撰的著作。所以，本书的编写主要是基于对《医学正传》内容的深入梳理，全面、系统地总结虞抟的学术思想和临证经验。尤其是对书中的 51 则医学或问、各科病证、89 首祖传方和 43 则医案进行分类评述，希望有助于读者从中把握虞抟的学术思想和临证特色，并对当今中医理论研究和中医临床诊治亦有参考价值。

本项研究所依据的虞抟著作版本：以人民卫生出版社 1981 年第三次印刷（1965 年第一版）的繁体字点校本《医学正传》为主要参考书；就其中部分内容，还参阅了中医古籍出版社 2002 年简体字点校本、中国医药科技出版社 2011 年简体字点校本。本书在编写过程中，还参阅了大量历代相关著作及今人的研究文献。在此衷心感谢参考文献的作者及支持本项研究的各位同仁！

中国中医科学院中医基础理论研究所　徐世杰　王国为

2015 年 6 月

目录

虞抟

生平概述

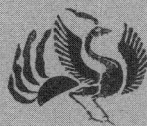

虞抟，字天民，自号花溪恒德老人，生于明正统三年（1438），卒于明正德十二年（1517）；浙江义乌人，明代著名医家，代表著作为《医学正传》。虞抟之学术，以朱丹溪为宗，参以张仲景、孙思邈、李杲、钱乙等诸家学说，于理论、临床皆有所建树。在理论方面，提出"两肾总号命门""造化天一生水""两肾为五脏之根源""三焦有名有形说"等；在临床方面，强调形、声、色、脉四诊合参，注重鉴别相似或相关病证。《医学正传》所载医案，颇为精当；所载祖传之效验方89首，内容涉及外感、内伤及妇儿疾病。其治疗上注重以扶正为本，以气血为要。虞抟深得家传，又能纵贯历代名贤之说而申明其大意。其所倡导的"正传"医学，有助于系统研究中医学术发展之源流与脉络，颇具启迪和借鉴意义。

一、时代背景

虞抟生活于明正统至正德年间，是明朝的中期阶段。明代初期，朱元璋为了巩固政权和缓和阶级矛盾，开始重视发展农业和扶植工商业；在政治上、经济上实行新的改革，并建立新的行政机构；鼓励垦荒以增加耕地面积，积极兴修水利等。由于这些改良措施的实施，使当时的社会生产力得到一定的发展。特别是地处长江中下游的浙江地域，水系发达，交通便利，气候温暖，雨量丰沛，土地肥沃，物产丰富，使其成为全国的经济中心之一。在农业生产方面，明代已经开始大面积种植水稻、番薯、棉花等；在手工业、冶铁、铸造、造纸、制陶、纺织等方面，都达到了相当高的水平。

明清时期，浙江地区科技文化十分发达，天文、地理、水利、历法、农学等快速发展，出现许多著名的思想家、文学家等，虞抟所生活的金华府更被称为"小邹鲁"。明代的金华府又名婺州，因其人杰地灵，学术发达，著述繁富，出现过"初唐四杰"之骆宾王、隐士张志和、诗僧释贯休等名家；至南宋吕祖谦等人发起，逐渐形成了"婺学""金华学派"。明初，金华管辖七县，至成化年间又增置汤溪县，遂又被称为"八婺"。朱元璋进驻婺州后，在该地开郡学、兴文教，召集大批名儒，委以重任，使金华府文化更加兴盛，特别以明初"金华四先生"之宋濂、王祎、胡翰、戴良为代表的名家大儒，对有明一代颇有影响。

在经济文化发达的同时，浙江的医学水平在全国也处于领先行列。浙江一带世医众多，家学渊源深厚，名医辈出，著名医家有戴思恭、吕复、虞抟、高武、杨继洲、楼全善、卢复、赵献可、马莳、陶华、张景岳等。其中由朱丹溪创立的丹溪学派传承更是独树一帜，影响深远。作为朱丹溪的同乡，虞抟私淑丹溪之学，其医学思想的形成深受朱丹溪的影响，也使他成为丹溪学派中的一位代表人物。明代医家继承了历代医家的学术理论和经验，通过临床实践，进一步加以综合与总结，形成了比较完整和系统的理论体系，编撰了大量内容丰富的医药学著作，涉及综合丛书、专科专著和医学知识普及等。尤其是综合性著作的编撰，涵盖临床各科，内容全面，资料丰富，既引经据典，又多有发挥，对后世医学发展颇有影响。虞抟的《医学正传》便是其中的代表著作。

在对外交流方面，由于我国造船术的快速发展和郑和的七次下西洋，促进了中外贸易的发展和中外医学的交流，尤其是与日本的交流更为频繁。

明朝浙江籍医药学家与日本的交流颇为密切。浙江医家方喆，官至杭州医学正科，1399 年被派往日本，注解《伤寒论》4 卷传入日本；杭州陈元赟曾在少林寺练武习医，1619年东渡日本，在长崎传授柔道和朱丹溪学说等，被誉为"介绍中国文化之功劳者"；杭州陈明德，擅长儿科，1648～1651年间东渡日本，在长崎采药著书，行医为业，对中日医学交流有一定贡献；杭州戴笠，师从龚廷贤，1652年赴日传医，居于陈明德家中，以医学济世，著述颇丰，对日本医学颇有影响。来中国的日本医家亦很多。1452年，日僧月湖（又号润德斋）来到浙江钱塘一带学法、行医，与虞抟有医学交流；1487年，日本医家田代三喜来到中国，师事于月湖及虞抟门人，留居中国12年，到1498年才回到日本，后来成为日本汉医"后世派"的奠基人；又如1531年，日本医家曲直濑道三拜田代三喜为师，亦来中国学习医学，返回日本后，创设"启迪院"传授医学，尤其推崇朱丹溪学说，成为日本汉医"后世派"的核心医家。日本明应年间（1492—1500），坂净运来中国学医，重点学习张仲景学说，回国后，撰写了《新椅方》《续添鸿宝秘要钞》等著作。

当然，在虞抟所生活的明代中期也经历了"土木之变""夺门之变"等战乱，但当时的明朝政权总体上仍属长治久安、国富民强的大统一王朝。总之，虞抟生活在一个国家兴盛、中外科学及医学交流频繁的时代，这对他的学术思想形成有着重要影响。他在崇尚朱丹溪、发展朱丹溪学说的同时，还通过数十年的临证实践及其与理论的结合，综合家传经验和各家之说，提出了自己独特的学术见解，并无私地公布祖传方药，力倡"正传"医学，为中医学的发展做出重要贡献。

二、生平纪略

在明代万历年间的《金华府志·卷之二十二·方技》中，对虞抟有如下记载："虞抟，字天民，义乌人。幼习举子业，博览群书，能诗章，因母病攻医，医道大行，求疗者不责报，尤精于脉理，间数年诊之，生死无不验。韩方伯闻其名，聘来驰驿。往见，雅敬重焉。治病余，叩问医道。抟以节嗜欲，戒性气，慎言语，谨服食乃摄养之要。益加钦敬。义乌以医名者，代不乏人，丹溪之后，惟抟为最。所著有《医学正传》《方脉发蒙》《百字吟》《半斋稿》行于世。"方伯，指一方之长，即地方长官，可见当时虞抟已名闻乡里，颇受地方官员的尊敬。

　　清代嘉庆年间的《义乌县志·卷十八·方技》亦载虞抟："幼习举子业，博览群书，能诗，因母病攻医，精于脉理，诊人死生无不验，求疗不责其酬。韩方伯某闻其名，来聘见，即加礼敬，叩问医道。抟以节嗜欲，戒性气，慎言语，谨服食乃摄养之要，益钦服焉。所著有《医学正传》《方脉发蒙》《百字吟》《半斋稿》行于世。"两方志记载大致相同，对虞抟的评价颇高，认为义乌虽名医众多，但朱丹溪之后，还当推虞抟为义乌医家之代表，即"丹溪之后，惟抟为最"。

　　虞抟的曾叔祖父虞诚斋，与朱丹溪（1281—1358）同世。据义乌《华溪虞氏宗谱》记载，虞崇真，字诚斋（以字行），"受业丹溪朱彦修先生之门，以故医道最精"。之后，虞家世代为医，以朱丹溪为宗。虞抟之父虞南轩年轻时就潜心攻读医书，医术精湛，并以范仲淹"不为良相，则为良医"为座右铭，医德甚高。据传，其兄虞怀德也同样精于岐黄之术。虞抟年幼时，患腐骨病，其兄怀德曾亲自诊疗，细心调护，三月余而愈。

　　虞抟自幼聪慧好学，初攻举子业，文思敏捷，后因母病而转习医，其家学源于"祖父口传心授"，深得朱丹溪之学，又勤读《内经》《难经》等经典医籍，参诸家之见而成名医。正如其在《医学正传·序》中所言："愚承祖父之家学，私淑丹溪之遗风，其于《素》《难》，靡不苦志钻研，然义理玄微，若坐丰蔀，迨阅历四纪于兹，始知蹊径。今年七旬有八矣。"从中可知，虞抟反复研读整理历代医籍及家传经验近五十年（一纪为12年，历四纪共 48 年)，方于 78 岁的高龄正式完稿刊行《医学正传》。虞抟不但医术高明，且医德高尚。病者求医，多不收酬，他的书房挂着自提的"恒德斋"匾额，并做"百字吟"张贴室中以自警。据《华溪虞氏宗谱》记载，虞抟曾被朝廷授予八品冠带，后人姜芳为其做《赠隐君虞天民冠带序》，盛赞其为人"聪明不凡……诚而直，易而和，宽厚而正大，磊落而光明，博览群书而不求闻，优游日用而不逐利，精于医而不责报"。

虞抟著作颇丰，惜多亡佚。流传于世的《医学正传》一书，乃其晚年力作，亦为其代表著作。该书共八卷，属医学全书类著作，内容涵盖内、外、妇、儿诸科，理、法、方、药井然有序，丰富精彩，是虞抟一生学术思想和临证经验的结晶，具有重要的学术价值。虞抟深得家传，崇尚朱丹溪，又能纵贯历代名贤之说而申明其大意，对命门学说、运气学说、亢害承制论、元气论、伤寒传变及临床各科疾病的治疗，都有独到的见解和经验。其所倡导的"正传医学"，有助于系统梳理中医学术发展的源流与脉络。总之，虞抟无论是在理论造诣上，还是临证水准上，皆谓不凡，对后世中医学术发展具有一定的影响。

虞抟一生主要在浙江一代行医，医名显赫，当时的地方官员韩方伯亲自聘见，请教医学之道，虞抟告之养生重在节嗜欲、戒性气、慎言语、谨服食，令方伯颇为钦敬。在《医学正传》中记载了虞抟的诊治医案 43 个，涉及外感、内伤及妇儿科等疾病。从医案中可以看出，虞抟临证注重扶正，善调气血，重视四诊合参，敢于力排众议，三因制宜，巧妙施治，并能创制新方和新疗法等，常起沉疴。如《医学正传·卷之二·燥证》记载虞抟为其仲兄怀德治疗燥证，考虑到其兄已至中年，体质瘦弱血虚，又结合庚子年岁金太过，至秋深燥金用事，久晴不雨的五运六气变化，而创制一方，名"生血润肤饮"，其兄服药数十帖而愈，后用此方治疗十余人皆验。虞抟对民间单方验方亦不摒弃，而且颇为重视。如《医学正传·卷之六·淋闭》

记载虞抟治疗其 70 岁的长兄虞修德的癃闭证，用民间验方地肤草捣自然汁服之而愈。故而发出"虽至微之物，而有回生起死之功，故录于此，以为济利之一助云"的感慨。又如其曾治其族侄百一通判之子的顽固便秘证，因患儿的便秘是出痘后而得，许多儿科医生认为"便实为佳兆"而未作治疗，以至于患儿 25 天都未排大便，从肛门连及大肠都疼痛难忍，常规用皂角末、蜜煎导法、大小承气汤、枳实导滞丸及备急丸等治疗皆不效。虞抟别出心裁，认为是痘疮余毒郁热结滞于肠间，故令患儿饮香油一大盏的同时，又以小竹筒套入患儿肛门，令人口含香油吹入其肛内，过约一小时，患儿得下黑粪一二升而愈。该案中，虞抟用心以变法取巧，巧妙地运用了"器械灌肠术"以润肠通导，颇有创新，丰富了中医治疗便秘的方法，也为后人所称道。

在医学传承方面，据《（新刊）医学集成》傅滋自序记载虞抟"弱冠时遭疾，赖虞天民先生疗而获痊。因悟医道所关甚大，遂拜受业"。可知，傅滋在 20 岁左右（弱冠）时，曾拜虞抟为师，学术上亦推崇朱丹溪而成为虞抟高足。据张芳芳考证，傅滋约出生于 1450 年，为明代医家，字时泽，号湲川，浙江义乌人。初习儒，后拜虞抟为师学医，著有《（新刊）医学集成》《医学权舆》两书。徐春甫在《古今医统大全·卷之一·历世圣贤名医姓氏》中，评价其"敏颖博学，下问谦恭，医术甚精，且不自足，活人不伐"。《（新刊）医学集成》刊刻于正德十一年（1516），为其代表著作。另外，虞抟的侄孙虞守愚，字惟明，号东崖，官至刑部尚书，著有《东崖文集》《四书一得录》《经书一得录》《虔台拙稿》《虔台志》等，晚年致力于整理刊行虞抟的医学著作。其堂兄虞守随曾为《（新刊）医学集成》作序，自称为傅滋之外甥，可见傅滋和虞抟也存在姻亲关系。

此外，特别值得注意的是，据文献报道日本室町时代 15 世纪中期，日僧月湖（生卒年不详，自称明监寺，又号润德斋）来到中国，寓居浙江钱塘，曾师从虞抟学习医学。潘桂娟《日本汉方医学》中记载，月湖于1452年来中国求法，后以医为业，著有《全九集》《济阴方》等，《全九集》为其代表著作，该书很大程度上吸收和继承了虞抟的学术思想；至1487年，日本田代三喜来中国，师事于月湖以及虞抟门人，留居中国长达12年，到1498年才回日本，《全九集》也由其带回日本。他回日本后，亦大力传播李杲、朱丹溪之说，后来成为日本汉医"后世派"的奠基人，著有《三归回翁医书》等。据此可以确定的是，月湖氏1452年来中国是先求法，后来才习医行医。但1452年，虞抟才15岁，《医学正传》至1515年才正式刊行，所以推测月湖氏可能是来中国一段时间以后，才与虞抟有较为密切的医学交流，但从年龄上考虑，似乎也不太可能是师徒关系。1531年，曲直濑道三拜田代三喜为师，学医10年。因受其师影响极深，曲直濑道三亦来中国研习医学，不仅十分重视朱丹溪学说，且极重视学宗朱丹溪的虞抟、刘纯、王纶等人的学说。返回日本后，在京都开设"启迪院"传授医学，并收集整理我国大量医著，编成《启迪集》八卷，作为其教学材料，对李、朱学说进行发挥，其门下名医辈出。因此，曲直濑道三亦成为日本汉医"后世派"的核心医家，后世也将以其为代表的医学流派称为"道三流派"。可见虞抟的学术思想不仅在国内有重要影响，而且对日本医学的发展也发挥着不可替代的作用。

直至现代，义乌一带还把丹溪朱震亨、花溪虞抟和近代医家黄溪陈无咎合称为"三溪"，以称颂他们高尚的医德医风和重要的医学贡献。

虞抟年谱：

明正统三年戊午（1438），1岁，虞抟出生于浙江婺州义乌（今浙江省义乌市廿三里镇华溪村人），其曾祖叔父虞诚斋、父虞南轩、仲兄虞怀德皆精通医术；其长兄虞修德。虞抟少时习儒学，备科举，览群书，能诗章，后因母亲生病而弃儒习医，继承家学，精研医籍。

明景泰三年壬申（1452），15 岁，日僧月湖来中国求法，住在钱塘，后又学医行医，与虞抟有密切的医学交流，著有《全九集》《济阴方》。

约明成化三年丁亥（1467），30 岁，开始整理编纂祖传经验和经典医籍，行医于世，渐有医名。行医过程中，地方长官韩方伯聘见，求问医道。

约明成化六年庚寅（1470），33 岁，治愈义乌人傅滋的疾病，并收傅滋为徒。

明成化十六年庚子（1480），43 岁，自制生血润肤饮，治愈其兄怀德的燥证。

明成化十七年辛丑（1481），44 岁，用朱丹溪治肿胀法，治疗其族兄虞八一的肿胀病，嘱其守"三戒"。但治愈半月后，虞八一犯戒酒醉，次日旧疾复发且甚于以前而难治，过一月而逝。

明成化二十三年丁未（1487），50 岁，用藜芦、麝香开窍，小续命汤加味等治愈长嫂何氏的中风病。日本僧医田代三喜来中国，跟随月湖及虞抟门人习医 12 年，于 1498 年回到日本，传播李杲、朱丹溪之学。

约明弘治十八年乙丑（1505），68 岁，用地肤草捣汁为其 70 岁的长兄虞修德治疗癃闭证。

明正德五年庚午（1510），73 岁，其徒傅滋著成《医学集成》。

明正德十年乙亥（1515），78 岁，历时近 50 年，《医学正传》终于完稿，虞抟做自序，刊行于世。立志"采历代名医治验，总成一书"，名为《古今诸贤医案》，惜年事已高，未能完稿。

明正德十一年丁丑（1516），79 岁，傅滋《医学集成》刊行。

明正德十二年丁丑（1517），80 岁，病故。被朝廷授予八品冠带，后人姜芳为虞抟做《赠隐君虞天民冠带序》。

明崇祯十二年己卯（1639），虞抟撰写的《证治真诠》经明末义乌医家龚蒙吉重新汇集，虞国征删辑而梓行。

　　此年谱仅汇集笔者目及之文献史料记载，医案主要来自《医学正传》，下文中有详细解析。由于笔者收集到的史料有限，许多虞抟的生平事迹尚待后续补充。

虞抟

著作简介

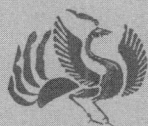

据《明史艺文志》言："虞抟,《医学正传》八卷,《方脉发蒙》六卷"《金华府志》和《义乌县志》则记载还有《百字吟》《半斋稿》等,此外,还有些史料记载虞抟著有《域外奇观》《苍生司命》《证治真诠》《医学集成》《医学权舆》等刊行当世,惜多亡佚,现主要存有《医学正传》一书。此外,《苍生司命》可能是后人以《医学正传》为蓝本编撰的作品,《医学集成》《医学权舆》等著作,据考证基本确定非虞抟作品。具体介绍如下。

一、《医学正传》

虞抟最具代表性的著作是《医学正传》,共计八卷,成书于明正德十年(1515),乃虞抟78岁时完稿之作。该书集虞抟毕生之精力和祖传经验,根据《素问》《难经》之经旨,参以历代诸贤之说,融入己意。该书首列"医学或问"51则,其后论述包括内、外、妇、儿、五官等科病证90余种,病证之下有论、脉法、方法、丹溪活套、医案、祖传方等,共载方900余首,附医案44例(包括丹溪医案1例),祖传方89首。

该书属全书类著作,首列"医学或问"51则,系以问答形式细述中医学重要的理论或历代医家有不同诠释的医学理论、临床用药原则等问题。其旁征博引,上承轩岐,下至金元,详尽解析,明确自己的独到见解;次以病证分论,每病证设论、脉法、方法;其后或附丹溪活套,或祖传方,或医案。其"论"以《黄帝内经》要旨为提纲,继以历代名医之论,间附己意,对病证做简明论述,多有发挥;"脉法"则采自王叔和之《脉经》,参以历代医家的脉理论述,巧妙运用于临床;"方法"则以朱丹溪之法冠于其首，以"伤寒宗仲景，内伤宗东垣，儿科本钱乙"为原则，列诸家名医有理妙方于其后，每一方药后有辨证要点、治疗法则、药物组成及临症加减、服用方法等详细论述；又以"丹溪活套"备录于各条之后；将"祖父口传心授"及自己临证效验之医案，附于各条之末。明代史梧在《医学正传》后再叙中言："惟其参之诸家之秘，而断之以聪明之真，则所以握气机、佐阴阳、疏脉络者，皆有所受，而立言垂后，可与诸经并传无疑也。"将其著作与经典齐名。总之，《医学正传》无论是在理论上，还是在临床上都有着重要的学术价值。

《医学正传》现存主要版本有：明嘉靖十年辛卯（1531）刻本，万历五年丁丑（1577）金陵三山书肆吴江刻本，万历六年（1578）边有猷刻本，民国时期有上海会文堂石印本等；海外则有日本刻本十余种，较著名者有日本庆长九年甲辰（1604）刊本，日本元和八年壬戌（1622）平乐寺刻本、日本宽永十一年甲戌（1634）刻本和日本万治二年己亥（1659）吉野屋权兵卫本等。中华人民共和国成立后，人民卫生出版社于1965年、1981年先后两次刊印，但其中部分涉及"封建迷信"的句段被略去；2002年、2011年，中医古籍出版社、中国医药科技出版社，先后有点校本刊行。此外，《中国中医古籍总目》记载，有王溥《（增补）医学正传》四卷，明崇祯刻本残卷，笔者未见。

二、《苍生司命》

《苍生司命》，共计八卷，由李锦首刻于清康熙十六年丁巳（1677），注明为虞抟所著。该书将"经论总抄""四言举要""内景图"等收录为首卷，以下分元、亨、利、贞四集，详述病证，以内科杂病为主，兼及五官、妇科等病证75个，载方772首。

首卷设"经论总抄",于简短的章节中"总揭天地阴阳、人身造化、脉病治法、五脏六腑";继之,附明代李言闻增补南宋·崔嘉彦《脉诀》之"四言举要",以四言歌诀形式阐述脉学义理,指导临证;又附"内景图"及图解明示人体之生理;并将明·皇甫中《明医指掌》中的"药性歌"收入其后,易于医者掌握。之后的每一病证中,将论、脉法、方法合而为一,更为简洁,所述病证论治选方,多与《医学正传》相同。其学术价值,正如李锦给该书作序时的评价:"晰理简要,方法详明",实为"指下之航梯,肘后之鸿宝也。"

《苍生司命》的主要版本有:清康熙十六年丁巳(1677)还读斋刻本,清乾隆元年丙辰(1736)怀德堂刻本、清同德堂刻本、清文富堂刻本等;1987年,中医古籍出版社据还读斋刻本影印一函十册;2004年,中国中医药出版社以还读斋刻本为底本校注刊印。

该书虽注明为虞抟所著,但却有存疑之处。张成博亦曾怀疑本书为后人自《医学正传》摘录。笔者认为,首先,在《金华府志》《义乌县志》等地方志中,论述虞抟著作时有提及《方脉发蒙》《百字吟》《半斋稿》等,但均未提及《苍生司命》。而且,虞抟在78岁高龄撰写《医学正传》时,并未提及此书,而是希望采集历代名医治验编成《古今诸贤医按》,但写完《医学正传》后两年,虞抟就去世了,《古今诸贤医按》没有编成,考虑其时间精力,也不太可能再写成《苍生司命》一书。第二,该书中引用《明医指掌》内容颇多,其中引用的"经论总抄"和"药性",皆为邵达于明天启二年(1622)增补,而此书又在清康熙年间出版,虞抟于1517年即去世,故而写作时间亦不符;第三,其内容与《医学正传》有许多相似之处,但也有些不同甚至相反之处,如《医学正传》不主张将中风分为真中和类中,虞抟在《医学正传·卷之一·中风》中说:"于是积年历试四方之病此者若干人,尽因风湿痰火夹虚而作,何尝见其有真中、类中二者之分哉!"

而《苍生司命》则强调中风有真中、类中之分，并设有"中风、真中、类中论"篇，其中言"若老人谓无类中皆真中，恐使后人临证不明，反增人病，辨之奚容已乎"？若《苍生司命》为虞抟写完《医学正传》后之著作，似乎不可能如此明确地反对自己的观点，而不做说明，另外此句中"老人"也很可能即指虞抟（号花溪恒德老人）。第四，在《医学正传》和《苍生司命》的体例比较上，两书所述内科杂病和妇科病证内容顺序基本相同，但《苍生司命》未载《医学正传》中的外科疮疡和儿科内容，且以"元、亨、利、贞"分集的体例，亦似不符虞抟务实的风格。第五，虞抟在《医学正传》中所记载的祖传方，在《苍生司命》中记录不多，有记录者也多改方名，如其治疗其兄燥证的"生血润肤饮"在《苍生司命》中名为"生血润燥汤"，"三妙丸"名为"三妙散"等，若是虞抟本人所著，不太可能做这些修改。综上，笔者推测《苍生司命》可能是后人以《医学正传》为蓝本，又采择其他医家言论所辑成的一部著作。据《苍生司命》序言记载，该书系程云来收藏，李锦主张刊刻，徐振公、陈子奇协助校正而成，可能是他们对《医学正传》进行了摘录删改。所以，笔者在研究虞抟学术思想时，主要以《医学正传》为主，《苍生司命》仅作参考。

三、《证治真诠》

《证治真诠》在《中国中医古籍总目》中未记载，笔者亦未见。有文献报道，该书由虞抟撰写，后经明末义乌医家龚蒙吉重新汇集，虞国征删辑，于明崇祯十二年己卯（1639）梓行。是书八卷，另附类方八卷，秘方拾遗一卷。现仅存残卷，流传甚少。据《松门龚氏宗谱》记载，龚蒙吉，字仲修，号观州。义乌人。邑廪生，精于医，通易经。著有《医方指要总括》《节要直讲》《医验元扣》《观州渔隐》。虞抟的《证治真诠》亦系经他汇编，才得以保存下来。

四、《医学集成》《医学权舆》

《（新刊）医学集成》十二卷，《医学权舆》一卷（一说四卷），明代李梴在《医学入门·卷首·历代医学姓氏》中提到："虞抟……著《医学正传》《医学权舆》《医学集成》。"明代张凤逵原编，清代叶霖增订的《增订叶评伤暑全书》亦言虞抟著有《医学权舆》和《医学集成》，朝鲜许浚的《东医宝鉴》亦引用《医学入门》此观点。但明代黄虞稷的《千顷堂书目》，李时珍的《本草纲目》《濒湖脉诀》，徐春甫的《古今医统大全》，清代的《明史》《明史艺文志》，日本丹波元胤的《中国医籍考》，现代文献如陈邦贤、严菱舟合编的《中国医学人名志》，李经纬的《中医人物词典》，何时希的《中国历代医家传录》等，均认为《医学集成》和 / 或《医学权舆》为傅滋所著。张芳芳对傅滋及其著作进行详细考证后，亦认为《医学集成》和《医学权舆》为傅滋所著，可能是由于虞抟是傅滋的老师，且名气较大，所以在医籍流传的过程中，一些人误将虞抟当作作者。

《（新刊）医学集成》全书十二卷，约二十六万余字，内容丰富，方论兼备，博采众贤，糅合新见，是一部赅括内、外、妇、儿、骨伤、五官科、急救等临床各科证治的综合性医著。该书初撰于明正德五年（1510 年），刊刻于明正德十一年（1516），又名《医学集成》，此处"新刊"二字不是重新刊刻的意思，而是初刊本即有"新刊"二字。《医学权舆》一书，以七言歌诀述中风、伤寒、内伤、伤风、瘟疫等 68 种病证，后经胡文焕校正，录于《寿养丛书全集》。《中国医籍考》录其书四卷，并按曰："胡文焕百家名书所刻，书仅一卷，不著撰人名氏，盖系所节抄。"另《中国中医古籍总目》记载《医学权舆》一卷由明代孙笙撰，洪楩编，该书有三集，一集述中风、伤寒、内伤等五十证；二、三集分别录《雷公炮炙论》和《识病捷法》。

此外，虞抟曾在《医学正传》中言其立志"采历代名医治验，总成一书"，书名《古今诸贤医案》，遗憾的是，虞抟时已高龄，书未完稿而去世。其余著作，如《方脉发蒙》《百字吟》《半斋稿》《域外奇观》等书笔者未见，诸家记载均认为已佚。

虞抟

学术思想

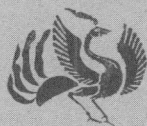

一、学术渊源

　　虞抟博学广识，实有渊源。其曾叔父虞诚斋与朱丹溪同世，曾受朱丹溪亲授，故而世代为医以朱丹溪为宗。虞抟聪敏好学，幼承庭训，"承祖父之家学，私淑丹溪之遗风"（《医学正传·序》），对朱丹溪之学推崇备至，颇得其要。而这与朱丹溪的师承关系和学术造诣是分不开的。朱丹溪为元代著名医学家，金元四大医学家之一。朱丹溪从学于罗知悌，而罗知悌是刘完素的再传弟子。河间学派自刘完素始，传于荆山浮屠，荆山浮屠传于罗知悌，罗知悌再传于朱丹溪。朱丹溪能师古而不泥古，集金元诸家之长，又有创新，在刘河间主火热的基础上开创了滋阴学派，使得河间之学为之而一变，其学识深为虞抟所推崇。此正如虞抟所言，朱丹溪之学"皆所以折衷前哲，尤足以救偏门之弊，伟然百世之宗师也"。在《医学正传》一书中，其病症论治多以"丹溪要语""丹溪方法""丹溪活套"为规范，其医案选方用药也常显朱丹溪之心法，可见其确得朱丹溪之真传，为丹溪学派传人中的佼佼者。

　　虞抟对朱丹溪之学颇为推崇，但并不拘于一家之言。其认为"丹溪之书，不过发前人所未发，补前人所未备耳，若不参以诸贤所著，而互合为一，岂医之大成哉"。他认为《内经》是先秦时代的作品，历代奉为圭臬，是医者必读必遵循之书，"其言深而奥，其旨邃以弘，其考辨信而有征，是当为之宗"；《难经》则阐发《内经》的学术思想，"举《内经》之要而推明者也"；《伤寒论》《金匮要略》确立了论治疾病的体系，为"千古不刊之妙典"；《脉经》对中医脉学做出了重要贡献；此后，巢元方、王焘、孙思邈、钱乙、庞安常、许叔微、张元素、刘完素、张从正、李杲、朱佐、滑寿等名医，皆对医学有较深的造诣，堪为后世之师。因而他力戒门户之见，精研《素问》《难经》，广涉精取，博采众长。在他的著作中，凡诸病总论，皆先采摭《内经》要旨，继之以历代名医可法之语；凡脉法，多引王叔和《脉经》要语；治法上，除伤寒以张仲景为宗，内伤法于李杲，小儿本于钱乙外，其余诸病多以朱丹溪论方冠于其首，次附刘河间、张子和、李杲之方，又选其余名家名方附于其末，融汇各家之说，端本澄源，力倡"正传"医学。

二、学术特色

虞抟的理论造诣和临证水准皆谓不凡，其学术思想对后世医学在理论及临床方面均具有一定的影响，其学术特色大致可归结为以下 8 个方面。

（一）溯医学源流，倡医学正道

虞抟将集其毕生精力之作，取名为《医学正传》，可见其对"正传"医学的重视。其于正文之首，开宗明义，简明扼要地勾勒出中医学自轩岐至金元的发展脉络。其首先强调《内经》为医学之祖，随后言及秦越人《八十一难经》，淳于意、华佗，张仲景《金匮玉函经》及《伤寒论》，王叔和《脉经》，巢元方《诸病源候论》，王冰《天元玉册》，孙思邈《备急千金要方》《千金翼方》，王焘《外台秘要》，钱乙、庞安常、许叔微、张元素、刘完素、张从正、李杲、罗天益、吕复、朱丹溪、滑寿等。认为以上诸家皆是以医鸣世，可为后世医家效法之人。其简述诸家源流授受之学术特点，梳理了中医学理论及临床发展的大体脉络，论述简洁而精炼，为初学之人指引了正确的方向，不失为中医正统学习之典范。

其在《医学正传》中论治各类病证时，亦循此思想而展开，以证分门，每一门设总论、脉法、方法三部分，"总论"采择《内经》要旨为纲，继之综合历代医家典论，间附己意，简要叙述。"脉法"则以王叔和《脉经》论述为主，以历代名医诸论补充。"方法"包括辨证要点、方药法则等。伤寒多宗张仲景，内伤多宗李杲，小儿多本钱乙，其余杂病多以朱丹溪为宗，列有"丹溪方法""丹溪活套"等，此外，对刘完素、张元素、张从正等人的方药也多有引用，并附有祖传方、个人治验等。其论述端本澄源，纲举目张，正如其自序所言："总不离乎正学范围之中。"

（二）释阴阳一体，论气血虚实

朱丹溪认为，相火易妄动而耗伤阴精，阴精难成而易亏，提出"阳常有余，阴常不足"之说。其在《格致余论·阳有余阴不足论》中提出："人受天地之气生，天之阳气为气，地之阴气为血，故气常有余，血常不足。"后世诸家对此多有阐发。如戴思恭独尊朱丹溪之学，从气血角度对朱丹溪的学术观点进行诠释。其明确指出，阴即言血，阳即言气；阳有余、阴不足，即是言气常有余，血常不足；以气易化火，血易耗伤，来阐释朱丹溪之阳有余阴不足论。

虞抟则认为，朱丹溪之阴阳非直指气为阳而血为阴，其所言"气常有余，血常不足"，是从人身阴阳一体，《内经》之阳中有阴、阴中有阳观点而论。亦即机体内气有阴阳、血有阴阳。气虚为气中之阴虚，血虚为血中之阴虚，论证了阴在气血中的重要性及易损性，指出气虚治法可用四君子汤以补气中之阴，血虚治法可用四物汤以补血中之阴。虞抟认为，后世医家对气血阴阳概念有不正确的理解。如王纶在《明医杂著》中指出："是谓血病治气，则血愈虚耗，甚而至于气血俱虚。"虞抟指出，王纶的论点与李杲、朱丹溪俱不合。虞抟依据阴阳一体论，援引李杲之说："阳旺则能生阴血，又曰：血脱益气，古圣人之法也。血虚者须以参芪补之，阳生阴长之理也。"又引朱丹溪之言"产后当以大补气血为主"，认为王纶等医家"既曰阳无所依而浮散于外，非参芪等药何以收救其散失之气乎"？所以，血虚当用参、芪等补气之药补之，即是阳生阴长之理。虞抟强调气血阴阳一体论，是遥承《内经》之旨，阐发朱丹溪之本义。

（三）两肾命门说

"命门"一词，最早见于《内经》。《素问·阴阳离合论》云："太阳根起于至阴，结于命门。"《灵枢·根结》云："太阳根于至阴，结于命门，命门者目也。"《灵枢·卫气》云："足太阳之本，在跟以上五寸中，标在两络命门，命门者目也。"这里的命门，皆是指足太阳膀胱经的睛明穴，与后世命门学说关系甚微。而对于两肾，《内经》中未有左右之分，至《难经》始有左肾右命门之说，且认为命门为人体精神所舍，原气所附之处。《难经·三十六难》曰："肾两者，非皆肾也，其左者为肾，右者为命门。命门者，诸神精之所舍，原气之所系也。"《难经·三十九难》亦有类似记载。而在《难经·八难》中，又提出"诸十二经脉者，皆系于生气之原。所谓生气之原者，谓十二经之根本也，谓肾间动气也"的观点，虽未直言命门，却与"原气之所系"有相似之处，对后世命门学说的形成和发展奠定了理论基础。晋代王叔和则在《脉经》中提出命门的诊脉部位，言"肾与命门，俱出尺部"。金元时期，出现了以刘完素为首的命门相火论，认为右肾命门属相火，为手厥阴心包经之脏，与三焦相表里，张元素亦有类似观点。继之李杲则更为重视命门藏精、系胞的生理功能。而朱丹溪则对命门的用药特点进行了发挥，《丹溪心法·补损》认为："诸补命门药，须入血药则能补精，阳生阴长故也。"认为命门用药不仅要重视阳气，还要补血填精，滋阴以育阳。

虞抟推崇金元四大家，但并不囿于金元时期的肾命门相火论，而是遥承《难经》的命门为"肾间动气""原气所系"的理论，认识到"胚胎未成之际，先生二肾，即造化天一生水之义"；亦不拘于《难经》"左肾右命门"，明确提出"两肾总号为命门"之说。其云："夫两肾固为真元之根本，性命之所关，虽为水脏，而实有相火寓乎其中，象水中之龙火，因其动而发也。愚意当以两肾总号命门，其命门穴正象门中之枢阑，司开阖之象也。"同时指出，肾为五脏之一，属作强之官，五行配属为水。而从两肾之形有二象论，"得以左右分阴阳刚柔而命为五脏之根元也"。并就肾命门与五脏的关系说："于是左肾之阴水生肝木，肝木生心火，右肾之阳火生脾土，脾土生肺金，其四脏之于肾，犹枝叶之出于根也。虽然，但不可独指右肾为命门耳。"虞抟阐明"两肾总号命门""造化天一生水""两肾为五脏之根源"之说，指出了命门在人体中的重要作用，对命门的部位和功用都有所发挥，促进了明代命门学说的发展和成熟。

（四）人体寿夭论

虞抟首先肯定了人体寿夭，取决于先天元气的盛衰。《医学正传·医学或问》云："夫人有生之初，先生二肾，号曰命门，元气之所司，性命之所系焉。"又云："所谓天命者，天地父母之元气也……其有生之初，受气之两盛者（父母元气皆壮盛也，余仿此），当得上中之寿；受气之偏盛者，当得中下之寿；受气之两衰者，能保养仅得下寿"。同时，虞抟又强调了影响人体寿夭的后天因素，提出外感内伤及地理气候因素影响人体之寿夭。其云："或风寒暑湿之感于外，饥饱劳役之伤于内……故上古神农氏尝百草、制医药，乃欲扶植乎生民各得尽乎天年也。"此言疾病会缩减人之寿命，强调医药可以在祛病的同时延年益寿。

虞抟在其著作中，着重阐释了地理气候因素对人体寿夭的影响。《素问·五常政大论》论述了寿夭与地理气候的关系："阴阳之气，高下之理，太少之异也。东南方，阳也，阳者其精降于下，故右热而左温。西北方，阴也，阴者其精奉于上，故左寒而右凉……阴精所奉其人寿，阳精所降其人夭。"对此，虞抟引王冰之注释说："阴精所奉，高之地也。阳精所降，下之地也。阴方之地，阳不妄泄，寒气外持，邪不数中而正气坚守，故寿延。阳方之地，阳气耗散，发泄无度，风湿数中，真气倾竭，故夭折。"同时，又对《难经·七十五难》中所谓东方实、西方虚，泻南方、补北方之本义进行阐发。其在《医学正传·医学或问》中云："西北二方，在人为肾水肺金所居之地，二脏常恐其不足；东南二方，在人为肝木心火所处之位，二脏常恐其有余……夫肾水既实，则阴精时上，奉于心肺，故东方之木气不实，而西方之金气不虚，此子能令母实，使金得以平木也，是故水日以盛而火日以亏，此阴精所奉于上而令人寿延也。若夫肾水虚弱，则无以制南方之心火，故东方实而西方虚，其命门与胞络之相火，皆夹心火之势而来，侮所不胜之水，使水日亏而火日盛，此阳精所降于下，故令人夭折也。"虞抟以王冰主天地之四方言，越人主人身之五脏论，详释《内经》关于"阴精所奉其人寿，阳精所降其人夭"的理论，指出了地理环境对人体寿夭的影响。

（五）四诊合参论

关于中医诊法，《史记·扁鹊仓公列传》曾记载扁鹊擅长"切脉、望色、听声、写形，言病之所在"。《素问·阴阳应象大论》则提出："善诊者，察色按脉，先别阴阳；审清浊，而知部分；视喘息，听音声，而知所苦；观权衡规矩，而知病所主。按尺寸，观浮沉滑涩，而知病所生以治；无过以诊，则不失矣。"可见中医诊法历来是提倡四诊合参的。自晋·王叔和撰《脉经》，对脉学理论及应用进行了系统全面的总结，并在编次整理张仲景《伤寒杂病论》时将"辨脉法""平脉法"编入其中后，致历代医家对四诊中的脉诊更为重视。加之脉诊的"脉理精微，其体难辨"的特点，更促进大量有关脉诊的著作问世，脉学运用研究不断兴盛，而对其他诊法则有所忽视。正如虞抟在《医学正传·医学或问》中所言："今人惟效脉法，但知其一而遗其三焉。"

虞抟着重从形、声、色、脉四诊合参以阐释病证。特别是在《内经》基础上，参以诸贤之论，对形、声、色诊加以详细的理论及临床总结。如其言"形诊者，观其形以知其病也"，是从形气与病邪有余不足论，详细论述病机及治则治法；其言"声诊者，听其声以验其病也"，是从声音之高厉微弱、音色音质辨所病为何；其言"色诊者，视其面之五色，以察其病也"，是从青、黄、黑、赤、白五色的色泽辨生死，辨四时之令色，观五脏之五邪。虞抟在精于脉学，重视脉诊基础上，提出形、声、色、脉四诊合参，实为中医诊法之要旨。

（六）亢害承制论

亢害承制理论，首见于《素问·六微旨大论》："亢则害，承乃制也。制则生化，外列盛衰。害则败乱，生化大病。"王冰注解《素问》，以自然界六气间的承接制约关系来阐释亢害承制理论，认为"诸以所胜之气乘于下者，皆其标盛，此天地造化之大体尔"，即自然界的诸多现象，都是通过其内部进行自我制约调节的结果，而且具有规律性可循。历代不少医家，亦对"亢则害承乃制论"加以不同阐释。

金元时期的刘完素，在王冰注释的基础上，提出了反兼胜己之化的理论，把"亢害承制"理论和人体脏腑病变联系在一起，认为病理变化中，会出现本质与现象不一致的情况，即五运之气偏亢过度，会出现"胜己之化"的假象。王履则认为，"亢害承制"是人体"造化之枢纽"。虞抟以元气为本论，发王履之未发，在《医学正传·医学或问》中，阐明亢害承制乃"制者，制其气之太过也；害者，害承者之元气也"。强调元气在亢害承制中的重要性，并对元气加以解释。其云："夫所谓元气者，总而言之，谓之一元；分而言之，谓之六元。一元者，天一生水，水生木，木生火，火生土，土生金，金复生水，循环无端，生生不息。六元者，水为木之化元，木为火之化元，火为土之化元，土为金之化元，金为水之化元，亦运化而无穷也。"此言元气为本源，化生五行；五行间递相资生，化生六元之气。无制之承，即是对其承者元气的损害。虞抟还以子来救母，阐发亢害承制论。如其所云："假如火不亢，则所承之水随之而已；一有亢极，则其水起而平之。盖恐害吾金元之气，子来救母之意也，六气皆然。"对于"承"字的解释，王履言"承犹随也……有防之之义存焉"(《医经溯洄集·亢则害承乃制论》)。虞抟进一步解释为："以下奉上故曰承。其五行之道，不亢则随之而已。一有所亢，则起而克胜之也。"认为《内经》所谓"外列盛衰者"，是指"所承者力衰，而所亢者极盛，制之不尽耳，在天地则为六淫，在人身则为六疾。害则败乱者，言无制之变也，所承者衰甚而无气，故所亢者其势纵横而不可遏也，在天地则大块绝灭，在人身则病真而死矣"。说明亢而有制则生化不息；亢而极盛，制之不尽则产生危害，在自然界表现为六淫邪气，在人身则产生各种疾病，而亢盛无制则危害无穷。

此外，《素问·阴阳应象大论》云："壮火之气衰，少火之气壮。壮火食气，气食少火。壮火散气，少火生气。"历代医家对此多有不同阐释。虞抟则依亢害承制，元气为本之理，从造化胜复的角度对此进行阐释："少而壮，壮而衰，衰而复生，循环无端，生生不息。经虽不言衰而复生，其理实在其中矣。"指出人身之火宜少而不宜壮，少火是生生之气，是生理之火；壮火则是衰败之气，是病变之火。少火能滋养真阴，壮火则烧烁元气，认为"壮火食气者"是指元气见食于壮火；"气食少火者"，是指元气见助于少火；"壮火散气"是指壮火耗散元气；"少火生气"是指少火滋生元气。火壮而亢极，则兼水化以制之，乃为《内经》亢则害，承乃制之意。并进一步解释朱丹溪所谓以人身动气而论的相火，即言生气之少火，人非此火不能生；而李东垣之"火与元气不两立"，一胜则一负，言其不可亢也，即言壮火耗散元气之意。虞抟对前贤妙论予以更为明晰的阐发。

（七）三焦相火论

《素问·灵兰秘典论》曰："三焦者，决渎之官，水道出焉。"《难经·三十八难》云："所以腑有六者，谓三焦也。有原气之别焉，主持诸气，有名而无形，其经属手少阳。此外腑也，故言腑有六焉。"其后之历代医家，对三焦有名无实，或位胸膈之中，或为胸中之脂膜，论说不一。

　　虞抟则提出三焦有名有形说。其在《医学正传·卷之一·医学或问》中，以"凡万物之有形质著乎地者，必有象以应乎天"立论，指出："在地有木火土金水之五行，在天则有风热湿燥寒火之六气，盖人肖天地，其五脏六腑之具于身者，与天地造化生成之理若合符节。"六气中惟相火游行于天地上下气交之中，故"人身之相火，亦游行于腔子之内，上下肓膜之间，命名三焦，亦合于五脏六腑"。虞抟基于五运六气理论，诠释三焦与相火的关系，以脂膜腔子相火之说论三焦，并从六腑在体内具有盛贮诸物的特性，提出三焦为"包函乎肠胃之总司也。胸中肓膜之上，曰上焦；肓膜之下，脐之上，曰中焦；脐之下，曰下焦，总名曰三焦，其可谓之无攸受乎。其体有脂膜在腔子之内，包罗乎六脏五腑之外也"，对三焦的生理特性和三焦分布进行了精当的诠释。其后，张介宾《类经·藏象类》以有名有形论说三焦，亦言三焦为"脏腑之外，躯体之内，包罗诸脏，一腔之大府也"。

　　关于相火，刘河间以肾论相火，李杲以下焦包络之火、元气之贼论相火，张子和以胆论相火；虞抟则承朱丹溪之说以肝肾论相火，并言相火分属于心包络、胆、膀胱和三焦诸腑，而非皆寄于胸中。《医学正传·医学或问》指出："相火固无定体，在上则寄于肝胆胞络之间，发则如龙火飞跃于霄汉而为雷霆也；在下则寓于两肾之内，发则如龙火鼓舞于湖海而为波涛也。"认为三焦为相火恒动的通行之所。

（八）运气之用论

　　王冰将运气七篇大论补入《素问》，由此提升了运气学说在医学中的地位。北宋及金元时期，是运气学说发展的鼎盛时期。北宋年间，运气学说得以大力提倡，刘温舒的《素问入式运气论奥》，对运气概念、理论做了详尽阐释。虞抟对运气学说颇为重视，在论述病证时，常引用《素问》中运气七篇大论的观点，如论痞满，云"备化之纪，其病痞""太阴所至，为积饮痞膈"等。但由于运气学说深奥难明，加之其时运气学说多被人用以占卜，或不经问证察脉直接用以推算疾病，故而引发异议，对此虞抟是明确反对的。

虞抟于论著中明确反对元·马宗素《伤寒钤法》所述："以病者之所生年月日时，合得病之日期，推算五运六气，与伤寒六经证候无不吻合，谓某日当得某经，某经当用某药，而以张仲景一百一十有三方按法施治，如太阳无汗麻黄汤、有汗桂枝汤之类，使后学能推此法，不须问证察脉，但推算病在此经，即用此经之药，实为医家之快捷方式妙诀也。"认为"此马宗素无稽之术，而以世之生灵为戏玩耳"。虞抟认为，对运气学说应深究、精通并正确运用，方能应验临床。即所谓"上古圣人，仰观天文，俯察地理，以十干配而为五运，以十二支合而为六气，天以六方寓之，岁以六气纪之，以天之六气，加临于岁之六节，五行胜复盈亏之理，无有不验"。虞抟强调指出"以人之年命，合病日而为运气钤法，取仲景之方以治之，是盖士师移情而就法也，杀人多矣"。并告诫后人"幸勿蹈其复辙"。主张运用五运六气学说，当从临床实际出发，而不是机械推算。

虞抟

临证经验

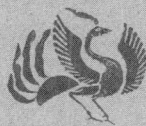

一、各科病证论治 🦢

（一）中风

中风为临床上的常见病和多发病，亦是疑难杂症，即使在今日亦是死亡率极高、治愈率极低的病证。《医学正传·中风》占全书的篇幅较大，亦可从中体现出虞抟对此病的重视程度。虞抟认为，中风应具备卒中、暴仆、暴瘖、蒙昧、喎僻、瘫痪、不省人事，语言蹇涩、痰涎壅盛等一系列特异性的证候表现，即"中风之候不过如此，无此候者非中风之病也"。亦即中风是一种发病急骤、变化多端、来势凶险，以突然昏仆、不省人事，或口眼喎斜、语言不利、半身不遂为主症的危急病证。虞抟论治中风，以《内经》的标本理论为指导，融汇刘河间、李杲、朱丹溪之说，具有鲜明的学术特点。

1. 外风内风，归于标本

虞抟认为，中风一证，金元以前医家多从外风立论，治法亦多用祛风药。金元以后，则多从内风立论。先是刘河间从火立论，认为中风一证由于"心火暴甚"；继而，李杲认为中风"非外来风邪，乃本气自病也"，从气虚立论。接着，朱丹溪又指出中风"有气虚，有血虚，有痰甚"，又言"西北二方，真为风所中者有之。东南之人，多是湿土生痰，痰生热，热生风也"，强调痰湿之患是中风之源。王履则提出中风有真中、类中之分，前人多言真中风，刘、李、朱所言为类中风，之后的医家对此观点基本持肯定态度，而虞抟则提出了质疑。

虞抟对中风的认识，也是一个反复求证、逐渐深入的过程。正如他自己所说："欲求归一之论终不可得，于是积年历试四方之病此者若干人，尽因风、湿、痰、火夹虚而作，何尝见其有真中、类中二者之分哉？是以一旦豁然有所感悟。"通过长年的临床经验总结，虞抟认为中风的发生是"先伤于内而后感于外之候也，但有标本轻重之不同耳"。内虚为"本因"，外感为"标证"，即人体气血虚损，营卫失调，是中风发病的根源，为本；感受外邪，引动内虚，是发病的诱因，为标。虽然金元以前论治中风，亦强调"内虚邪中"，如《金匮要略》认为中风是络脉空虚，风邪乘虚入中，但多强调外中风邪，治疗亦侧重祛风。而虞抟则认为外感、内伤有标本缓急之分，内因和外邪相互作用，才能引发中风，在治疗上亦随证各有侧重。这应是中风临证思维的一种进步。虞抟说："其所谓真中风邪者，未必不由气体虚弱、荣卫失调，然后感于外邪也。若非体虚所致，则西北二方风寒大盛之地，而中风者比比皆是，何暇为他证哉？其所谓因火、因气、因湿者，亦未必绝无外邪侵侮而作也。若无外邪侵侮，则因气、因火、因湿各自为他证，岂有㖞僻瘫痪暴仆暴瘖之候乎？经曰邪之所凑，其气必虚是也。岂可以一中风之证歧为二途哉！"

因此，虞抟对中风病名长期纠缠不清的真中、类中之争提出了自己的见解。从病因病机学的角度出发，不主张有真中、类中之分。该说虽在后世仍有争议，虞抟的认识也存在一定的时代局限性，但较之前人，他的观点还是进步的，思路还是正确的。其强调内外因的相互作用，亦是符合《内经》"邪之所凑，其气必虚"的原旨的。

2. 急则治标，缓则治本

中风之证既然有外感与内伤之轻重，治疗上则亦有标本缓急之分。虞抟根据《内经》"本而标之，标而本之"和"急则治其标，缓则治其本"的治疗大法，提出"重于外感者，先驱外邪而后补中气；重于内伤者，先补中气而后驱外邪。或以散风药为君，而以补益药为臣使；或以滋补药为君，而以散邪药为臣使"的治疗原则。

（1）急则治其标，标而本之

若中风初起即暴仆昏闷，不省人事，或痰涎壅盛，舌强不语，两寸脉浮大而实者为急证，急用瓜蒂、藜芦等催吐药吐之，以祛邪外出；若左手人迎脉按之紧盛，或两手六脉俱浮弦，则为"风气大盛"之证，急煎服小续命汤以祛风解表。虞抟还对小续命汤的病因病机、组方配伍机理进行了颇为恰当的诠释，认为小续命汤为治疗风气大盛、心火暴升、痰涎壅遏于经络之中风急证。此时一般寻常药物很难通达人体上下，只有选用"禀雄壮之资，有斩关夺将之势"的附子，引人参并行于十二经脉，以追复其失散之元阳，能引麻黄、防风、杏仁发汗开腠理，驱散在表之风寒，引当归、芍药、川芎入血分行血养血，滋养其亏损之真阴。胃火盛加石膏、知母，肺热加黄芩，还可根据季节气候变化，加减施治。待病势缓解后，改用朱丹溪补气、补血、消痰之法，调养其本气，这正是其所言急则治其标，标而本之之治。

虞抟曾治其长嫂何氏之中风病。何氏时年57岁，身体肥胖，痰湿体质，初春突发中风，表现为暴仆不省人事，身僵直、口噤不语、喉如拽锯、水饮不入等中风急症。虞抟采用急则治其标之法，先以藜芦、麝香灌鼻以豁痰催吐，待稍知人事，又急服小续命汤倍麻黄取汗以祛风邪，使患者转危为安，渐苏醒、能转侧，但右半身不遂，言语蹇涩，病情缓解则改为"标而本之"之法，行化痰活血息风法，并微利之法，缓缓调治而安。

（2）缓则治其本，本而标之

虞抟认为，若中风表现为手足渐觉不随，或臂膊及髀股指节麻痹不仁，或口眼歪斜、语言蹇涩，或胸膈迷闷、吐痰相续，或六脉弦滑而虚软无力等中风先兆证，或中风初起较缓之证时，虽未倒仆，却随时可能突变，故提倡及早治疗，强调了中风的早发现、早治疗。但对此肢体不遂之证，虞抟遵朱丹溪补气补血清痰之说，以左右分气血而治之，则较为拘泥、牵强。

其认为患者左手脉不足及左半身不遂者，是血病为主，用四物汤以补血；右手脉不足及右半身不遂者，是气病为主，用四君子汤以补气。若痰盛者，兼用二陈汤、导痰汤等清痰之方。若气血两虚而夹痰者，宜气血双补兼并化痰，用八物汤（即八珍汤）加南星、半夏、枳实、竹沥、姜汁等清痰之品。待真元渐复，痰饮渐消，或觉有风邪未退者，可用羌活愈风汤、防风通圣散之类加减化裁调治，这就是缓者治其本，本而标之之法。

3. 临证活法，不泥古方

虞抟虽然质疑真中、类中之说，但对前人所言中风有中脏、中腑、中经之说则是认同的，亦从标本论治角度予以阐发。其认为中腑者症状多表现在四肢，四肢拘急不仁，或中身之后，或中身之前，或中身之侧，脉浮而恶风寒，其治多易，主要以小续命汤等发散其表；中脏者则多滞涩九窍，表现为唇缓失音，耳聋鼻塞目昏，二便秘结等，其治多难，大法以三化汤等通下开窍为主。腑脏兼见者，则或汗或下，灵活加减。但须知"多汗则虚其卫，多下则损其荣"，故要把握分寸。而中经的患者，则外无六经之形证，内无便溺之阻隔，仅表现为手足不遂，语言蹇涩。此时则当从乎中治而不以标本论治，宜养血通气，以大秦艽汤、羌活愈风汤等治之。

虞抟虽然主张运用标本理论指导中风的临床实践，但一再强调必须根据临床实际出发，灵活运用，考虑季节气候、人体差异等因素。"临证切脉之际，又当顺时令而调阴阳，安脏腑以和荣卫，察病机，审气宜，全在活法以度其轻重之权量，甚勿胶柱以调瑟也"。

对于治中风的古方，虞抟亦根据临床实际，提出了自己的见解。

如对小续命汤一方，虞抟认为，前贤制此方以治中风初病无汗，及手足瘫痪、关节不利、表实等证，为急则治标之药也。后人不分表里虚实，通用以治中风之证是不可取的。所以在运用上，赞成张元素的加减法。审察中风六经之形证而加减用药，随证治之。认为续命汤原方，混淆六经之别，依张元素加减法分经治疗，针药并用，颇为合宜。但亦强调此方疏达太过，若中风无汗表实者固宜，若有汗表虚之人，虽有加减之法，亦不可以胶柱鼓瑟。

对治中风外无六经之形证、内无便溺之阻膈，血弱不能养筋，手足不能运动，舌强不能言语的大秦艽汤，他认为"此方用归、芎、芍药、生熟地黄，以补血养筋，甚得体。既曰外无六经之形证，但当少用羌活、秦艽，引用以利关节。其防风、独活、细辛、白芷、石膏等药，恐太燥而耗血。虽用此，川芎止可六分之一，尤宜加竹沥、姜汁同剂最好"。

又如，对治中风昏冒、气不清利之四白丹（白芷、白檀、白茯苓、白术、人参、独活、防风、竹叶、薄荷、细辛、甘草、香附、川芎、麝香、牛黄、藿香、龙脑、羌活、知母、砂仁），虞抟认为"此方多轻扬走窜之味，虽有参、术、茯苓、甘草之补益，而寡固不可以敌众也。若用之于风痰壅盛，昏聩不省人事者固宜；其为血气虚弱、神不守舍而昏迷者，则促其死耳"。此亦是其临证贵在活法，不泥古方的一种体现。

再如，《太平惠民和剂局方》载大防风汤，治"一切麻痹痿软、风湿夹虚之候服之，其效如神"。虞抟则认为，该方"用归、芎、芍药、熟地以补血，用参、芪、白术、甘草以补气，用羌活、防风散风湿以利关节，用牛膝、杜仲以补腰膝，用附子以行参、芪之气而走周身脉络，盖治气血两虚、夹风湿而成痿痹不能行者之圣药也，观其治痫后风可见矣。然可以治不足之痿弱，而不可以治有余之风痹也"。对《局方》的观点予以辩证分析，而非全盘接受。虞抟的这种临床思维，是颇为难能可贵的，亦是我们所必须学习的。

4. 中风后遗，重在神机

中风病恢复期往往伴有半身不遂、瘫痪等后遗症，一般较难恢复，但可带病延年。虞抟将此喻为"木之根本未甚枯，而一边之枝干先萎"，认为是神机未息，气化未绝，故可延年。他说："根于中者命曰神机，神去则机息（言动物也）。根于外者命曰气立，气止则化绝（言植物也）。夫神机未息，亦犹气化之未绝耳，故半身虽不运用，然亦未至于机息而死也。"

　　另外，在诊断上，虞抟也对中风后半身不遂与痹证进行了鉴别。认为二者是性质截然不同的疾病，不可混为一谈。鉴别要点在于：半身不遂是血气不足，正气亏损，属虚证，表现为筋脉弛纵、肢体瘫痪等，疼痛不明显；而痹证则是感受风寒湿之气，痹阻气血，邪气有余，属实证，表现为肢体关节疼痛为主，痛痹则筋骨疼，着痹则沉着疼痛而不行，行痹则走注疼痛而不定，周痹则周身皆疼痛。在治疗上，不可蹈"实实虚虚之复辙"。中风瘫痪宜注重神机、扶助正气、补益气血为主；而痹证则宜祛除邪气为主，只有痿痹属血虚，麻痹属气虚，治疗上与中风瘫痪可互相参照。所以，虞抟的祖传方蠲风饮子，就是针对中风后遗症的病因病机特点而制定的，用治中风瘫痪，口眼歪斜及一切手足走注疼痛、肢节挛急、麻痹不仁等症。方中以四物汤补血，白术、甘草益气，以川牛膝、何首乌、杜仲、威灵仙、桑寄生等补肝肾，强筋骨，祛风湿，扶正气；用天麻、僵蚕、钩藤、防风、羌活、白芷、秦艽、大枫子肉、荆芥穗、阴地蕨以息风祛风，二陈汤加南星、皂角、萆薢、苍术、木通、防己、海桐皮以化痰除湿，川草乌、桂枝、血藤、两头尖、五加皮、大蓟、小蓟、丁公藤、理省藤、桑络藤、生姜以温经活血，通络止痛。此方药味虽多达 43 味，然组合则有条不紊，井然有序，切合中风后遗半身不遂和麻痹的病因病机，故用之多效。

　　总之，虞抟从标本治法立论，质疑中风病的真中、类中分类法，试图以病因、病证表现来统一外风说与内风说，其良苦用心读者自能体会。尽管真中、类中之说在其后乃至今日仍有争议。但他基于临证得失而对古人提出质疑、不拘泥于古人成方的实事求是精神是值得后人学习的。其提出了临证全在活法，甚勿胶柱鼓瑟的临床准则也确为中风证治之临床大法。

但其认为半身不遂病在左侧则补血，在右侧则补气的观点则不免拘泥，读者需知取舍。

（二）伤寒

伤寒一证，张仲景论述最精详，为后人所推崇，虞抟亦言"其伤寒一宗仲景"。其《医学正传》所述内科病证中，以伤寒所占篇幅最多，中风次之，亦可看出虞抟对伤寒的研究颇为精深。

1. 推崇仲景，主张错简

虞抟认为，伤寒一证源于《内经》之论。"人之伤于寒也，则为病热，热虽甚不死。若两感于寒者，则不免于死矣"。而与内伤杂病相比，伤寒更为复杂难知，惟有张仲景深达是理。《伤寒论》一书，载三百九十七法，一百一十有三方，而为立法之祖，后学之矜式。所以，在伤寒论治上以张仲景为宗。其在《医学正传·卷之一·医学或问》第一条即言："张机之《金匮玉函经》及《伤寒》诸论，诚千古不刊之妙典。"但又同时指出："第详于六气所伤，而于嗜欲食饮罢劳之所致者略而不议，兼之文本错简，亦未易以序次求之也。"认为张仲景之书详于外感病，而对内伤病论述较少，更明确提出其书存在错简，需要重新编排，"易以序次求之"，俨然就是后世伤寒三派中"错简重订派"医家的主张。

虞抟认为《伤寒论》一书并非张仲景原著，在《医学正传·卷之一·伤寒》中直言："惜乎其书一变于王叔和之撰次，再变于成无己之诠注，传之愈久而愈失其真也。考其法与方也，何尝合其数焉！"由于《伤寒杂病论》原书早佚，《伤寒论》一书系王叔和重新撰次，所以在内容上可能已经非张仲景原意。再加上成无己的诠注是依据王叔和的《伤寒论》所注解，有牵强附会之处，可能又进一步曲解了原意，从而致使《伤寒论》传之愈久而愈失其真。虞抟认为王叔和所撰次之《伤寒论》的条文数目及方剂数目皆存疑，且其治疗三阴寒证多用热药，与《内经》所谓传经之伤寒，自三阳而传入于三阴之经多由于热的理论不符，因此不能不质疑。虞抟之论虽未将《伤寒论》重新厘定，但其观点比明清伤寒三派中"错简重订派"的方有执还早了近一百年，不得不说是一个创见。

2. 明晰伤寒六经传变

先贤多认为伤寒之邪"只传足之六经，而不及于手之六经"，刘草窗言："足六经属水土木，盖水得寒则冰，土得寒则坼，木得寒则叶落枝枯；手之六经惟属金与火，盖火胜水而能敌寒，金得寒而愈坚刚。"对此，虞抟从天人相应的角度，解释了伤寒的传变规律。认为"此人身配合天地之理，不期然而然也"，伤寒之邪并非只传足六经，而是先传于足六经，再渐及于手六经。对刘草窗用五行学说解释传变的说法亦予以否定，而更注重从临床人体受邪性质和运气变化的角度予以解释。他认为人体顶天立地，身半以上，天气主之，身半以下，地气主之，所以上半身多受风热，下半身多感寒湿。而从六气而言，风、热、暑气应春夏，其气升浮，万物生长，故上半身应之；燥、湿、寒气应秋冬，其气降沉，故下半身应之。而小雪节气后，为六之气，太阳寒水用事，对于房劳辛苦之人，寒邪同气相求，乘虚而入于足太阳膀胱之经则发伤寒。寒邪郁积既久，则次第而传于阳明、少阳及三阴之经，皆从足经传始，而渐及于手之六经。

虞抟又指出，在王叔和重新厘定的《伤寒论》中，治疗伤寒三阴经病证多用热药，与《内经》所谓传经之伤寒，自三阳而传入于三阴之经多由于热的理论不符。对此，他认同先贤"至人"之说，认为伤寒大法有四，分为专经、传经、即病和郁病。即病者多为专经不传，如寒邪伤于太阳，未及郁热而即发，治以麻黄桂枝汤等，发散表邪而愈；如邪在太阳尚未郁热而直传三阴，或寒邪直中三阴而即病，没有郁热情况，患者多无头痛、无大热，脉沉迟而微，则为"中寒"证，治以温通之四逆汤、真武汤等。而郁病者多为传经之病，为太阳受邪郁热未解，以次传至阳明、少阳经，再次第传于三阴经，因患者已有郁热为患，为"传经之热证"，故而治疗须兼顾郁热。从时令特点来说，虞抟认为秋冬之时可以有即病专经之寒证，也可为郁病传经之热证，而春夏之时则多为郁病传经之热证，即《内经》所言"冬伤于寒，春必病温"。但寒邪传注经络，并无定数。所以，虞抟同意李杲的说法，认为膀胱经病而渴者，为自入于本也，名曰传本。太阳传阳明，名曰巡经传，为发汗不彻，利小便，余邪不尽，透入于里也；太阳传少阳，名曰越经传，为原受病脉浮宜汗法而不用之故；太阳传少阴，名曰表里传，为表病急当发汗而反下，所以传也；太阳传太阴，名曰误下传，为受病脉缓有汗，当用桂枝而反下之所致；太阳传厥阴，名曰巡经得度传，因三阴经中惟厥阴肝经上行至头部与太阳经相接。而《内经》所言"两感于寒"者，是一日传二经之候，即一日太阳与少阴俱病，二日阳明与太阴俱病，三日少阳与厥阴俱病。虽《伤寒论·伤寒例》亦言"若两感于寒而病者，必死"。虞抟认为可参考应用李杲创制的大羌活汤（防风、羌活、独活、防己、黄芩、黄连、苍术、白术、炙甘草、细辛各三分，知母、川芎、地黄各一钱）。

3. 伤寒温病感冒辨析

虞抟认为，《伤寒论》所言之伤寒，为秋冬时节感受寒邪之狭义伤寒，而非四时之广义伤寒。《伤寒论·伤寒例》曰："中而即病者，名曰伤寒。不即病者，寒毒藏于肌肤，至春变为温病，至夏变为暑病。暑病者，热极重于温也。"此说源于《素问·阴阳应象大论》所曰："冬伤于寒，春必病温；春伤于风，夏生飧泄；夏伤于暑，秋必痎疟；秋伤于湿，冬生咳嗽。"而虞抟认为，《内经》中仅有六经传变之伤寒，而无三阴直伤即病之寒证。所以，他提出《内经》以春三月及夏至前发者为真伤寒，张仲景以秋分后至冬三月发者为真伤寒，而春之温病、夏之热病，皆冬受寒邪、郁积之久之重病的观点。

虞抟亦强调，伤寒与四时感冒有别。四时感冒、新受风寒的轻症，虽与伤寒相似，也有头痛体痛、恶寒发热等症，但当做感冒轻症处治，而非冬伤寒邪、过时而发之重病。对时医通用张仲景方法治疗四时伤寒的做法进行了批评，认为此实非张仲景立法之本意。运用伤寒方，需潜心洞察，而不可孟浪轻试。"感冒轻病，不可便认为伤寒"，若不当汗而汗之，则可能为亡阳、蓄血、鼻衄、筋惕肉瞤、下厥上竭、咽干、小便淋等变证；不当下而下者，则可能变为结胸、痞气、懊憹、失血、复热等症。而阴盛阳虚证，汗之即愈，下之即死；阳盛阴虚证，下之即愈，汗之即死。古人云："桂枝下咽，阳盛即毙；承气入胃，阴盛乃亡。"亦是对医者的警示。

虞抟还从脉法上对伤寒、温病及痉湿暍进行鉴别：脉阳浮而阴弱，谓之伤风。脉浮紧而无汗，谓之伤寒。脉浮，头项痛，腰脊强，病在太阳。脉长，身热鼻干，目疼不得卧，病在阳明。脉弦，胸胁痛，耳聋，往来寒热，病在少阳。脉沉细，咽干，腹满自利，病在太阴。脉微缓，口燥舌干而渴，病在少阴。脉沉涩，烦满囊缩，病在厥阴。脉阴阳俱盛，重感于寒而紧涩，变为温疟。脉阳浮而滑，阴濡而弱，更遇于风，变为风湿。脉阳洪数，阴实大，更遇温热，两合变为温毒。脉阳濡弱，阴弦紧，更遇温气，变为瘟疫。病发热，脉沉细，表得太阳，名曰痉病。病太阳，关节疼痛而烦，脉沉细，名曰湿痹。病太阳，身热疼痛，脉微弱弦芤，名曰中暍。若发汗已，身灼然热，名曰风温。

4. 加减经方，博采众长

虞抟在《医学正传·伤寒》中，共记录24首经方，其中10首附有加减法；17首时方，其中5首有加减法，体现其临证贵在活法，不泥于古方的特点。虞抟加减亦从经旨出发，颇有以方类证之意。如桂枝汤加减法，其言："本方惟冬及春初可行。春末及夏至前，加黄芩一钱。夏至后，加知母一钱，石膏一钱，或加升麻五分。若病患素虚寒者，不用加减。小便数，其素饮酒人不喜甘者，切不可用桂枝也。如发汗过多，心下悸而欲按者，去芍药、姜、枣，煎服。如伤风，项背强，有汗不恶风而变为柔痉者，本方中加干葛一钱。如汗后身痛脉沉，本方中加人参一钱。如风温身痛，脉浮虚涩，多汗，本方中加附子五分。如关脉沉实，大便秘而腹痛者，本方中加大黄一钱五分，芍药一钱，减甘草五分。如太阳下之太早，成胁热利不止，心下痞，表里不解，本方中去芍药，加白术、人参、干姜各一钱。如太阳汗多成柔痉者，本方中加干葛，桂枝、芍药各五分，栝蒌根、甘草各一钱。如太阳脉浮腹痛，本方中加芍药一钱，饧糖（即饴糖）一匙，名小建中汤。如伤寒汗后身痛脉迟弱，本方中加黄芪一钱，饧糖一钱，名黄芪建中汤。如太阳发热无汗、恶寒脉微弱者，本方中加麻黄、石膏各等分，名桂枝二越婢一汤。如服桂枝后，形似疟日再发，或身痒而汗不出者，得汗必解，本方中加麻黄一钱五分，杏仁十个，名桂枝麻黄各半汤。"其加减法涉及 15 种病证变化，14 个桂枝类方，对临证灵活运用桂枝汤颇有助益。其他方剂加减法亦由此可见一斑。

虞抟论治伤寒，虽"一宗仲景"，但并非只宗张仲景，对朱丹溪、李杲、刘河间的观点也多有引用。如其论伤寒治疗之方法，在《医学正传·伤寒·方法》中言："丹溪曰：外感无内伤者，用仲景法。伤寒夹内伤者，十居八九。经曰：邪之所凑，其气必虚。补中益气汤，从六经所见之证加减用之。气虚甚者，少加附子以行参芪之气。东垣谓内伤者极多，外伤者间而有之，此发前人所未发。后人徇俗，不见真切，雷同指为外伤，极谬。其或可者，盖亦因其不敢放肆，而多用平和之药散之耳。若粗率者，必致杀人。有感冒轻病，不可便认为伤寒。西北二方极寒肃杀之气，外伤者甚多；东南二方温和之地，外伤甚少，所谓千百而一二也。"对李杲的观点也有引用，如其论及东南之地，伤寒之人都夹内伤，治疗以补中益气汤为主。并对李杲的九味羌活汤和大羌活汤都颇为赞赏。在篇末的"丹溪活套"中亦认为，"凡伤寒传经之证，初得太阳经病，恶寒发热，头项强，腰脊痛，无汗，急用东垣九味羌活汤表之而愈。或诸痛悉除，亦不恶寒，但发热不解，或微汗然出，此为夹虚证，宜用补中益气汤为主"。此外，对于刘河间的伤寒治法、防风通圣散、益元散、三一承气汤等也多有引用。其曰："河间以上治伤寒法，宜用于春三月及夏至前后温病及中暑热传经之证，能按法施治，无有不安。"另外，虞抟还对朱肱《类证活人书》《太平惠民和剂局方》《儒门事亲》等医籍中的伤寒方法颇有心得，体现了其博采众长的特点。

5. 否定伤寒运气钤法

对伤寒病的论治，有马宗素、熊宗立等医家纂集的《运气全书》《伤寒钤法》等书，以病者生辰八字，合得病之日期，推算五运六气，来治疗伤寒之病。认为某日当得某经，某经当用某药，而以张仲景方按法施治。有初学者以为此法不须问证察脉，但推算病在何经，即用何经之药，实为简便快捷之法门。

而虞抟则认为，这种伤寒运气钤法是"无稽之术，而以世之生灵为戏玩"。认为五运六气是推算天地自然之规律，而以人之年命，合得病之日为运气钤法，取张仲景之方以治之，则是士师移情而就法，拘泥而不堪用，脱离了中医辨证论治的本源，标新立异，哗众取宠，误治杀人颇多，不可为法。由此可看出虞抟虽然对五运六气学说推崇，但反对僵化滥用。

6.《伤寒论纲目》中引用的虞抟观点

特别值得一提的是，笔者在研究中发现，清代沈金鳌的《伤寒论纲目》中，对虞抟论述《伤寒论》的观点引用颇多，如《伤寒论纲目·卷七·温病》曰："（纲）仲景曰：太阳病，发热而渴，不恶寒者，为温病。（目）赵献可曰：……及阅虞天民《正传》云：有至人传曰：传经伤寒是郁病。余窃喜以为先得我心。"但除上文所引赵献可《医贯·卷之二·主客辨疑》之说时提到《医学正传》外，其他观点并未见于《医学正传》或《苍天司命》。这些观点来自何处呢？沈金鳌并未言及。但在其《杂病源流犀烛》《妇科玉尺》《幼科释谜》等其他著作中引用的虞抟之说，则多源于《医学正传》。

清代曹禾《医学读书志·卷下·明虞氏抟》曰："《明史艺文志》：《方脉发蒙》八卷，《医学正传》八卷；《四库存目》：《医学正传》八卷。上书二种，明义乌虞抟撰……禾家有残帙二卷，并于沈金鳌《伤寒纲目》，读其引略，虽畦径褊仄，亦精简可采。"似乎间接说明沈金鳌氏对虞抟著作颇为重视，其《伤寒论纲目》中对虞抟论述的引用似乎别有传本，是否出自《方脉发蒙》？然《方脉发蒙》已佚，具体尚待考。仅录其文于下，供大家参考。

《伤寒论纲目·卷一·太阳经症·发热》："（纲）仲景曰：伤寒，医以丸药大下之。身热不去。微烦者。栀子干姜汤主之。（目）……虞抟曰：攻里不远寒，用丸药大下之，寒气留中可知，心微烦而不懊恼，则非吐剂所宜也。用栀子解烦，倍干姜以逐内寒而散表热，寒因热用，热因寒用，二味成方，而三法备"。

《伤寒论纲目·卷二·摇头直视》："（纲）仲景曰：衄家不可发汗，汗出必额上陷，脉急紧，目直视，不能眴，不得眠。（目）虞抟曰：目睛上视，名戴眼，此足太阳经之症。盖太阳，目之上纲，而与少阴为表里。少阴之肾气大亏，则太阳之阴虚血少，故其筋脉燥急，牵引而上。若直视不转者，尤为凶候，速当以培阴养血为主。今人不知，俱云是风，若用风药，则阴愈虚，血愈燥矣"。

《伤寒论纲目·卷六·嗜卧不卧》："（纲）仲景曰：太阳病，十日已去，脉浮细，而嗜卧者，外已解也。设胸满胁痛者，与小柴胡汤，脉但浮者，与麻黄汤。（目）虞抟曰：少阴有脉微细但欲寐之症，今无少阴症，而脉浮细而嗜卧者，虽十日后，尚属太阳，此即表解而不了了之谓也。设见胸满嗜卧，亦太阳之余邪未散，兼胁痛，则太少二阳合病矣，故和之以柴胡汤。倘若脉浮不细，是浮而有力也，无胸胁痛，则不属少阳。但浮不大，则不属阳明，仍在太阳。太阳为开，开病反合，故嗜卧。故开之以麻黄"。

《伤寒论纲目·卷七·暑喝》："（纲）仲景曰：太阳中热者，喝是也，其人汗出恶寒，身热而渴也……（目）虞抟曰：暑喝之症，变异不等，非止归五脏。盖人之形气有虚实，感有轻重，轻则后时而发，至秋成疟痢是也；重则即时而发，如张氏所言诸症。至有轻变重，重变轻，亦自感有浅深，传有兼并，况人之形志苦乐不一，岂为无变异乎？四时之症皆然"。

《伤寒论纲目·卷七·风湿》："（纲）仲景曰：伤寒八九日，风湿相搏，身体疼烦，不能自转侧，不呕不渴，脉浮虚而涩者，桂枝附子汤主之。（目）虞抟曰：以散表中风湿，若大便硬，小便自利，桂枝去桂加白术汤。此条妙在脉浮虚而涩，脉若沉实滑大数者，非也"。

《伤寒论纲目·卷八·阳明经症》："（纲）仲景曰：阳明病，脉浮而紧，咽燥口苦，腹满而喘，发热汗出，不恶寒反恶热，身重，若发汗则躁，心愦愦而谵语，若加烧针，心怵惕，烦躁不得眠，若下之，则胃中空虚，客气动膈，心中懊憹，舌上苔者，栀子豉汤主之。若脉浮发热，渴欲饮水，小便不利者，猪苓汤主之。（目）……虞抟曰：上条，是不肯令胃燥。下条，是不肯令水浸入胃，总为胃家惜津液也"。

《伤寒论纲目·卷十一·少阳经症》："（纲）仲景曰：太阳病，得之八九日，如疟状，面色反有热色者，未欲解也……（目）虞抟曰：凡看伤寒，必先察色。《内经》曰：声合五音，色合五行。声色符同，然后可以知五脏之病也。然肝色青，其声呼；肺色白，其声哭；心色赤，其声笑；脾色黄，其声歌；肾色黑，其声呻也。且四时之色，相生则吉，相克则凶。如青赤见于春，赤黄见于夏，黄白见于长夏，白黑见于秋，黑青见于冬，此相生之色也。若肝病之色青而白，心病之色赤而黑，脾病之色黄而青，肺病之色白而赤，肾病之色黑而黄，此相克之色。为难治矣。且以五脏之热色见于面者，肝热则左颊先赤，肺热则右颊先赤，心热则额先赤，脾热则鼻先赤，肾热则颐先赤也。至于面黑者为阴寒，青为风寒，青而黑，主风、主寒、主痛。黄而白，为湿、为热、为气不调。青而白，为风、为气滞、为寒、为痛也。大抵黑气见于面多凶，为病最重。若黑气暗中明，准头年寿亮而滋润者生。黑而枯夭者死。此乃略举其要。《内经》以五色微诊，可以自察。《难经》曰：望而知之谓之神故色，不可不察也。"

《伤寒论纲目·卷十三·太阴经症》："（纲）仲景曰：伤寒下利，日十余行，脉反实者死。（目）虞抟曰：脾气虚而邪气盛，故脉反实也。"

（三）中暑

中暑一证，常与中热一证相混，自古争议颇多，盖因暑邪与热邪皆属阳邪，其性炎热，症状表现多有相似。在《医学正传·中暑》中，虞抟对中暑和中热进行了辨析。他先引张洁古之言："静而得之为中暑，动而得之为中热。中暑者，阴证；中热者，阳证。"而李杲则发挥其师张元素之观点，在《脾胃论·黄芪人参汤》中言："避暑热于深堂大厦得之者，名曰中暑，其病必头痛恶寒，身形拘急，肢节疼痛而烦心，肌肤大热无汗，为房室之阴寒所遏，使周身之阳气不得伸越，大顺散等热药主之。若行人或农夫于日中劳役得之者，名曰中热，其病必苦头痛，发躁热，恶热，扪之肌肤大热，必大渴而引饮，汗大泄，无气以动，乃为大热外伤肺气，苍术白虎等凉剂主之。"两人皆从动、静所得来区分中暑与中热证，认为静而得之谓中暑，动而得之为中热。虞抟不同意这种观点，所以他又引用了王履的观点："暑热之气一也，皆夏月中伤其邪而为病焉，岂以一暑热分为阴阳二证而名之耶？其避暑于深堂大厦，乃恣食藏冰瓜果寒凉之物，正《经》所谓口得寒物，身犯寒气之病耳，自当同秋冬即病阴证伤寒处治，不可名中暑也。"王履认为,不能以动静所得来分中暑和中热;静中所得并非暑邪所伤,而多为寒邪所伤,两者一寒一热,不能相混。但其并没有将中暑与中热区分开。所以,虞抟对中暑和中热进一步予以明晰。他远溯《素问·刺志论》的"气虚身热,得之伤暑"之论,参以朱肱《类证活人书》所言"脉盛壮热,谓之中热;脉虚身热,谓之中暑"之意,明确指出中暑与中热之不同。其阐明中暑为阴证内伤,是因人体劳役体虚,暑气乘虚而入心脾二经所致,即《伤寒论》所谓中暍证,症见脉虚而微弱,烦渴引饮,身热自汗,背恶寒,小便秘涩等,以清暑益气汤、清燥汤、人参白虎汤等补虚清暑;而中热则是阳证外感,得之冬日感受寒邪未清,郁积至夏而发,夹杂暑气而成大热之候,症见脉洪而紧,壮热头痛,肢节重痛,口燥心烦等,则当以黄连、白虎、解毒汤等清凉之剂治之。从而把中暑和中热区分开来。

对张元素的大顺汤(甘草、干姜、杏仁、肉桂),虽然李杲和朱丹溪都主张使用,但虞抟对此并不盲从。他赞成王履的观点:"大顺散,本为冒暑伏热、引饮过多、脾胃受湿、呕吐、水谷不分、脏腑不调所立,故甘草、干姜皆经火炒,又肉桂而非桂枝,盖温中药也。内有杏仁,不过取其能下气耳。若以此药治静而得之之证,吾恐不能解表,反增内烦矣。"虞抟认为,《内经》有言"必先岁气,无伐天和",在炎热伤津耗液的暑月,不宜使用大顺散这样的热药,故指出"此方虽录于此,不可轻用",以告诫后学。

对中暑晕厥的急危重症,虞抟认为,正如《素问·生气通天论》所云:"阳气者,烦劳则张,精绝,辟积于夏,使人煎厥,目盲不可以视,耳闭不可以听,溃溃乎若坏都,汨汨乎不可止。"并附救治中暑急症祖传方:"凡人夏月冲斥道途,或于田野中务农作劳,或肥白气虚之人,不能抵当暑热,忽然昏闷运仆,其气将绝。如在日中,即当移病者于阴处,徐徐以温汤水灌之。如未苏,急灸气海穴,以复其元气。醒后,以大剂滋补之药补之。

切不可灌以凉水，即死。"简洁描述了治疗中暑急症的要点和禁忌，其以热灸补益元气之气海穴，强调中暑病证以元气亏虚为本的特征。

明代张凤逵对虞抟评价颇高，在其所著的《伤暑全书》中，称虞抟为"岐黄之宗匠"，不过其对虞抟中暑中热的分辨法不太认同，认为："暑热一气也。感暑而病热，原不可分为二气，中与伤有轻重之别。丹溪有冒中伤三名，细思总为伤暑，其极重者则称中耳……阴证阳证，尚不可分，况以暑与热分之，益不达矣。"而叶霖在《增订叶评伤暑全书·卷中·古今名医暑证汇论》中，叶霖又对张凤逵的观点予以批评："霖按：此辟花溪以暑热分阴阳是矣。而谓暑为火极之证，与热不分，然则以六和汤为治暑主方，火热之证，果宜厚朴、砂仁、藿香、半夏诸燥热之品乎？自相矛盾，亦不思甚矣……"可资参考。

（四）火热

金元医家对火热病证都颇为重视，从刘完素的"主火论"，到李杲的"阴火论"，再到朱丹溪的"相火论"，都是对中医火热病证理论和临床的充实和发展；而这些医家的学术思想，也对虞抟产生了重要的影响，使虞抟对火热病证的诊疗颇有心得。

对于火热之证，朱丹溪认为"凡动皆属火"，将火分为君火和相火两种，而从五行角度，又将火分为五性之火，因物所感而妄动，煎熬真阴而致病。虞抟则进一步发挥，认为这是火热病证的核心病机。心为君火，肝肾两脏寄居相火，即《内经》所言的一水不能胜二火；五性之火，为物所感而妄动，即《内经》所言之一水不能胜五火。而所谓"气有余便是火"中的"气"并非人体正气，而是五志厥阳之火妄动所成之邪气。此邪气从左边发起，则为肝火，从脐下起则为阴火。虞抟认为，如果此火热核心病机洞然于胸，知火邪之虚实补泻，则治愈火热病证如"射之中鹄"。

在脉法上，虞抟也对火热证进行了详细分析，指出脉浮而洪数为虚火，沉而实大则为实火；洪数见于左寸为心火，右寸为肺火；见于左关为肝火，右关为脾火，两尺为肾经、命门之火；男子两尺洪大者必遗精，阴火盛也。

在治法上，遵朱丹溪之说。实火可泻，用黄连解毒汤之类；气虚之火可补，用参、术、甘草之类；凡火盛明显者，不可骤用寒凉之药，必须用温散之法，必缓图之，用生甘草能兼泻兼缓，参、术亦可考虑；人壮气实火盛癫狂者，可用硝、黄、冰水之类以正治；人虚火盛狂者，则可与生姜汤以反治，若投以冰水之类正治则立死；阴虚之火，补阴则火自降，用炒黄柏、生地黄之类，但阴虚火动则难治，因酒而发热者亦难治；郁火则可随其所在经络而发之；而肌表之热与肌里之热亦不同。肌表之热轻手按之便觉热甚，重手按之则不甚，宜用清法，用地骨皮、麦门冬、竹茹之类。肌里之热轻手按之不觉热，重手按之则热甚，宜用发散法，用升阳散火汤、火郁汤之类。

从三焦辨证用药来说，上焦湿热，用酒黄芩泻肺火；若肺气虚则须先用天门冬保定肺气，然后用之；如中焦湿热，用黄连泻心胃之火；若脾胃气虚及中焦郁热者，则当用茯苓、白术、黄芩、葛根代之；如胸中烦热，须用栀子；若虚烦，须用人参、白术、黄芩、芍药、茯苓、麦门冬、大枣等补药为主；如下焦有湿热和膀胱有火，须用酒防己、龙胆草、黄柏、知母等，但需分体质：肥白气虚之人，宜用白术、苍术、南星、滑石、茯苓之类；黑瘦火旺之人，必用当归、红花、桃仁、牛膝、槟榔等药。栀子能泻三焦之火，在上、中二焦，连壳用；在下焦，须去壳，炒焦用，能降火从小便中泄去，其性能屈曲下行；人中白非独能泻肝火，又能泻三焦火及膀胱之火，使火从小便泻出。柴胡泻肝火，以黄芩为佐；黄芩又能泻肺火，以桑白皮为佐；若鼠尾条芩，则能泻大肠之火；黄连能泻心火，若用猪胆汁拌炒，更以龙胆草佐之，则能泻胆火；白芍泻脾火，若冬天用，需以酒浸炒以去其酸寒之性；知母、黄柏泻肾火，又泻膀胱之火，黄柏泻膀胱之火可加细辛；木通能下行泻小肠火；青黛能泻五脏之郁火；玄参能泻无根之游火；小便则降火极速。

　　以上用药心法，都是虞抟遵朱丹溪之说所得，但其对朱丹溪之说也并非完全遵从。如朱丹溪认为人有气如火从脚下起入腹者，此阴虚之极、火起下焦之证，十不救一，治法以四物汤加降火药服之，外以附子末，津调贴脚心涌泉穴，以引火下行。虞抟通过实践体会，认为朱丹溪之言有未明晰之处。如果是劳怯阴虚之人患有此证，可依照此法治之；但若是壮实之人有此证，则并非阴虚，而是湿郁成热之候，须以苍术、黄柏加牛膝、防己等清利下焦湿热之药治之，不可误作阴虚症治疗，以免发展成痿证。虞抟本人就曾因冒雨徒行而得此证，按湿热治之而愈，后又治疗数人皆取效，故有此心得。对其他治火名方，虞抟也颇有体悟。比如，《拔萃方》妙香丸治时疫伤寒，解五毒潮热积热，及小儿惊痫等证，方中有用到硇砂一药，虞抟强调硇砂不可轻用，因为其毒性颇大，炮制不精则能害人，再三强调要慎用；对《千金要方》中的麦门冬汤（麦冬、桑白皮、生地黄、半夏、紫菀、桔梗、淡竹叶、麻黄、五味子、甘草、生姜），虞抟认为此方即言治诸病后火热乘肺之证，就不宜用麻黄，即言有渴而烦闷之证，亦不宜用半夏。认为宜去此二味，加贝母、天门冬，方为稳当。这皆是其临证应用所得之宝贵经验。对火热之证，虞抟还有一首祖传方，名为"人中白散"，主治阴虚火盛及五心烦热等。组成是：人中白二两，盐黄柏、生甘草、青黛各五钱，共为细末，每服二钱，童子尿调服。该方以性味咸寒之人中白为君，能清热解毒，祛瘀止血；黄柏苦寒，清热燥湿，盐酒拌炒后更能滋阴清热，泻肝肾之相火；青黛咸寒，清热解毒，凉血止血，清肝泻火，两药共为臣；生甘草清热解毒，调和诸药，为佐；再以滋阴泻火之童子尿引诸药下行，引火邪外泻。诸药共用，对肝肾阴虚，相火妄动者尤宜。

（五）痰证

痰、饮为水液停积体内，输化失常的病变，细分则可分为痰证与饮证，虞抟《医学正传·卷之二·痰饮》，主要侧重于对痰证的论治。朱丹溪对痰证诊治颇有心得，在治法方药等诸方面皆有阐发，对后世影响甚大。虞抟私淑丹溪之学，对痰证诊治亦深有研究，归纳起来，主要有以下三个特色。

1. 痰从气郁而生

在《医学正传·卷之二·痰饮》中，虞抟根据《内经》"诸气膹郁，皆属于肺"的原理，认为肺之气机郁滞化热，热邪熬炼津液则凝聚成痰，此为痰证形成的主要病机。虞抟又引朱丹溪之言，指出"自郁成积，自积成痰，痰夹瘀血，遂成窠囊，此为痞、为痛、为噎膈翻胃之次第也"，强调痰对脾胃的影响。机体一旦郁滞生痰，若治疗及时，药物对证，痰则可消，病可向愈；若因误治、失治或素有瘀血在内等诸因素，郁滞之痰裹夹瘀血，则成为向其他疾病转化的病根，即朱丹溪所称的"窠囊"。

痰瘀互结，不但可转化为痞满、噎膈、反胃等脾胃之病，亦可导致痛症、癥瘕、积聚、癫狂等难证怪证。古人常云"百病皆由痰作祟""怪病皆由痰作祟"。王珪在《泰定养生主论》中，对痰证的症状描述颇详尽，认为人体"内外疾病，非只百端，皆痰之所致也"。虞抟对此颇为赞赏，故全文引用之，但对其治法则有所商榷，认为其不问虚实而治痰证，实未中肯綮。

2. 治痰宜分虚实

虞抟治疗痰证，推崇朱丹溪之说，不主张一味攻伐，认为当攻者则攻，不当攻下者则不宜攻下，辨治痰证要分虚实轻重而恰当治疗。所以，他对王珪创制滚痰丸（酒大黄、黄芩、沉香、礞石）为通治痰证之要药提出质疑。

虞抟认为，人体禀赋有强弱，病邪有浅深，若一味用峻药消痰涤痰，可能耗气伤阴，一有失手则可能酿成坏证。且痰虽为病邪，却是人体津液所化生。故《丹溪心法·卷二·痰十三》记载朱丹溪所言："治痰用利药过多，致脾气虚，则痰反易生而多矣。"又言："中焦有食积与痰而生病者，胃气亦赖所养，卒不可便攻，攻尽则愈虚而病剧。"而滚痰丸一方，方中青礞石善蠲逐顽痰，力大峻猛；大黄苦寒，能荡涤实热，驱积通肠，以开下行之道；黄芩苦寒，泻上焦之火，以消痰之源；沉香调达气机，令气顺痰消。全方苦寒坠降，药力过猛，只适合于体质壮盛，患实痰老痰而发为癫狂惊悸等症者，若体质虚弱而患痰病者则不宜。正如虞抟《医学正传·卷之二·痰饮》所言："夫滚痰丸，止可投之于形气壮实、痰积胶固为病者；若气体虚弱之人，决不可轻用也。慎之慎之！"虞抟之论至理存焉，符合临床实际。

当然，若确属实证则逐痰祛邪之法亦须应用，以给邪出路。虞抟就曾用吐法治疗一顽痰胶固患者，其痰随气升降为患，上则致胸中痛，下则致膝痛，经口服竹沥水、莱菔子汁、连续催吐五次方愈。说明虞抟对痰证的论治，特别强调掌握虚实要领，临证灵活运用。

3. 精研痰证方药

在《医学正传·卷之二·痰饮》中，虞抟共精选历代治痰名方 17 首，朱丹溪方法 23 条，并记载了许多治痰药的用法及特点，内容丰富，颇有可法之处。其遵从朱丹溪之说，从性质上将痰证分为热痰、湿痰、酒痰、食积痰、风痰、寒痰、老痰等。在治疗上，热痰以青礞石丸（青礞石、茯苓、半夏、南星、黄芩、风化硝，一方加苍术、滑石，一方无南星、有白术，一方有枳实）最捷，选药可酌用青黛、黄连、瓜蒌等；湿痰用燥湿痰星夏丸（南星、半夏、海蛤粉），并可重用苍术、白术、半夏等健脾燥湿化痰药；酒痰用瓜蒌、青黛、蜜丸噙化，或加雄黄、全蝎等；食积痰用神曲、麦芽、山楂等消食化痰药攻之；风痰用南星、白附子；寒痰用半夏、丁香、胡椒、肉桂等温化，老痰用海浮石、香附、半夏、瓜蒌、五倍子之类。

因"痰之为物，随气升降，故无处不到"，从部位上分，痰结核在咽喉，咯之不出，须化痰药加咸能软坚之瓜蒌仁、杏仁、海浮石、桔梗、连翘等，少佐以朴硝、姜汁，蜜丸噙化；痰在胁下，须用白芥子；痰在四肢，须用竹沥；痰在肠胃间则可下之；痰在膈上和经络中，及胶固稠浊者，必用吐法，取吐法以发散。另外，利膈化痰丸（煨南星、蛤粉、半夏、贝母、瓜蒌仁、香附、皂角、杏仁、青黛、姜汁）能利胸膈之痰；坠痰丸（风化硝、炒枳实、黑牵牛、生白矾、猪牙皂角，一本有贝母）能利痰从谷道中出；小胃丹（酒大黄、炒黄柏、甘遂、大戟、芫花）则"上可取胸膈之痰，下可利肠胃之痰"，不过其药性猛烈，能损胃气减食欲，所以胃气虚而少食者不可用。而二陈汤则能管一身之痰，为治痰之要药。欲下行加引下药，如黄柏、木通、防己之类；上行加引上药，如柴胡、升麻、防风之类。

此外，虞抟对朱丹溪的治痰用药，亦进行总结和发挥。如其认为五倍子佐他药，大治顽痰；痰在胁下，非白芥子不能达。痰在四肢，非竹沥不行；痰夹瘀血成窠囊，可仿许叔微用苍术治之极效；枳实泻痰，能冲墙倒壁；黄芩治痰，假其下火；天花粉，大能降上膈热痰；海蛤粉，热痰能降，湿痰能燥，顽痰能消；人中黄饭丸，能降阴火，清痰，又治食积等；竹沥，大治热痰，及能养血清热。有痰厥不省人事几死者，得竹沥灌之遂苏，诚起死回生药也。而且对竹沥、荆沥制法予以论述，对现代中医临床痰证用药颇有启发。

（六）哮喘

哮喘，早在《内经》中就有相关论述。如《素问·逆调论》云："不得卧而息有音者，是阳明之逆也……起居如故而息有音者，此肺之络脉逆也……夫不得卧，卧则喘者，是水气之客也。夫水者，循津液而流也。肾者水脏，主津液，主卧与喘也。"提出喘证与胃肺之气上逆、肾水泛上有关。刘河间《素问玄机原病式·喘》则言"寒则息迟气微，热则息数气粗而为喘也"，指出喘证也可因病热气盛而致。《丹溪心法·卷之二·哮喘》则首见哮喘病名，认为哮喘多由痰所致，故"哮喘必用薄滋味，专主于痰"。受朱丹溪等先贤的影响，虞抟对哮喘的论治也颇有见地。

1. 哮喘有别，因机相似

金元以前，哮病和喘证多统而论之，而虞抟则将哮与喘分论，并进行详细分析，在《医学正传·卷之二·哮喘》中提出："大抵哮以声响名，喘以气息言。夫喘促喉中如水鸡声者，谓之哮；气促而连属不能以息者，谓之喘。"亦即喘为呼吸急促，或张口抬肩，伴有咳嗽、胸满等，哮则比喘严重，呼吸急促以至喘气出入喉间而有声，甚则喉如牵锯，胸膈满闷、摇身撷肚，患者难以忍受。

虽然，虞抟认为哮与喘的临床表现有别，但是二者的病因病机却有相似之处，是相互联系的。其病因病机大致有三类：一为痰火内郁，风寒外束，肺之宣发失常，气机不畅而发哮喘；二是阴液亏损，火不归元，肾失摄纳，真气上奔、直冲肺金清道而发哮喘；三是肺脾气虚，气机不利，气短不能连续，而为哮喘。由此可见，虞抟对前人之说并非全盘接受，亦非全盘否定，而是在辨析实践的基础上，予以取舍和阐发。其所提出的"哮以声响名，喘以气息言"的观点亦被后人所推崇。

2. 治分虚实，不容混淆

虞抟认为，哮喘要明辨虚实，认为只有掌握了虚实，才不会犯虚虚实实之弊。他说："是故知喘之为证，有实有虚，治法天渊悬隔者也。若夫损不足而益有余者，医杀之耳，学者不可不详辨焉。"从上述归纳病因病机来看，痰火内郁、风寒外束所致之哮喘为实证，而阴液亏损和肺脾气虚所致之哮喘则为虚证，即阴虚哮喘和气虚哮喘。

在治疗上，痰火内郁者，多因过食煎煿或饮酒过度所致，表现为哮喘不得卧、浊唾腥臭、咽燥口渴、舌红苔黄腻、脉弦滑数等。"痰者，降痰化气为主。火炎者，降心火，清肺金"。虞抟选用《济生》葶苈散（甜葶苈子、桔梗、瓜蒌子、升麻、薏苡仁、桑白皮、葛根、甘草），以清肺解热化痰。风寒外束者，多因外受风寒，肺失宣降所致，表现为喘急咳嗽、胸满、恶寒发热、舌苔白腻、脉象浮滑，虞抟主以三拗汤（麻黄、甘草、杏仁）或泻白散（桑白皮、地骨皮、生甘草）加防风、荆芥或麻黄、杏仁，以发散风寒，宣降肺气。阴虚者，多因阴液亏损，虚火内动，上逆清道所致，表现为哮喘、语言无力、口渴、舌红，虞抟仿朱丹溪之法用四物汤（当归、地黄、芍药、川芎）加枳壳、半夏；气虚者多因肺气不足，呼吸不畅，中气亏损，化源不足所致，表现为哮喘、气不接续、语音低微、舌淡胖苔白、脉沉细，虞抟常以人参、黄芪、阿胶、五味子等补益脾肺。

在哮喘常用药上，虞抟亦颇重视虚实之分，认为"喘用阿胶，须分虚实。若久病发喘，必是肺虚，故用阿胶、人参、五味子之类补之。若新病肺实而发喘者，宜桑白皮、葶苈子、麻黄、杏仁之类泻之"。但对人参一药的用法，虞抟也略显迟疑，其言："东垣曰：久嗽郁热在肺，不用人参；新病未成郁热者，用人参。未知孰是。"对朱丹溪和李杲观点的不同，虞抟并没有直接下结论，但从其处方用药可知他是倾向于朱丹溪观点的。虞抟还对哮喘的急性发作期和缓解期有所区别，认为"凡人喘未发时，以扶正气为主；已发，以攻邪为主。喘急甚者，不可用苦寒药，火盛故也，宜温劫之。劫药用椒目五七钱，研为极细末，生姜汤调服。喘止之后，因痰治痰，因火治火"。对哮喘的治疗，则遵循"急则治其标，缓则治其本"的准则。

一般而论，哮喘实证多因外感寒邪，痰火交阻所致，虚证多为肺肾亏损引起。而虞抟治哮喘之虚证，则特别重视脾胃，意在培土以生金，以后天养先天，颇有妙处。虞抟曾治东阳一道士，前医只看到疾病的现象，未抓住疾病的本质，见发热恶寒而喘，脉洪盛而似实，便认为是实证，而用和解、泻下、消导祛邪之法。而虞抟不被发热恶寒哮喘的现象所蒙蔽，抓住患者年过半百，喘病日久，气短不足以息。脉非真实的临床特点，便断为虚证，用补中益气汤加麦冬、五味子、附子而安。可见，虞抟对哮喘虚实的临床辨证是颇有经验的。

（七）泄泻

泄泻是一种常见病证，以大便溏薄、时时溏泄为主要表现。病势较缓者为泄，大便清稀，甚如水注，病势较急者为泻，一般均合称为泄泻。虞抟对该病的论治有三大特点，兹简要论述如下。

1. 外感致泄，湿热为最

虞抟认为，泄泻之病，外感较多，而外感诸邪中，又以湿、热、风、寒较多，尤以湿热为最。如《医学正传·卷之二·泄泻》云："《内经》曰：湿盛则濡泄。又曰：春伤于风，夏必飧泄。又曰：暴注下迫，皆属于热。又曰：诸病水液，澄澈清冷，皆属于寒。叔和云：湿多成五泄。是故知风寒湿热皆能令人泄泻，但湿热良多，而风寒差少耳。"

因为泄泻主要与脾胃有关，脾胃为人体后天之本，主纳水谷，运化精微；六淫之邪，侵犯人体，则能影响脾胃之气，致使脾胃之运化功能失常，清气不升，浊气不降，水湿停留而为泄泻。特别是湿邪，其性黏滞，最易侵犯脾胃，湿困脾胃，或兼热邪，或化为热，湿热胶着则最易导致泄泻。其观点还与其受朱丹溪学术之影响有关。虞抟对湿热之邪重视有加，而对风寒之邪言及少。再者，虞抟身居东南，地多湿热为患，这也是其立论基础之一，体现因地制宜的治则。

2. 辨证之法，寒热为纲

虞抟论治泄泻，虽然重视湿热为患，但在治疗上，亦本《内经》"湿盛则濡泄""春伤于风，夏必飧泄""暴注下迫，皆属于热""诸病水液，澄澈清冷，皆属于寒"的基本准则，强调首先要区分寒热，如其在《医学正传·卷之二·泄泻》中所言:"寒热二证,冰炭相反,治之者差之毫厘,谬以千里者也,医者可不谨乎?"在症状鉴别上,首先主要看小便,若小便清白不涩则为寒证,小便黄赤而滞涩则为热证。其次是看大便,凡大便完谷不化,则为寒证;若谷肉皆消化者,则为热证。但又强调,急火过盛,脾胃运化不及,暴注下迫,亦可能出现完谷不化的表现,是热极似寒之象,临床须注意结合诸症鉴别。

由于湿盛则濡泄,所以不论热证、寒证,常兼夹湿邪。湿与热合,则为湿热,湿与寒并,则为寒湿,故而泄泻大致可分为湿热泄泻与寒湿泄泻两大类。湿热所致的泄泻,治当清化湿热,虞抟选用桂苓甘露饮、清六丸(六一散加神曲)《机要》茯苓汤(白术、茯苓)、苍术芍药汤(苍术、芍药、黄芩、淡桂)、防风芍药汤(防风、芍药、黄芩)等;寒湿所致的泄泻,治以温里祛寒化湿,虞抟常用朱丹溪温六丸(六一散加干姜或生姜汁)、升阳除湿汤(苍术、柴胡、羌活、防风、升麻、神曲、泽泻、猪苓、炙甘草、陈皮、麦蘖面);胃寒肠鸣,加益智仁、半夏、生姜和大枣。寒热错杂者,则用止泻方(肉豆蔻、滑石、姜汁、神曲)、东垣茯苓汤(黄芩、当归、肉桂、炙甘草、猪苓、茯苓、泽泻、芍药、苍术、生甘草、升麻、柴胡)等。此外,"春伤于风,夏必飧泄"者,则可用神术散(苍术、藁本、川芎、羌活、炙甘草、细辛、生姜)治之。

3. 脾胃为本,内外合治

泄泻与脾胃颇为相关,脾胃为后天之本,受纳运化水谷而营养周身。若脾胃功能失常,则水谷不得运化,清气不升,浊气不降,水谷不分,或为气虚,或为食积,或为痰、为湿、为火,或脾胃不和,或肝脾不调,或感外邪,皆可为泄泻。所以,虞抟治泻,强调以脾胃为本,而兼顾他脏。水谷不分,泄泻水多者,必用五苓散,夏月可用桂苓甘露饮,分利水湿,利小便而实大便;气虚,用人参、白术、芍药,黄芪补胃汤(黄芪、柴胡、当归、益智、橘红、升麻、炙甘草、红花）；食积，用神曲、大黄、枳实，姜曲丸（陈曲、茴香、生姜）消导疏涤；为痰，宜海石、青黛、黄芩、神曲为丸服以伐痰，或用吐法以提其清气；为湿，宜四苓散加苍术，倍白术燥湿；为火，宜四苓散加滑石、黄芩、栀子、木通伐火利水；脾胃不和，用胃苓汤；肝脾不和，用痛泻要方；风客肠胃，可用胃风汤（人参、茯苓、川芎、当归、桂心、白术、白芍、粟米）等。

前贤治泄泻多用内治法。在剂型上，朱丹溪认为"治泄泻诸药，多作丸子效"，强调丸剂在泄泻治疗中的运用，虞抟较为赞同。因为丸药在肠胃中消化时间较汤剂、散剂更缓慢，能发挥更持久的药力，故常用。特别是久泻之证，更宜用丸剂。而对于急性泄泻之人，虞抟有两首祖传验方：一以车前子微炒，研为细末，清米饮调服，清热利水以治暴泄注下；一以艾叶、车前子叶细切煎煮，去渣加姜汁，再煎一沸热服，温中利水，治急性腹痛泄泻，两方皆可谓简便廉验。

此外，虞抟还注重外治法的运用，常有奇效。如其曾治一泄泻日夜无度的患者，内服诸药皆无效，因以针沙、地龙、猪苓共为细末，生葱汁调敷脐上，使水液从小便出而泻止。其中，针沙，辛酸、咸平，能除湿消积；地龙咸寒，能通络利尿，猪苓甘淡、性平，利水渗湿，用葱汁调敷，增强通窍利尿的作用。又曾治一吐泻并作，虚乏欲死的患者，灸其天枢、气海穴而愈。天枢穴为足阳明胃经之要穴，亦是手阳明大肠经募穴，灸此穴可调节胃肠之气机，使脾胃升清降浊之功得以恢复；又配以灸任脉之气海穴培补元气，益肾固精，补益回阳。两穴合用，脾肾双补，使气机升降复常，元气得补而吐泻得止，正属虞抟所言"用心以变法，取巧以治愈"之例，虽在当今，亦颇有启迪。

（八）虚劳

虚劳一类，是以脏腑元气亏损、精血不足为主要病变过程的慢性虚弱

性病证的总称。早在《内经》中已有相关记载。但其病名则最早见于《金
匮要略·血痹虚劳病脉证并治》，该篇对虚劳有较为系统的阐述，并载有小
建中汤、肾气丸、薯蓣丸、酸枣仁汤等治虚劳名方。《诸病源候论》将虚劳
分为五劳、六极和七伤，详列虚劳七十五候，对虚劳的各种病因病机予以
阐述。到唐代，《千金要方》将虚劳分述于脏腑证治之中，《外台秘要》则
立五脏劳专论。宋代许叔微《本事方》对虚损之证强调治从脾肾，严用和
《济生方》将诸虚证分为虚损、五劳六极和劳瘵论治。至金元时代，李杲善
用甘温补中法调理脾胃；朱丹溪倡"阳有余阴不足"论，重视滋补肝肾；
葛可久撰《十药神书》，收载了 10 首治疗虚劳吐血的著名方剂。上述各家
之说及诊治经验，都对虚劳的论治产生过积极影响。至明代，虞抟《医学
正传》对虚劳的论治亦颇有特色，其后，汪绮石撰写虚劳专著《理虚元鉴》
时，亦对其观点多有引用。

1. 分虚劳为虚损劳极

虞抟将虚劳分为"虚损"和"劳极"两种。虚损之证，古今医书多有
论述，而"劳极"作为病证名出现，则医书论述颇少。虽然《诸病源候论》
中早有五劳六极之说，但其泛指虚劳；陈无择、严用和等所言五劳六极亦
属于虚损范畴，与虞抟所言之"劳极"并不同。《中医大辞典》"劳极"条
云："病证名。①指肾虚劳损者。《济生方》卷一：'劳损，卧多盗汗，小便
余沥，阴湿痿弱，名劳极。'可用磁石丸等方。②指劳瘵。《医学正传·劳
极》：'大抵不过咳嗽发热，咯血吐痰，白浊白淫，遗精盗汗，或心神恍惚，
梦与鬼交，妇人则月闭不痛，日渐尪羸，渐成劳极之候……虽然未有不由
气体虚弱，劳伤心肾而得之者，初起于一人不谨，而后传注数十百人，甚
而至于灭族灭门者。'参见劳瘵、虚劳条。"认为虞抟所言之"劳极"实指
劳瘵，《中医辞海》亦持此观点，通过笔者反复研读相关资料，发现其观点
大致是正确的，但又有需阐发之处。

概而言之，虞抟认为虚损较劳极为轻，为虚劳之初起，虚损日久不愈则可渐化为劳极重症；第二，虚损可有气虚、血虚、阴虚、阳虚之分，而劳极则以阴虚内热为主要表现，为"阴虚之极，痰与血病，多有虫者"；第三，虚损无传染性，而劳极有传染性，治法迥异。另外，从渊源上说，虞抟遵从朱丹溪之说，而朱丹溪自撰著作中并未列虚劳专论，其门人、私淑所撰诸书中，如戴元礼校补的《金匮钩玄》、程充校订的《丹溪心法》只列"劳瘵篇"，吴尚默校辑的《丹溪手镜》列"痨瘵篇"，虞抟最推崇的卢和编著的《丹溪纂要》则列有"虚损篇"和"劳瘵篇"，直到清乾隆年间刊印的《脉因证治》一书方列有"劳（附劳极、烦热、劳瘵）篇"，而其所言"劳极"与"劳瘵"不同，为五脏虚实劳热和筋、脉、肉、气、骨、精虚实之极，即"劳者，神不宁也"，"极者，穷极无所养也"。可见朱丹溪诸传人中，将"劳极"列为单独病证来论述者，虞抟实为第一人。现分述虞抟论治虚损与劳极之特色如下。

2. 虚损证治

虞抟认为，虚损多因饮食过饱、惊恐过度、劳苦过量伤及五脏，又有久视、久卧、久坐、久立、久行五劳之因伤及五体，即《素问·经脉别论》所云："饮食饱甚，汗出于胃。惊而夺精，汗出于心。持重远行，汗出于肾。疾走恐惧，汗出于肝。摇体劳苦，汗出于脾。"又云："久视伤血，久卧伤气，久坐伤肉，久立伤骨，久行伤筋。"总而言之，情志过亢，相火妄动，色欲过淫，皆可引起虚损病的发生。由此可知，虚损的发生关键在于"过度"与"失衡"。

病机上，虞抟采纳刘完素之说，认为虚损证先有内虚，然后外感寒热之邪而作，发为五脏阴阳虚损，即"感寒则损阳，阳虚则阴盛，损自上而下，一损损于肺，皮聚而毛落；二损损于心，血脉虚少，不能荣于脏腑，妇人则月水不通；三损损于胃，饮食不为肌肤，治宜以辛甘淡，过于胃则不可治矣。感热则损阴，阴虚则阳盛，损自下而上，一损损于肾，骨痿不能起于床；二损损于肝，筋缓不能自收持；三损损于脾，饮食不能消克，治宜以苦酸咸，过于脾则不可治矣。又曰：心肺损而色弊，肾肝损而形痿"（《医学正传·卷之二·虚损》）。此将虚损分为阴、阳两种，发病趋势亦有不同。

在脉法上，以《脉经》《金匮要略》为准。《金匮要略》分论气血虚弱之脉，认为脉芤、脉大如葱管为血虚，脉大而芤为脱血，脉沉小迟为脱气。而《脉经》则统而言之，认为脉来软、缓、微、弱者皆为虚，脉弦为中虚，脉来细而微者，为气血俱虚，脉小者，气血俱少。两者可互参。

治法上，虞抟既遵刘完素治阳虚以辛甘淡法，治阴虚以苦酸咸法，又推崇《难经》治五损之大法，"损其肺者益其气，损其心者补其荣血，损其脾者调其饮食，适其寒温，损其肝者缓其中，损其肾者益其精"，从本而治。又引朱丹溪"阳常有余阴常不足论"和"饮食茹淡论"，认为"精不足者补之以味"，是补益以谷菽果菜等自然冲和之味，而非人工制作的醋酱等调料的偏厚之味，并强调饮食有度，不可恣于口腹，自招其祸。"形不足者温之以气"，是温存以养，使气自充，而非滥用《局方》悉以温热药温补劫虚。人年老或虚损，精血俱耗，纯用温补而不养阴，反使阴亏愈重，虚损愈甚。因此，朱丹溪不主张纯用《局方》温剂补虚。对此，虞抟虽无明言，但从其选方可知，其对朱丹溪此观点不是盲从的。对血虚者，其选用了《局方》四物汤；阴虚者，用六味地黄丸、朱丹溪大补阴丸、虎潜丸、还少丹、补肾丸、《青囊方》斑龙丸等；对气虚者则直用四君子汤、六君子汤、补中益气汤、益胃升阳汤、《瑞竹堂方》补气汤等；阳虚者，则用《济生方》芪附汤、参附汤；老人虚损用朱丹溪养母方（人参、白术、牛膝、芍药、陈皮、茯苓，春加川芎，夏加黄芩、麦冬，秋冬加当归身，倍生姜），气血阴阳诸虚者，用八物汤（即八珍汤）、十全大补汤、《局方》人参固本丸、《济生方》茯神汤、《千金》延寿丹、桂枝加龙骨牡蛎汤等。

其祖传治心虚手抖秘方（当归身、川芎、甘草、生地黄、远志、酸枣仁、柏子仁、人参、金箔、麝香、琥珀、茯神、胆南星、半夏、石菖蒲，蒸饼为丸，朱砂为衣），亦是气血阴阳并补，加以化痰安神而效。特别是对血虚者是否可益气，虞抟有自己的见解。他认为"血脱益气，古圣人之法也，先补胃气，以助生发之气，故曰阳生阴长，诸甘药为之先务，举世皆以为补，殊不知甘能生血，从阳而引阴也，故先理胃气，盖人之身谷为宝也"。在《医学正传·卷之一·医学或问》中亦言："血虚者须以参芪补之，阳生阴长之理也。惟真阴虚者将为劳极，参芪固不可用，恐其不能抵当而反益其病耳，非血虚者之所忌也。"对王纶《明医杂著》中血虚反对用参、芪的观点予以反驳。可见，治疗虚损之证，虞抟不拘于朱丹溪滋阴为主，"温剂补虚，决不敢用"之说，而是从临床实际出发，当滋阴则滋阴，当温阳则温阳，当益气则益气，当补血则补血，诸法合用，灵活加减。

3. 劳极论治

虞抟所言之劳极，与劳瘵大致相同，但实际上融合了劳瘵、劳怯、蒸病、尸注等概念。其病证名来源大概有二：一为朱丹溪认为劳瘵为"阴虚之极"，一为虞抟认为《脉经》有言"男子平人脉大为劳极，虚亦为劳"（今人断句多为"男子平人脉大为劳，极虚亦为劳"，似当以此断句为是）。所以，劳极非一般虚损疾病，而当属虚劳后期之阴虚重证。阴虚生内热，因其发热以蒸蒸燥热、火寒热有时、似疟非疟为特点，古人又称之为"蒸病"。病因上与虚损相似，亦为嗜欲无节，起居不时，七情六欲相火妄动，饮食劳倦过度等，但不同在于劳极之因的作用持续更久，机体反复受损，又多为姑息拖延不治而发。病机以阴虚为主，乃机体虚弱、劳伤心肾而发，多伤阴血，又有劳虫作祟，具有传染性，正如朱丹溪所说："此阴虚之极，痰与血病，多有虫者，其传尸一证，不可云无。"（《医学正传·卷之二·劳极》）初起症状主要为咳嗽发热，咯血吐痰，白浊白淫，遗精盗汗，或心神恍惚，梦与鬼交等。女性则多有月闭不通，日渐羸弱等，若不早治则逐渐加重，直至发热不休，形体瘦甚，真元已脱，此时求治则仓扁复难医了。而且劳极后期又可为尸注之患，具有极强的传染性，患者家属近亲多受传染，"初起于一人不谨，而后传注数十百人，甚而至于灭族灭门"。虞抟认为，此因其病热毒郁内太久，则体内生虫，食人脏腑精华，又能传染他人。

所以在防治上，虞抟强调预防为主，未病先防，已病防变。未病先防以养阴为主，须恬静心神而毋躁扰，饮食适中而无过伤，谨避风寒暑湿之邪，行立坐卧有常，规律作息方可。治疗上，提倡早发现早治疗，即"凡人觉有此证，便宜早治，缓则不及事矣"。虞抟还提出了十分有创见性的治法，认为治此证，一则杀其虫，以绝其根本；一则补其虚，以复其真元。分经用药，各有条理。但若待病势已剧，元气已脱，虽取虫滋补亦乏效，但可绝其传染。此治法，对现代结核病的临床治疗亦十分吻合，具有借鉴和参考价值。

在方药选择上，虞抟亦颇有见地。基本以杀虫、补虚为治则。首先，其遵朱丹溪治劳瘵大法，以四物汤加童便、竹沥、姜汁为主方；气血虚甚，发热成痨者，补天丸加骨蒸药佐助（骨蒸药，知母、黄柏、地骨皮、麦门冬、秦艽、青蒿、鳖甲、石膏、竹叶、乌梅之类）；寒热交攻，久嗽咯血，日益羸瘦，先以三拗汤，次以莲心散（当归、黄芪、炙甘草、炙鳖甲、前胡、独活、羌活、防风、防己、茯苓、半夏、黄芩、陈皮、阿胶珠、官桂、芍药、麻黄、杏仁、莲肉、南星、川芎、枳壳、炒芫花、柴胡、生姜、大枣）。莲心散中，芫花与甘草相反，属"十八反"之一，一般不共用。虞抟认为芫花与甘草相反，但能杀虫，通过炒制后再使用，可断热去寒，减少烈性，待患者服后出现呕吐异物的情况，再把芫花用量渐减少，认为此方是相反相激法，颇为巧妙。对阴血虚、气虚患者，常以四物汤、四君子汤加减治疗。其次，还选用了许多清热杀虫方，有丹溪青蒿饮子、秘传取传尸劳虫鬼哭饮子、治劳瘵取虫经验、麝香散、取尸虫神仙方、神授散（川椒研细末，每服二钱，空心酒下或米汤下）、紫河车丸、秘传取劳虫禁方、紫河车丹、柴胡散、鳖甲散、贯众丸、轻骨散、蛤蚧散、蛤蚧饮子、《古今录验》五蒸汤等，多选自《青囊方》，常用紫河车、天灵盖、鳖甲、蛤蚧等血肉有情之品和养阴清热药。虞抟颇喜用神授散，言"凡人得传尸劳病，气血未甚虚损，元气未尽脱绝者，不须多方服食，但能早用此药，无有不愈者，真济世之宝也"。其曾治一劳极妇人，用花椒二分，苦楝根一分为丸服，尸虫尽从大便泄出而愈。盖川椒性烈，能杀肠胃之虫。

另外，虞抟还提倡灸法，认为凡骨蒸劳热，元气未脱者，灸崔氏四花六穴，无有不安者也。崔氏四花穴法，主要分布在腰背部脊柱和两旁，是隋代丞相崔知悌所传，在《外台秘要》等书上有载。虞抟在《医学正传》中，亦详细描述取穴法，并附以图谱，可见虞抟对此法之推崇。其原文描述如下，供参考。"先二穴，令患人平身正立，取一细绳（蜡之勿令展缩），于男左女右脚底贴肉坚踏之，其绳前头与大拇指端齐，后头循当脚根中心向后引绳，从脚腨肚贴肉直上，至曲脉中大横纹截断（横纹即委中穴）。又令患人解发分两边，令见头缝，自囟门平分至脑后，却平身正坐，取向所截绳一头，令与鼻端齐，引绳向上，正循头缝至脑后贴肉垂下，循脊骨引绳向下，至绳尽处，当脊骨中，以墨点记之（墨点不是灸处）。又取一绳子，令患人合口，将绳子按于口上，两头至吻，却钩起绳子中心至鼻柱根下如△，此便齐两吻截断，将此绳展令直，于前量脊骨上墨点处，横量取平，勿令高下（其量口绳子，先中折，当中以墨记之，却展开绳子横量，却以中折墨点记处，按于脊骨中先点处，两头是穴也），两头以白圈记之。以上是第一次点二穴。次二穴，令患人平身正坐，稍缩臂膊，取一绳绕项，向前双垂，头与鸠尾齐（胸前歧骨间尽处也），双头齐截断，却翻双绳头

向后，以绳子中心按于喉咙结喉骨上，其绳两头双垂，循脊骨以墨点记之
（墨点不是灸处）。又取一绳子，令患人合口，横量齐两吻截断，还于脊骨
上墨点横量如法，绳子两头以白圈记之（白圈是灸处）。以上是第二次点二
穴，通前共四穴，同时灸各三七壮，累灸至一百余壮，候灸疮将瘥，又依
后法灸二穴。又次二穴，以第二次量口吻绳子，于第二次双绳头尽处墨点
上，当脊骨直上下竖点，其绳子中心放在墨点上，于上下绳头尽处，以白
圈记之，白圈是灸处也。以上是第三次点二穴，通前共六穴也，择取离日
及火日灸之，一应虚劳发热尫羸等证，灸之立愈，真济世之妙法也。"

4. 虚劳传变

虚劳是一种慢性虚弱性疾病，也基于此，其传变颇多。初起为虚损，
可有气血阴阳虚损之分。虞抟赞同刘完素所言之传变规律，阳虚多从上传
及下，阴虚多从下传及上，而以脾胃为疾病进展之界限，若脾胃衰败，则
病情迭进难治。而劳极则为虚损传变而来，是阴虚之极证，常有痰、血虚、
劳虫，所以治疗上更为棘手，传变可分五脏之经。虞抟对《难经》的虚劳
传变论述亦颇有见解。

虞抟认为，《难经·五十三难》所言为虚劳之传变。《难经·五十三难》
曰："经言七传者死，间脏者生……七传者，传其所胜也。间脏者，传其子
也。何以言之？假令心病传肺，肺传肝，肝传脾，脾传肾，肾传心，一脏
不再伤，故言七传者死也。假令心病传脾，脾传肺，肺传肾，肾传肝，肝
传心，是子母相传，竟而复始，如环无端，故曰生也。"关于七传与间脏，
历代医家对此解释不一。虞抟认为，此条应是指虚劳的病传模式，心病上
必脱"肾病传心"一句，且其中的"一脏不再伤"是"三脏不再伤"的误
写。故此条实际上是说，虚劳之证，始于肾经，以五脏从相克而逆传，肾
病传心，心传肺，肺传肝，肝传脾，脾传肾，又复传于肾与心，肾再虚火
更盛，则肾水绝灭而火大旺，故死而不复再传肺、肝、脾三脏。此即为虚

劳之七传死。而间脏者生之意，则是"相生而顺传者，为肾水欲传心火，却被肝木乘间而遂传肝木，然后传心火，次第由顺行而及于彼之三脏，而有生生不息之义，故曰间脏者生"。"七传者死，间脏者生"，是以阐释虚劳证善恶传变，可供参考。

（九）胃脘痛

胃脘痛，是指以胃脘部反复发作疼痛为主要特征的一种病证，是临床常见病、多发病。虞抟所学不仅尊崇朱丹溪，对李杲脾胃学说也深有研究，所以其对胃脘痛的研究，融合诸家之长，又从临床实际出发，颇有特点。试总结如下。

1. 区别胃脘痛与真心痛

在古代文献中，胃脘痛多被称为心痛，故有九种心痛（饮痛、食痛、风痛、冷痛、热痛、悸痛、虫痛、疰痛和来去痛）之说，实则多指胃脘痛。后世医家却常有将胃脘痛与心痛混淆者。对此，虞抟从生理角度指出其易混淆的原因。其言"胃之上口名曰贲门，贲门与心相连，故经所谓胃脘当心而痛"，因胃脘之痛发在心下，多为"当心而痛"，所以古人将其名为"心痛"。实则胃脘痛与心痛，是两个完全不同的概念，二者不可相混。他在《医学正传·卷之四·胃脘痛》中说："古方九种心痛：曰饮、曰食、曰风、曰冷、曰热、曰悸、曰虫、曰疰、曰来去痛……详其所由，皆在胃脘，而实不在心也。"点明古人所言九种心痛实指胃痛，而真正的心痛则谓之为"真心痛"，是由于"大寒触犯心君，又曰污血冲心"而发，强调了真心痛的病机多由寒凝血瘀心脉所致，其重症表现为"手足青过节，旦发夕死，夕发旦死"，与胃脘痛相比，病情十分危急。所以，虞抟一再强调"医者宜区别诸证而治之"，掌握其鉴别要点，才不至于失治误治。

2. 明晰病因病机

虞抟根据《素问·六元正纪大论》所言"木郁之发……民病胃脘当心

而痛，上肢两胁，膈咽不通，食饮不下"的观点，认为胃脘痛多因肝木郁气太过，发而克土而作，病位不仅在胃，还在肝与脾，其根本病机为肝脾不和。病因上，一则由饮食不节而发，患者平素纵恣口腹，又有偏食，喜好辛酸、恣饮热酒煎烤食物，又常食寒凉生冷之品，朝伤暮损，日积月累，则可化为郁证、积痰；清痰、食积郁于中，痰火煎熬又能迫血妄行，痰血相杂又妨碍气机升降，而致胃脘痛诸症发作。一则因七情九气触于内，清阳之气不升，浊阴之气不降，肝木之邪乘机侵入胃脘，而发为胃脘痛，故而胃病最忌饮食不节和情志过偏。对肝、脾、胃三者的关系，虞抟认为，肝木郁而克土，虽脾与胃皆属土，但二者互为表里，脾属阴，胃属阳，阳先于阴，所以脏未病而腑先病，先发作为胃脘痛。但若胃脘痛等胃病未得到及时纠正，则可进一步发展，出现胁下如刀割之痛等，此则表明邪气已深入于脏，名之曰"脾疼"。而伴随胃脘痛而发作的吞酸、嗳气、嘈杂、恶心等，亦可进一步发展为噎膈与反胃，故而治疗上也宜与这些脾胃病证互参。从中可窥见虞抟善于辨析疾病病因病机，重视疾病发展规律，善于把握核心病机的临床特点。就现代相关疾病而言，慢性胃病，特别是萎缩性胃炎、胃溃疡等，若久治不愈，失于调养，则往往有向肿瘤转化的可能，而情志抑郁、饮食不节亦是消化道肿瘤发生的重要原因，这些往往表现为胃痛、噎嗝、反胃的剧烈发作等。由此可见，虞抟的认识是建立在其丰富的临床实践基础上的，其对胃脘痛病因病机的认识颇值得我们思考。

3. 治法推崇李朱学说

虞抟治疗胃脘痛，融朱丹溪、李杲、刘完素等诸家之长，尤以朱丹溪为最。《医学正传·卷之四·胃脘痛》中共载方26首，其中朱丹溪方18首，李杲方3首，刘河间方2首，另有陈无择仓卒散、朱肱术附汤和虞抟祖传方加味枳术丸，并载"丹溪方法"和"丹溪活套"，从中可见虞抟对朱丹溪治胃脘痛思想之继承。因此，虞抟在治疗胃脘痛时，亦特别重视消食化痰、解郁清火等法，再结合诸症病因，佐用活血、杀虫、温散祛寒等。朱丹溪对温散之法颇为谨慎，认为寒邪犯胃，初得之时可用，而病久则成郁热，不再宜用温散温利之法，而李杲则善用温药。对李杲治疗客寒犯胃，或湿热郁结、气弱心痛的草豆蔻丸（草豆蔻、橘红、吴茱萸、人参、僵蚕、黄芪、益智仁、生甘草、炙甘草、当归身、青皮、泽泻、半夏、桃仁、麦蘗面、神曲、柴胡、姜黄），朱丹溪认为，因热而作胃痛者不可多服，久服恐有积温成热之患。草豆蔻性温能散滞气，利膈上痰，胃脘因寒或湿痰郁结成痛者，服之多效。但若因热、郁而痛者，用之须以芩、连、栀等凉药监制。若久病郁热胶固，则断不可用。

虞抟融合了诸家之说，这从他的祖传治胃脘痛方加味枳术丸可以看出来。该方以张元素、李杲化裁之枳术丸为基础，用枳实、厚朴、木香、槟榔、香附、缩砂仁、青陈皮、草豆蔻等大队行气之品，以理气化滞；白术、苍术、泽泻、猪苓、茯苓、生姜以运脾化湿，麦蘗面、神曲以消食化积；瓜蒌子、半夏、白螺蛳壳、莱菔子化痰顺气；川芎、干姜以温脾止痛；黄连、黄芩清胃中郁热，又防诸药之温燥太过；甘草益气和胃，调和诸药。上药共为细末，用青荷叶泡汤浸晚粳米研粉作糊为丸以增加益气和胃之效，清米饮送下。全方共奏行气化积、和胃止痛之功。用于清痰、食积、酒积、茶积、肉积致气滞血瘀所引起的胃脘痛。其后还附有加减法：若吞酸，加吴茱萸汤泡服；久病夹虚加人参、白扁豆、石莲肉；时常口吐清水，加炒滑石、煅牡蛎。细究之，可发现此方中还化裁了朱丹溪白螺壳丸（白螺蛳壳、滑石、栀子、香附、南星、枳壳、青皮、木香、半夏、砂仁、莪术，共为末，春加川芎，夏加黄连，秋冬加吴茱萸），以及半夏泻心汤、二陈汤等方。不过《丹溪心法·心脾痛》云："心痛即胃脘痛……痛甚者脉必伏，用温药附子之类，不可用参、术。诸痛不可补气。"而虞抟此方中却用到白术，久病夹虚加人参，可见其不拘泥于"诸痛不可补气"之说，而是随证灵活运用。

（十）胁痛

胁痛，指人体胁部之一侧或两侧疼痛不适，亦是临床常见病、多发病。虞抟论治胁痛，主要有以下两个特点。

1. 病位在肝，病因有六

虞抟论治病证，多引《内经》之说，对胁痛的论治亦是如此。其据《素问·脏气法时论》所言"肝病者，两胁下痛引少腹"，阐明胁痛的病位在肝。因肝居胁下，其经脉布于两胁，肝脏受病，大多出现胁痛。故而其病因也多与肝受损伤有关。大致可分为以下六个方面：一为大怒伤肝。心主生血，肝主藏血，大怒则肝气上逆，藏血功能失职，血得外溢；若随气上逆，则从口鼻而出；若瘀留本经，则为胁痛。二为五运六气影响。岁木太过之年则木气自甚而伤，或岁金有余之年而金气伐木，木气被郁，都可导致胁痛。三为外邪伤肝。尤其是寒邪伤人，足少阳胆、足厥阴肝二经易受病而发生寒热往来并胁痛。四为痰饮食积流注胁下，气机郁滞不畅而发胁痛。五为登高坠仆，瘀血阻滞肝经而发胁痛。六为饮食失节、劳役过度引发肝脾不和而痛。脾土虚乏，肝木乘之，而发胃脘痛和两胁痛，甚至为噎膈。此病因分类比朱丹溪所言的"木气实，有死血，痰流注"更有发挥。虽病因各异，但都以肝之气血或经脉受损，功能失常为核心病机，又常涉及表里同病、肝脾同病，因而治疗上当把握核心病机，审因而治。

2. 重在调肝，理气活血

如上所言，胁痛的病因较繁，有气逆气郁、血溢血瘀、外感寒邪、痰饮食积、劳役过度等，而病位在肝。肝脏体阴而用阳，主藏血而条达气机。所以在治疗上，虞抟认为，要辨清病因病机，"宜于各类推而治之，毋认假以为真也"，尤其重视调理气血。对于因肝气上逆，气从火化，血不归经而留于本经的胁痛，用当归龙荟丸（当归、龙胆草、栀子仁、黄连、黄芩、大黄、芦荟、青黛、木香、麝香）以泻火之盛，伐肝木之气。对于感受外邪、邪留少阳的胁痛，用仲景小柴胡汤（柴胡、黄芩、法夏、人参、甘草、大枣、生姜）以和解少阳枢机。因痰饮食积、流注胁下而致的胁痛，用加味二陈汤（法夏、陈皮、茯苓、甘草、泡南星、苍术、川芎、姜），以化痰祛湿消积。肝木乘土、肝脾不调的胁痛，用《局方》推气散（片姜黄、枳壳、桂心、甘草），以疏肝调脾。外伤跌仆所致的胁痛，则用抵当汤（虻虫、水蛭、桃仁、大黄）或东垣异香散（蓬莪术、益智仁、甘草、京三棱、青皮、陈皮、石莲肉、厚朴）以活血化瘀。观其选方，多以调理气血之药为主，盖其从顺应肝之生理和病机特点而出发。

（十一）肿胀

虞抟所言之肿胀，实包括"肿"和"胀"两种病证。肿，指水肿，表现为人体头面、四肢、腹部，甚至全身浮肿；胀，指胀满、鼓胀，表现为腹胀大如鼓，皮色苍黄，脉络暴露，四肢反不肿。虞抟认为，两者皆因脾土湿热所致，肿轻而胀重，故合而论治。其论治特色如下。

1. 本于脾虚，湿热相生

虞抟认为，脾主运化水谷，脾气主升，胃气主降。正常情况下，饮食水谷入胃，经脾土转输运化后，分为清浊两端：其浊者为渣滓，下出幽门，达大小肠而为粪，排出体外；其清者，化为气，随脾气上归于肺；而清中之至清而精者，由肺而灌溉周身，变为汗液津唾，助血脉，益气力；其清中之浊者，则下入膀胱而为溺，出为小便。若脾土因七情内伤、六淫外侵、饮食不慎或房劳不节而使传输失职，水谷入胃而不得运化，则脾胃升降失调，清浊相混，隧道壅塞，湿郁为热，热又生湿，湿热相生，恶性循环，则为肿胀。正如《素问·至真要大论》所言："诸湿肿满，皆属于脾……诸腹胀大，皆属于热。"所以，虞抟亦言："夫脾虚不能制水，水渍妄行，故通身面目手足皆浮而肿，名曰水肿。或腹大如鼓，而面目四肢不肿者，名曰胀满，又名鼓胀。皆脾土湿热为病。"

此外，虞抟还对朱丹溪、李杲治肿胀的不同方法进行了探讨。认为大概因南北气候风土差异，故对同一疾病的认识也有不同。朱丹溪治肿胀之所以多强调土败木贼、湿热相乘，在于其处东南之地，病者多为脾虚受湿，肝木大旺；而李杲据《素问·异法方宜论》"脏寒生满病"之旨，治胀满多主乎寒，在于其为北方人，地土高燥，湿热少而寒气多。虞抟既与朱丹溪同处一地，又结合其个人临床体会，在治法上就更为推崇朱丹溪，赞同以脾虚湿热立论，常有良效。虞抟还对水肿和黄疸进行了鉴别。认为水肿病无郁积胶固，以脾虚为主，故治以补脾兼以利水清金祛湿热，为标本兼顾之治；而黄疸肿者多有实邪积聚其内，宜先理气平肝，助脾消积，退黄之后方可用补脾之剂，为标而本之之治。这一同证异治的学术见解，不仅适用于水肿与黄疸的临床辨治，而且对其他疾病的辨治也很有指导意义。

2. 治主补脾，兼顾他脏

虞抟治疗肿胀，推崇朱丹溪之法，认为脾虚为肿胀之本，当以补脾为主，同时兼顾他脏。通过养肺以制木，防肝木乘虚克伐脾土，又须滋养肾阴以制火，使肺金不被火气焦灼，而得清化之令。总之，脾土得补养，心火得清，肺金气清而能生水，滋养肾阴，奉行降令，则渗道开通；精气之清者，复化为气为血为津液；败浊者，在上为汗，在下为溺，肿胀得以分消。所以，张仲景曾在《金匮要略·水气病脉证并治》中言治水肿之大法："腰以下肿，当利小便；腰以上肿，当发汗乃愈"。

补脾祛湿，用人参、白术、苍术、陈皮、茯苓之品；制肝养肺，用黄芩、麦冬等。利湿，用苍术、茯苓、滑石、海金砂之类；热甚，用黄连、黄芩、栀子、厚朴之类；热郁而胀者，木香槟榔丸之类下之；蓄血，用桃仁、红花，甚者用抵当汤丸之类；食积，用保和丸加木香、槟榔、阿魏等；寒积郁结，用《局方》丁香脾积丸、李东垣三棱消积丸等；外寒郁内热，用藿香、官桂、升麻、干葛等。气郁，宜用苍术、川芎、香附、青皮、芍药、柴胡及当归龙荟丸等。凡腹胀，须用姜制厚朴。初得是气胀，宜行气疏导之剂，木香、槟榔、枳壳、青皮、陈皮、厚朴之类。久则成水胀，宜行湿利水之剂。

3. 祖传三方，治分轻重

虞抟还有三首治肿胀祖传方：一为鸡屎醴方，治鼓胀、气胀、水胀等证。以羯鸡屎一升，研细炒焦色，地上出火毒，再研极细，百沸汤三升淋汁，每服一大盏，调木香、槟榔末各一钱，日三服，空腹服下。此方化裁于《素问·腹中论》鸡矢醴方，又与《宣明论方》中的鸡屎醴饮（大黄、桃仁、干鸡屎，治鼓胀，且食则不能暮食，痞满壅塞难当）不同，宣明鸡屎醴饮重在活血，此方相对柔和，重在行气。方中羯鸡屎善利湿泄热，木香、槟榔行气除满，气行则湿化，湿热皆出则肿胀消。

又一祖传方，治肿胀，或通身水肿，或腹大坚满，则重在活血理气，化湿利水。方选醋炒三棱、莪术、干漆活血消积，青陈皮、砂仁、木香、羌活、槟榔理气化湿，防己、椒目、泽泻、甘遂利水消肿，二丑、大黄、双头莲攻下除满，连翘清热消肿，研为细末，面糊为丸，如梧桐子大，每服三钱，空心温酒送下，以利为度。攻逐湿热，病退即止。此方似从《金匮要略》己椒苈黄丸化裁而来，不同之处在于己椒苈黄丸重在攻逐中焦肠胃之水饮，而此方可消全身之水饮，并且用药更为猛烈。所以，虞抟强调以利为度，病退即止。

第三方为桃奴丸，治妇女或室女月经不通渐成胀满，及男子坠马、跌仆损伤，瘀血停积而致之血蛊病。此病已由其病深入血分，有结滞之象，故而以桃奴（桃树上干朽嫩桃也，十二月收用）、元胡、貑鼠粪、香附、官桂、五灵脂、砂仁、桃仁研末，温酒调下，活血祛瘀化浊利水，祛邪之力更甚。

4. 防治结合，谨守禁忌

虞抟治疗肿胀，承朱丹溪治法，不仅注重治疗肿胀之证，还特别注意饮食、情志及生活习惯的禁忌。在食物上，要"却盐味"，凡对脾运有碍，伤及肾阴，助生湿热者，如酒、盐、酱等咸厚之品均当戒除；药物上温热助湿之品慎用；情志上，要断妄想，少思虑；生活习惯上，要"远音乐"，清净平淡。若能守禁忌，病情多安，若不守禁忌，病多加重，治愈可复发，甚至不治而亡。虞抟曾治其族中八一兄及梅林妻侄孙骆智二人，皆因不守禁忌，犯酒、色、盐、酱而使治愈之肿胀复发不治，故而对此一再强调。

（十二）便秘

便秘，又称为秘结，是指以大便秘闭结燥而不通，或大便艰涩不畅、排便时间延长为特点的一类病证。虞抟论治便秘具有以下几个特点。

1. 病本肾虚津亏

一般认为，便秘为大肠之传导功能失常所致，多属脾胃之患。而虞抟则认为，便秘与肾密切相关。因为北方黑色，开窍二阴，入通于肾，藏精于肾；肾司二便，又主水液，肾实则津液足而大便滋润，肾虚则津液竭而大便结燥。再追究其肾虚津竭的原因，一是房劳过度，命门相火妄动而煎灼津液；二是饮食失节，或过饮酒浆，过食辛热，饮食之火起于脾胃，而致水亏火盛，津液不生，传导失常，渐成结燥之证。此说开阔了临床治疗便秘的思路，对现代中医临床治疗便秘，特别是老年习惯性便秘颇有助益。

2. 治有燥结之分

虞抟认为，便秘虽为结燥之证，"燥证"和"结证"常并发，然却仍有轻重主次之不同。分而论之，燥有风燥，有热燥；结则有阳结、阴结、气滞结等，此外还有年高或脱血者，津液枯竭，亦可为便秘。从地域上来说，西北人腠理致密，禀赋壮实，便秘多为结证，治疗以开结为主；而东南人腠理疏松，气血多不实，治疗则以润燥为要。虞抟为东南人，故更重视润燥法。治疗遵经文"肾苦燥，急食辛以润之，以苦泄之"与"阳结者散之，阴结者温之"之旨，常用大黄、当归、桃仁、麻子仁、郁李仁等药以润燥通下。风燥证，则在此基础上加防风、羌活、秦艽、皂荚等，炼蜜为丸，润燥以助传导之势，疏通以散结。结散以后，仍须多服补血生津药，助其真阴，固其根本，防其再结。若属热燥，宜泻热润燥，用李东垣升阳泻热汤；阳结者，脉沉实而数，宜散之；阴结者脉伏而迟或结，宜温之；若气滞结，则大便不行，胸腹气滞作痛，治宜行气导滞，用李东垣枳实导滞丸等。

虞抟反对滥用峻攻散结药。认为便秘不能以巴豆、牵牛等药峻下求速效，因患者津液本已亏虚，用峻下之药，虽暂得通快，必再伤津液，致再结愈甚，病情转入胶固难调。甚至对脾约丸（麻仁、炒枳实、姜厚朴、芍药、大黄、杏仁），虞抟也认为此丸适于热盛而气血禀赋壮实者，若气血虚弱者则不宜。盖脾约证由胃强脾弱引起，津液受约，不得四布，但输膀胱，小便数而大便难，其阴血本受煎灼，治当滋养阴血，清金健脾，脾约丸养阴润燥之力还是不足。另外，年高血少，津液枯涸，或因脱血津竭而致血枯燥结，其有脉大如葱管，发热而大便结燥，也宜养血润燥，用李杲润体丸或四物汤加味等，慎不可发汗。汗之则重亡津液，闭结而亡。脉象上若现雀啄脉，亦是危象。

3. 临证巧施良术

虞抟临证善于用心变法取巧，其治疗便秘，除常规运用药物口服治疗外，对一些疑难顽固性便秘，还创制了肠溶剂型和器械灌肠术，从其两则验案可见一斑。虞抟曾治疗一位五旬妇人，患者形瘦食少，便结腹痛，六脉沉伏而结涩，虞抟先予四物汤加桃仁、麻仁、大黄等润下药数服，大便不下，反增满闷；继服枳实导滞丸及备急大黄丸等，出现了下咽片刻即吐出的拒药之象。虞抟认为，此因胃气太虚，不能久留性速之药，故而药物不能经胃抵达肠道。基于此，虞抟以黄蜡包裹备急大黄丸，又用一细针将药丸穿一窍，令患者服三丸，以求通下药不犯胃气，直达大小肠而取效。患者服后，次日果然排出燥屎一升多。继以四物汤加减煎汤，送服润肠丸以养阴润燥，调理月余而愈合。

又如，虞抟治一患天花后便秘不通的小儿，因儿科医生认为大便秘结为佳兆，故未积极治疗，至天花愈后已不大便 25 日，患儿出现了"肛门连大肠不胜其痛，叫号声达四邻外"的痛苦症状。虞抟与众医生，先后用了皂角末通下和蜜导煎塞肛，口服大小承气汤、枳实导滞丸、香油、备急丸等药皆不效。众医束手无策，此时虞抟想出一招："令侍婢口含香油，以小竹筒一个套入肛门，以油吹入肛内。过半时许，病者自云：其油入肠内，如蚯蚓渐渐上行。再过片刻许，下黑粪一二升止，困睡而安"。

以上两个案例，皆是在常规口服药物难以施效的情况下而变法取效。虞抟巧妙地运用了肠溶剂和器械灌肠术，虽方法有欠消毒卫生，器械也粗糙，但在当时历史条件下，仍是一个创举，丰富了中医治疗便秘的方法。

（十三）痞满

痞满，是指以自觉心下痞塞、胸膈胀满、触之无形、按之柔软无痛为主要特点的病证，本证在临床中颇常见。虞抟论治痞满，主要有以下两个特点。

1. 细究病因，明辨虚实

虞抟认为，痞满之证以心下痞满为主，可因脾为湿困、壅塞而成，亦可因伤寒下之过早、寒伤营血而成。而素有酒食积滞，下之太过，伤及脾胃之阴，胸中之气下陷亦可为痞。

治疗上须分虚实两端。实痞者，多大便秘结，可用厚朴、枳实等下气除痞之药，选方如东垣木香顺气汤、消痞丸、黄连消痞丸、黄芩利膈丸、《局方》七气汤等。如饮食所伤，宜用白术、山楂、神曲、麦芽、枳实等消导之，用保和丸、东垣枳实导滞丸；如上逆欲吐则因势吐之；虚痞者，大便多利，需用芍药、陈皮等养阴和胃消痞，选方如四物汤加参、苓、术、升、柴，稍佐陈皮、枳壳；气虚者用补中益气汤、枳实消痞丸、厚朴温中汤、陈皮枳术丸、木香枳术丸等。脾胃水谷阴伤，胸中之气下陷，宜升胃气，以血药兼之。不可一味用利气之药消导，因本有虚象，消导甚则痞甚，再复下之，则气愈下降，阴愈损，变为鼓胀重症则难调。正如朱丹溪所言："痞满之证，不可执一，全在活法，详脉证虚实而调之可也。"

2. 注重鉴别，区分类证

对于痞满与痃癖、积聚、癥瘕等证的病因、部位、病证特征、预后及治疗原则，历代医家多有论述，但因其症状相似，常混淆。虞抟认为，痞满与痃癖、积聚、癥瘕等证，病虽似而其名各不同，须加以鉴别，并强调此类病证在临床上应早治，否则易成恶候。

虞抟认为"痞者否也"，并以《易经》所谓天地不交之否加以解释。指出痞乃"内柔外刚，万物不通之义也。物不可以终否，故痞久则成胀满而莫能疗焉"。说明痞证为气机阻滞不畅所致，此时病情尚易治，应及早治疗，以免生变。而积聚之证，包含癥瘕、痃癖等，都是见于胸腹部而有结块可以手触知的疾患，名虽不同，大要不出痰、食与瘀血所形成，多属于太阴湿土之气所致。"积者迹也"，"聚者绪也"，积主要为有形之痰血郁积之久而成；聚则是机体元气虚损，气失调达所致。"痃癖者，悬绝隐僻又玄妙莫测"，多为邪冷之气积聚而生，表现为急痛且时而寻摸不见、多变不定的特性。"癥者征也，又精也。以其有所征验，及久而成精萃也"。注重癥的结块坚硬日久的特点。"瘕者假也，又遐也。以其假借气血成形，及历年遐远之谓也"。强调此病病程虽长，但不同于癥之有坚硬结块，而是假借气血而形成的可以推之而动、按之而走的结块。

（十四）眩晕

眩晕一证，早在《内经》中就有论述。《素问·至真要大论》云："诸风掉眩，皆属于肝。"《素问·气交变大论》亦谓："岁木太过，风气流行，脾土受邪。民病飧泄食减，体重烦冤，肠鸣腹支满，上应岁星。甚则忽忽善怒，眩冒颠疾。"提出眩晕与肝的关系密切。朱丹溪力倡气虚痰火致眩论，如《丹溪心法·头眩》曰："头眩，痰夹气虚并火。治痰为主，夹补气药及降火药。无痰则不作眩，痰因火动。又有湿痰者，有火痰者。湿痰者多宜二陈汤，火者加酒芩，夹气虚者相火也，治痰为先，夹气药降火，如东垣半夏白术天麻汤之类。"在此基础上，虞抟对眩晕之病因病机进行阐发，总结眩晕有因气虚、血虚夹痰所致者，有伤风、伤寒夹痰所致者，有痰厥而眩晕者，有因呕吐、衄蔑、崩漏、便血、产后失血过多而眩晕者，有火动其痰而眩晕者等。此外，根据《素问·至真要大论》"诸风掉眩，皆属于肝"之论，提出治眩晕应加制肝之药为佐使。

虞抟还认为，眩晕与人之体质具有相关性。《医学正传·卷之四·眩运》开篇即云："气虚肥白之人，湿痰滞于上，阴火起于下，是以痰夹虚火，上冲头目，正气不能胜敌，故忽然眼黑生花，若坐舟车而旋运也，甚而至于卒倒无所知者有之，丹溪所谓无痰不能作眩者，正谓此也。若夫黑瘦之人，躯体薄弱，真水亏欠，或劳役过度，相火上炎，亦有时时眩运，何湿痰之有哉！"朱丹溪提出，肥人痰火致眩，虞抟又提出瘦人相火致眩。治法方面，"肥白而作眩者，治宜清痰降火为先，而兼补气之药。人黑瘦而作眩者，治宜滋阴降火为要，而带抑肝之剂"。虞抟对肥人、瘦人眩晕的论述，强调了眩晕的体质因素。另外还指出："外有因呕血而眩冒者，胸中有死血迷闭心窍而然，是宜行血清心自安。"（《医学正传·卷之四·眩运》）虞抟对"血瘀致眩"的病因病机和治疗大法所做的探讨，完善了中医诊治眩晕的理论，为后世医家所赞同。

（十五）痛风

痛风一证，以痛为重要特征。虞抟认为，《内经》所言"痛痹"、后世诸方书所言"白虎历节风"等（以其走痛于四肢骨节，如虎咬之状）皆指痛风。而《内经》所言"诸风掉眩""强直支痛""缓戾里急筋缩"等，都和痛风有相关性，皆为肝胆之疾患。虞抟所言"痛风"包括各种以疼痛为主症的四肢骨关节病。

1. 尊崇丹溪，总结治方

虞抟对痛风的认识，基本是以朱丹溪之论为准，并予以发挥。在病因病机上，朱丹溪认为，痛风多因血虚受热，又加之涉水、受风寒湿邪等，使热血得寒而凝滞作痛。因血属阴，故多以夜间痛甚。这些论述对痛风内虚外实、虚实夹杂的病因病机，进行了更为准确的描述，也与现代中医临床对痛风的认识基本相符。

在诊法上，虞抟依《脉经》痹证、历节风之说："脉涩而紧者痹。少阴脉浮而弱，弱则血不足，浮则为风，风血相搏，则疼痛如掣。盛人脉涩小，短气自汗出，历节痛不可屈伸，此皆饮酒汗出当风所致也。寸口脉沉而弦，沉则主骨，弦则主筋，沉则为肾，弦则为肝，汗出入水中，因水伤心，历节痛而黄汗出，故曰历节风也。"以上所述，不仅对痛风的脉象予以描述，对其病因病机和病位也进行了描述，谈到血虚受风、饮酒汗出当风、汗出如水等病因病机，因痛风多累及筋、骨，故病本多在肝、肾两脏。在食物五味上，酸属肝，咸入肾，故过食酸味、咸味的食物也能诱发痛风。"味酸则伤筋，筋伤则缓，名曰泄，味咸则伤骨，骨伤则痿，名曰枯……身体羸瘦，独足肿大，黄汗出，胫冷，假令发热，变为历节风，疼痛不可屈伸"。（《医学正传·卷之四·痛风》）

在治则上，治以辛温发散寒湿，兼以辛凉散郁热又防伤血，使寒湿流散，郁结开通，血行气和则痛风得缓。在生活调理上，须慎饮食、节人欲，则痛风可愈。

对痛风的治疗，朱丹溪颇具特色，其《格致余论·痛风论》亦为后世推崇，虞抟对此更是有深入研究。《医学正传·卷之四·痛风》所载"丹溪方法"的内容，占全篇的三分之二以上。其在卢和《丹溪先生医书纂要》的基础上，将朱丹溪治疗痛风的方法归纳为 26 条，其中载方 15 首，包括上中下痛风方、加味四物汤、加味二陈汤等；法 11 则，包括痛风治疗大法、患者体质差异及饮食用药禁忌等。而其他方面，则仅采择《和剂局方》治痛风方 3 首（黄芪酒、独活寄生汤和舒筋汤）和《宣明论方》防风天麻散 1 首，后附有虞抟祖传方 4 首，依此可见虞抟对朱丹溪治痛风心法之推崇与继承。

2. 祖传四方，各有妙处

虞抟治疗痛风的 4 首祖传方，分别是九藤酒、加味三妙丸、川木通汤和熏洗痛风法。细究之，有以下 3 个特点。

（1）选药奇

虞抟治痛风 4 首祖传方所选之药颇奇，特别是九藤酒方，所选之药皆非朱丹溪 15 方中所有，且都为藤类药，言其主治远年痛风及中风瘫痪，筋脉拘急，日夜作痛，叫呼不已等，功效甚速。该方共 9 味药，即 9 种藤类药，分别是青藤、钩藤、红藤、丁公藤（又名风藤）、桑络藤、菟丝藤、天仙藤、阴地蕨、忍冬藤和五味子藤，可称为藤类用药之奇方。在古代，用藤类药物治疗痹证者有之，但多仅选数味为佐助，很少有如此方者，皆用藤类药，且数量达 9 味。考其用药，青藤即青风藤，苦辛平，归肝、脾经，能祛风通络，除湿止痛；钩藤甘苦微寒，归肝、心经，能清热平肝，息风止痉；红藤即大血藤，苦平无毒，归肝、大肠经，能解毒消痈，活血止痛，祛风除湿，杀虫；丁公藤辛温有小毒，归肺、肝经，能祛风除湿，消肿止痛，现代已有人把丁公藤制成注射液，用于治疗风湿骨痛及神经痛；桑络藤，可用桑寄生代（《医学正传·妇科》有言"桑树上羊儿藤，即俗名桑络也，真桑寄生尤妙"），苦甘平，归肝、肾经，补肝肾，强筋骨，祛风湿；菟丝藤为旋花科植物菟丝子（别名无根草）的藤茎，而非樟科无根藤属植物无根藤，甘平，归肝、肾经，补肝肾，强筋骨，通经络；天仙藤苦温，归肝、脾、肾经，行气活血，利水消肿；阴地蕨，甘苦凉，归肺、肝经，清热解毒，平肝息风，止血止痛；忍冬藤，甘寒，归肺、胃经，清热解毒，疏风通络；五味子藤，辛苦温，祛风利湿，理气止痛。诸藤共用，又以无灰老酒（指不放石灰的老酒。古人在酒内加石灰以防酒酸，但能聚痰，故药用须无灰酒）调制而成，使其祛风湿、通经络、强筋骨、止痹痛的功效颇强。

川木通汤，则只取一味川木通以祛风湿，止痹痛，药专力宏。且此药来源亦颇奇，言系从一男子梦中得来。该男子得痛风证，三年不能下地，百药不效，身体羸瘦，梦服木通汤而愈，醒后用四物汤加木通服之乏效。后改为单用木通二两煎服，遍身发痒疹，汗出而效，一月而步履如常。此方颇奇，故虞抟录之。

熏洗痛风法则仅选用樟木屑一斗，煎汤泡脚，言能治手足冷痛如虎咬者，亦不可谓不奇。

（2）剂型多

虞抟治痛风祖传方虽仅载 4 首，剂型却各异。九藤酒为酒剂，既能加强其通经络、止痹痛之功效，又更为患者特别是喜饮酒的患者所接受，毕竟"酒客"为痛风的高发人群，此方用之，可谓投其所好的"顺治法"。加味三妙丸（苍术、黄柏、川牛膝、当归尾、川草薢、防己、炙龟板）则为丸剂，此方源于朱丹溪的二妙散（苍术、黄柏），而又是在虞抟治疗麻木的祖传方三妙丸（苍术、黄柏、川牛膝）的基础上加味的，取丸者缓也之意，能治两足湿痹疼痛；或如火燎，从足跗热起，渐至腰胯，或麻痹痿软等症。

川木通汤则为汤剂，仅用一味木通，药专力宏，汤者荡也，对因感风湿而得白虎历节，疼痛难忍之实证颇效。熏洗痛风法，更是富有特色的熏洗之剂，是对中医熏蒸疗法的较早运用。通过体外熏蒸，使药力直接透入患处，而不伤及他脏，不但增加了药效的针对性，还减少了药物的毒副作用，可谓一举两得。

（3）用法巧

4首祖传方的用法皆有巧妙之处。九藤酒须将9种藤药细切，用真绵包裹，放入装有一大斗无灰老酒的瓷罐中，密封罐口，不可泄气，根据气候变化，春秋七日，冬十日，夏五日则药酒成。服法是每次服一盏，日三服，病位在上则食后及卧后服，病在下空心食前服，使药酒更易作用于病所，由此亦可见虞抟对药酒的炮制法和服法都颇讲究。加味三妙丸，则是对朱丹溪二妙散的发挥，改"二妙"为"三妙"，改散剂为丸剂，又加归尾、萆薢、防己、龟板等，以酒煮面糊为丸，如梧桐子大，每服一百丸，空心姜盐汤下。盖湿邪黏滞难除，故以丸药以缓图之。川木通汤之巧，在于其单以木通二两锉细，用"性远而通达"、善治手足四末之病及通利大小便的长流水煎汁顿服。服后虽可能出现遍身痒甚，身体发红丹如小豆的情况，但随手没去，出汗后则疼痛可止，颇为神奇。熏洗痛风法则更巧妙，其先将樟木屑一斗置于大桶内，以"性速急而达下"、善于通利二便及足胫以下之风的急流水一担煮沸并倒入泡之，然后在桶边放一兀凳，在桶内亦安一矮凳，令人坐桶边，置患脚于桶内矮凳上，外以草荐围紧，目的是防止汤气入眼伤眼。其描述之细致，与今日中药熏洗法相比，亦毫不逊色，且其言该法功效甚捷，可供当今临床参考。

（十六）疮疡

《医学正传》中论及的外科病证，主要集中在疮疡篇中。该篇所论疮疡属广义范畴，基本包括了由各种致病因素侵袭人体后引起的急、慢性体表化脓感染性疾病，也包括生长于脏腑内的痈肿，还涉及一些乳房疾病、瘿瘤以及结核等。此外，虞抟还对疠风、破伤风等皮肤外科疾病，以及跌打损伤等骨科病证有所论及。其学术经验主要源于朱丹溪、李杲及程常等医家。据虞抟所述，程常号石香居士，浙江东阳人，为朱丹溪之高徒。朱丹溪曾经对陈自明的《外科精要》深有研究，著有《外科精要发挥》一书，可惜该书已佚，其内容在朱丹溪传人的著作中略有涉及，《医学正传·卷之六·疮疡》的"方法"部分皆采择朱丹溪医论，共23条，并结合其临床经验，颇有发挥，可资参考。

1. 湿热为因重胃气

虞抟认为，疮疡多因湿热（火）而发，在治疗上尤其重视对胃气的调养。《素问·至真大要论》曰："诸痛痒疮，皆属于心。"刘完素在《素问玄机原病式·五运主病》中曰："诸痛痒疮疡，皆属心火。"都强调了火热是疮疡产生的重要原因。而《素问·生气通天论》云："膏粱之变，足生大疔。"强调饮食湿热积滞可导致疮疡。又云："荣气不从，逆于肉理，乃生痈肿。"李杲认为，此"荣气"即指胃气，胃气调和，方能使营卫之气正常运行于机体内外而不致壅滞为疮疡痈肿。据此，虞抟在病因上重视湿热为邪，重视对胃气的调护。认为饮食失节，过食肥甘厚腻，可致湿热蕴积于肠胃之间，在体内烧烁腑脏，煎熬真阴。湿热之气聚于下焦，则使阴火炽盛，蓄于经脉，逆于经隧，而营卫之气不能正常濡养机体，气凝血滞，结聚而成疮疡。患者不论发热不发热，脉象多为数、为滑。

朱丹溪论治疮疡，亦强调对胃气的调护。如《医学正传·卷之六·疮疡》的"方法"部分，采择朱丹溪医论23条，其中有言："痈疽因积毒在脏腑，当先助胃壮气，使根本坚固，而以行经活血药为佐，参以经络时令，使毒气外发，施治之早，可以内消，此内托之意也。"又言："河间治肿焮于外，根盘不深，形证在表，其脉多浮，病在皮肉，非气盛则必侵于内，急须内托，宜复煎散，除湿散郁，使胃气和平。"复煎散，由羌活、独活、防风、防风梢、藁本、知母、生地黄、黄芩、黄连、黄柏、当归、当归梢、连翘、人参、黄芪、陈皮、苏木、生甘草、炙甘草、酒防己、泽泻、桔梗组成，系李杲据前贤经验所创，又名升阳益胃散，主治一切恶疮、发背、脑疽等症。李杲认为疮疡之证多阴阳夹杂，故其方中阳药七分，阴药三分，认为其效更胜内补十宣散，尤宜老人服用，可临证加乳香、没药各一钱更妙。治疗疮疡呕吐者，朱丹溪认为当作毒气上攻治疗，若溃后则作阴虚治；但若是老人疮疡溃后发呕不食，则需固护其脾胃，宜服参芪白术膏峻补脾胃，祛除湿邪。正如刘河间所云："疮疡呕者，湿气侵于胃也，宜倍白术。"虞抟论治疮疡，对胃气颇为重视，故常用李杲之方，如复煎散、托里黄芪汤、内托黄芪酒煎汤、黄连消毒饮、内托黄芪柴胡汤、升麻托里汤等。

2. 分经审证治内外

虞抟认为，疮疡有内外之分，多由湿热壅于经脉，致使气血凝滞、结聚而成。所以当视其病位所属之经脉而治疗，经脉有气血多少之不同。《素问·血气形志》云："太阳常多血少气，少阳常少血多气，阳明常多气多血，少阴常少血多气，厥阴常多血少气，太阴常多气少血。"发于表里有浅深之异，所以治疗上也不同。发于肌表的疮疡，主要按其部位分为17种；发于脏腑的疮疡主要有4种，皆有其经脉归属，具体如下：在肌表，脑发属督脉和足太阳膀胱经；背发若在脊柱中属督脉，余皆足太阳膀胱经；鬓发属手足少阳经；眉发属手足太阳经和手足少阳经；颐发属手足阳明经；腮颌发属手阳明大肠经；髭发属手足阳明经；腋发属手太阳小肠经；穿裆发属督冲任三脉；腿发在表外侧属足三阳经，在里内侧属足三阴经；肝痈属足厥阴肝经；喉痈、脐痈皆属任脉和手足阳明经；乳痈在内侧属阳明经，在外侧属少阳经，在乳头则属足厥阴肝经；臀痈属足太阳膀胱经；跨马痈和囊痈皆属足厥阴肝经。在脏腑的肺痈属手太肺阴经；肠痈属手太阳小肠经和手阳明大肠经；胃脘痛则属足阳明胃经；而内疽属多经脉。

治疗上，朱丹溪言"肿疡内外皆壅，宜以托里表散为主。如欲用大黄者，宜戒猛浪之非。溃疡内外皆虚，宜以补接为主。如欲用香散者，宜戒虚虚之失"（《医学正传·卷之六·疮疡》）。虞抟亦认为，疮疡要依据其患处所在经脉气血多少、表里浅深，或予疏散，或消毒，或针灸，或内托，或外消，或泻利，或补益。一般而言，肿疡未溃为实，宜用泻利之；溃疡多为虚，宜补益之；浮露于肌表，病位浅者为痈，宜用外消法；藏伏于内而病位深者为疽，宜用内托法。如其治疗附骨疽，善用李杲之方，初发于足太阳、厥阴、太阴经者，用羌活防己汤（羌活、川芎、苍术、防己、木香、连翘、射干、甘草、白芍、木通、当归尾、苏木）；初发于足少阳、阳明经者，用托里黄芪汤（柴胡、连翘、肉桂、牛蒡子、黄芪、当归尾、黄柏、升麻、炙甘草、白芷）；生腿外侧，或因寒湿，得附骨疽于足少阳经分，微侵足阳明经，坚硬漫肿，行步作痛，或不能行者，用内托黄芪酒煎汤（柴胡、连翘、肉桂、牛蒡子、黄芪、当归尾、黄柏、升麻、炙甘草、白芷）或黄连消毒饮（黄连、黄芩、黄柏、生地黄、知母、羌活、独活、防风、藁本、当归尾、桔梗、黄芪、人参、甘草、连翘、苏木、防己、泽泻、陈皮）；发在足厥阴肝经，少侵足太阴脾经者，用内托黄柴胡汤（生地黄、黄柏、肉桂、羌活、当归梢、土瓜根、柴胡梢、连翘、黄芪）。

3. 预后判断有顺逆

对于疮疡的预后判断，虞抟认为有顺症、逆症之分，顺者易治，逆者难消。在《医学正传·卷之六·疮疡》中，其言顺症有五："若夫动息自宁，饮食知味，一顺也；便利调匀，二顺也；神彩精明，语声清朗，三顺也；脓溃肿消，色鲜不臭，四顺也；体气和平，五顺也。凡五顺见三则吉，九逆见六则危矣。先哲垂训，班班可考，学人其可不详察乎。"从呼吸、脾胃运化、二便情况、精神、言语、疮口表现、患者整体状态等几个方面的表现，不同角度阐述了疮疡的顺症。其又言逆症有九："其为眼白睛黑，目紧小者，一逆也；不能饮食，纳药而呕，食不知味，二逆也；伤痛渴甚，三逆也；膊项转动不便，四肢沉重，四逆也；声嘶色脱，唇口青黑，面目四肢浮肿，五逆也；烦躁时咳，腹痛甚，泄利无度，小便如淋，六逆也。脓血大泄，肿尤甚，脓水臭败莫近，七逆也；喘促气短，恍惚嗜卧，八逆也；未溃先黑陷，面青唇黑便污，九逆也。"从眼球瞳孔变化、纳少、大渴、肢体沉重、声音嘶哑、面色唇色青黑、身体浮肿、精神恍惚少神、咳喘、腹痛、二便淋利、疮口溃烂、内陷等症状说明疮疡的逆症。除此九种逆症外，虞抟还认为噫气痞塞、喘咳、身冷自汗、目瞪耳聋、恍惚惊悸、语言错乱等也皆属恶症。而"五种顺症"出现三种以上，就说明病情和顺，预后良好；而"九种逆症"若出现六种以上，就说明疾病预后凶险，对疾病的诊断和预后判断有积极意义。

此外，对疮疡的诊断，虞抟还十分重视脉证结合，推崇《脉经》《金匮要略》中对疮疡脉象的描述，认为疮疡之人常常脉症不相符。脉象滑数，或浮数，而身体不热，甚至恶寒；也有部分患者，脉微而迟，但身体反发热。数则为热，滑则为实，滑则主荣，数则主卫，荣卫相逢，则结为痈，热之所过，则为脓也。例如：朱丹溪记载一医诊治一妇人，诊其寸口脉滑而数，知其肠中有脓，行下法而愈。盖脉"滑则为实，数则为热，滑则为荣，数则为卫，卫数下降，荣滑上升，荣卫相干，血为浊败，小腹痞坚，小便或涩，或时汗出，或复恶寒，脓为已成。设脉迟紧，聚为瘀血，下之即愈。"

4. 方法广博撷精华

在《医学正传·卷之六·疮疡》中，虞抟主要论述痈疽的病因病机、治则治法，并精选了历代医家对恶疮、发背、脑疽、背疽、附骨疽、臀痈、内疽、肺痈、肠痈、乳梗、乳痈、奶岩、囊痈、便毒、瘰疬、瘿瘤、结核、疗肿，以及天疱疮、臁疮、烫伤疮、下疳疮、头疮、金丝疮、疥疮、癣疮等诸疮的治法方药及个人验方，对现代中医外科临床亦颇有借鉴价值。

如其治疗脑疽，除载有李杲复煎散（又名升阳益胃散）外，还主张用当归羌活汤（酒黄芩、酒黄连、酒黄柏、泽泻、连翘、当归身、防风、羌活、炙甘草、栀子、独活、藁本）煎汤冲服槟榔散（槟榔、木香）治之。并言槟榔散善于敛疮止痛，以蜡油调涂疮口，生肌敛肉甚速，但膏粱热疮宜用；若是贫人寒地及寒湿外来之寒疮，则禁不可多用。治背疽用千金托里散（羌活、防风、防风梢、藁本、当归身、当归梢、连翘、黄芩、黄芪、人参、炙甘草、生甘草、陈皮、苏木、五味子、酒黄柏、酒防己、桔梗、栀子、生地黄、酒大黄、酒黄连、猪苓、麦门冬）或朱丹溪治背疽方（大黄、防风、羌活、甘草节、生地黄、当归身、贝母、白芷、赤芍、皂角刺、黄芩，气虚及溃后加人参、黄芪）。治臀痈用内托羌活汤（羌活、黄柏、防风、藁本、当归尾、肉桂、连翘、炙甘草、苍术、陈皮、黄芪）；治内疽崇朱丹溪之法，用四物汤加减治疗；治肺痈善用经方、古方，用小青龙汤、葶苈大枣泻肺汤、桔梗汤、苇叶汤（苇叶、薏苡仁、桃仁、瓜瓣）、黄昏汤（合欢皮）、桔梗汤（桔梗、贝母、当归、瓜蒌仁、枳壳、薏苡仁、桑白皮、防己、甘草节、黄芪、杏仁、百合、生姜）等，并有祖传治肺痈方，用樟漆树叶细研用酒或生姜研服。治肠痈，用薏苡附子败酱散、大黄牡丹汤及五香连翘汤（乳香、木香、沉香、丁香、麝香、连翘、射干、升麻、木通、桑寄生、独活、大黄）等。

对乳房疾病，虞抟遵朱丹溪之法，治乳梗以青皮疏厥阴之滞，石膏清阳明之热，生甘草节行污浊之血，瓜蒌仁消导肿毒，或加没药、青橘叶、皂角刺、金银花、当归身，活血通络，清热散结；治乳痈，喜用蒲公英同忍冬藤入少酒煎服，未溃者以青皮、瓜蒌仁、桃仁、连翘、川芎、橘叶、皂角刺、甘草节随证加减；已溃者以人参、黄芪、川芎、当归、白芍药、青皮、连翘、瓜蒌、甘草节加减煎服。治疗乳岩（奶岩）用程石香之法，初起便用疏气行血法，成疮后，用五灰膏、金宝膏（桑柴灰、穿山甲、信砒、杏仁、生地黄、辰砂、粉霜、麝香）、局方十六味流气饮（人参、黄芪、当归、川芎、肉桂、厚朴、白芷、甘草、桔梗、防风、乌药、槟榔、芍药、枳壳、木香、紫苏）、丹溪单煮青皮汤（青皮四钱）、橘叶散（青皮、煅石膏、没药、甘草节、当归头、金银花、蒲公英、瓜蒌仁、皂角刺、青橘叶）等。

虞抟不仅重视对历代名家名方的精选，而且十分重视对单方验方及祖传方的搜集整理。如其用野紫苏叶研末外敷，青荷叶包裹治疗囊痈；用破故纸、牛蒡子、牵牛子、酒大黄为末治疗便毒；用夏枯草、三圣丸（丁香、斑蝥、麝香）、玉屑妙灵散（滑石细研，川木通汤调下）等治疗瘰疬；用南星散（生南星一枚）治疗瘿瘤；用二陈汤加酒大黄、连翘、桔梗、柴胡治疗结核；用隔蒜灸、柏油木叶、僵蚕、蝉衣治疗疔疮；用松木上白蚁泥、黄丹炒黑，香油调敷，后用龙骨、没药敛疮口收肉，或以黄丹入香油煎，入朴硝抹之治诸般恶疮；用内服防风通圣散，外用蚯蚓粪炒蜜调敷，或用野菊花、枣木根煎汤洗，黄柏、滑石末敷治天泡疮；用经霜桑叶焙干，烧存性，为细末，香油调敷；或取黄蜀葵花，以香油浸之日久，以此油敷疮治火烧及汤泡疮；用青黛、海蛤粉、密陀僧、黄连为末，或以鸡内金烧存性，或用凤凰衣烧存性，研极细，香油调敷治疗下疳疮；用猪油、雄黄、水银和匀敷之治头疮；用塌地藤烧灰敷之治砂疮；用小麦油外搽治白癜风；用凌霄花为末酒调服治通身痒；用槐花、胡桃治背痈、附骨疽、乳痈及一切痈肿未成脓者；用豨莶草、小蓟根、五爪龙、生大蒜治痈疽发背及一切疔毒；用新掘天门冬治痈肿；用杏仁捣烂，和白面外敷，或用蝉衣研细酒服治疗破伤风等，简便廉验，颇有参考借鉴价值。

（十七）妇科

虞抟论治妇科疾病，主要推崇朱丹溪和李杲之论，但又集《经效产宝》《太平惠民和剂局方》等诸家之长，并且不拘泥于书本知识，而且能结合临床，有所发挥。其论述主要分为月经病、胎前病和产后病三大类，其中月经病论治中有涉及带下病，而且虞抟对妇科外治法颇有心得，现分述如下。

1. 月经病

（1）重视调理心肾

虞抟论治月经病，尤其注重心肾两脏，提出"妇人百病，皆自心生"和"月经全借肾水施化"等观点，对中医妇科证治理论的发展有一定的影响。

虞抟受《素问·阴阳别论》"二阳之病发心脾，有不得隐曲。女子不月"，以及《难经》"心出血，肝藏血""肺出气，肾纳气"等五脏气血相关理论的启发（笔者按：《难经·四难》言"呼出心与肺，吸入肾与肝"，后世医家多有发挥，至南宋杨士瀛在《仁斋直指方论·血气荣卫论》中对"心主出血，肝主藏血，肺主出气，肾主纳气"学说做系统阐述，为后世推崇），并结合刘完素、朱丹溪和李杲等名家的经验，提出"妇人百病，皆自心生"的观点。因为妇人情志多容易波动而化火，而五志之火一起，心火亦随之而燔，煎灼体内津血则影响妇人月经。例如闭经，虞抟认为多由心血亏耗，乏血归肝，血之出纳皆竭。而心为脾之母，母气不足，亦能令子虚，所以脾之运化失常，并影响阳明胃肠，使人纳食减少，正是《素问·阴阳别论》所言之"二阳之病发心脾"。二阳，即指阳明胃肠。因纳食减少，水谷精微不能上达于肺，故肺金亦失所养，肺气滞而不行，则无以滋肾阴，从而引起肾阴的匮乏。虞抟认为，"月经全借肾水施化"，肾水既乏，则经血日以干涸，或出现经期先后不定，淋沥无时等月经失调证；若不早治，渐至月经闭塞不通，甚或变成癥瘕、血膈、劳极等严重病变。

又如，崩漏一证，虞抟认为多因心火亢甚，心之血脉泛溢，心火为肝木之子，肝木为肾水之子，而子能令母实，心火亢甚，导致肝实而不纳血，出纳之道遂废，则肝肾之相火，夹心火之势，致使月水错经妄行无时而泛溢。若不早治，则可加重为崩中不止，甚则化为白浊白淫、血枯发热、劳极等重症。心血不足为正气夺，心火亢甚、相火妄动，为邪气盛，正气夺，邪气盛则发病。所以，人体之火贵在适中，听命于心君，方可平安。而闭经证和崩漏证，其初皆由"心事不足"所引起，需早调治。

此外，对闭经和崩漏的治疗，虞抟认为，李杲在《兰室秘藏》中所提出的"经闭不行有三论"和"经漏不止有三论"皆颇为重要，其立论多从李杲处获益，但亦敬告学者须深究，不可拘泥。考李杲"经闭不行有三论"从脾虚火旺立论，认为闭经一因脾胃久虚、气血俱衰，或中消胃热，津液不生，血海枯竭，治以泻胃热，补气血；二因心包络脉火旺，小肠移热大肠，经水闭绝不行，治以调血脉，清络火；三因劳心，心火上行迫肺，心气不得下通而经水不至，治当安心和血泻火。"经漏不止有三论"，亦认为妇人崩漏"皆由脾胃有亏，下陷于肾，与相火相合，湿热下迫"而发。其中，夹白带者有寒，赤带为热，四肢困热、失眠为脾虚气血下陷明显，先贵后贱、先富后贫者，则心虚火旺、脾胃不调，亦可使月经崩漏淋沥。

（2）立法选方以朱丹溪、李杲为主

如上所述，虞抟论治妇科病证，受朱丹溪、李杲影响颇深。其论治月经病，对两家之学术经验多有继承，立法选方亦多以两家为主。

朱丹溪治疗月经病，多从气血入手，特别注重调血。其认为"血为气之配，因气而行"，与杨士瀛"气为血之帅，气行则血行"的观点基本相合。认为月经成块者为气之凝，将行而痛者为气之滞，行后作痛者为气血虚也，色淡者亦为虚，错经妄行者为气之乱，紫者气之热，黑则热之甚。不可皆以为是风冷而行温热之剂。临证喜用四物汤，认为"凡妇人经候不调，皆当以四物汤为主治"。如对闭经证，治以生血补血、除热调胃、调心通经等法，常用四物汤加减；月经后期而量少夹痰者，以芎、归、参、术补气血，兼二陈汤等祛痰药治之；若过期而紫黑，有块作痛，以四物汤加香附、黄连治之；月经先期，多血热，以四物汤加芩、连、香附治之；经前腹痛多为瘀血郁滞，以四物汤加桃仁、香附、黄连、红花，或加玄胡索、莪术、木香，有热加柴胡、黄芩；经后作疼者，气血俱虚也，以八物汤加减煎服。受此影响，虞抟亦认为四物汤为"妇人众疾之总司"，故在治妇科病时，常以四物汤加减治疗。

从体质来说，瘦人多火，肥人多痰，故治肥人月经病常加化痰药，如肥人躯脂满经闭者，以导痰汤加芎、归、黄连；肥人多患月经过多、淋沥不尽，常为痰阻血海，以南星、苍术、川芎、香附作丸服之；肥人不孕，亦多为脂膜闭塞子宫，不能受精而施化。若是瘦人不孕，则多为子宫无血，精气不聚，治以四物汤养血养阴。

李杲论治月经病多从脾胃入手，上文所论及的"经闭不行有三论"和"经漏不止有三论"皆颇为重要，虞抟又予以继承发挥，在重视脾胃的同时，特别强调心和肾的重要性。在选方上，《医学正传·卷之七·妇人科上月经》所选44首名家方剂中，有25首出自李杲《兰室秘藏·妇人门》，分别是升阳除湿汤、凉血地黄汤、酒煮当归丸、固真丸、乌药汤、助阳汤、水府丹、丁香胶艾汤、黄芪当归人参汤、当归芍药汤、柴胡调经汤、益胃升阳汤、升阳举经汤、调经补真汤、柴胡丁香汤、延胡苦楝汤、桂附汤、人参补气汤、黄芪白术汤、增味四物汤、补经固真汤、温胃补血汤、立效散、四圣散、温经除湿汤等，可见其对李杲方法之推崇。李杲治疗妇科病多从脾胃入手，注重健脾升阳益气调血法，但其常言崩漏带下，多主于寒，虞抟则不完全苟同，认为"阴虚阳搏谓之崩"，故亦有热证，当以清热止崩法治之。

2. 胎前病

（1）重视妊娠保健

虞抟认为，妇人妊娠期间须注重调养，做好胎前保健，预防为先。在《医学正传·卷之七·妇人科中 胎前》中，其曰："妊娠之妇，早当绝去嗜欲，安养胎元，性宜静而不宜躁，体宜动而不宜安，味宜凉而不宜热，衣宜温而不宜寒，毋久立，毋久坐，毋久行，毋久卧，又宜却去一切肥甘、煎煿油腻、辛辣咸酸、水果鱼鳖、狐兔鸽雀之类，即无胎漏胎痛、胎动下血、子肿子痫等证，及横产逆生、胎死腹中之患矣。"在生活习惯、性格、活动、饮食、衣着等各方面提出了预防方法，特别是对药食调养十分重视。在《医学正传·卷之七·妇人科中 胎前》中，虞抟专门列有药石禁忌歌和饮食禁忌歌，文中一些描述如"食犬肉，令子无声"，"食兔肉，令子缺唇"，"食螃蟹横生，食姜芽多指"，虽有些不尽合理之处，但总体是在强调妊娠期间，不宜用活血破血、攻下逐水、散结消瘕及毒性猛烈之药，饮食须注意清爽茹淡，不可过食荤浊腥膻之品。正如其所引朱丹溪之言："难产之妇，皆是八、九个月内不能谨欲，以致气血虚故也。"（《医学正传·卷之七·妇人科中 胎前》）

附：

药石禁忌歌曰："蚖斑水蛭及虻虫，乌头附子与天雄，野葛水银并巴豆，牛膝薏苡连蜈蚣，三棱代赭芫花射，大戟蛇蜕黄雌雄，牙硝芒硝牡丹桂，槐花牵牛皂角同。半夏南星与通草，瞿麦干姜蟹甲爪，硇砂干漆兼桃仁，地胆茅根莫用好。"（《医学正传·卷之七·妇人科中 胎前》引自《产宝》）

饮食禁忌歌曰："鸡肉合糯米食，令子生寸白虫。食犬肉，令子无声。鲇鲤同鸡子食，令子生疳蚀疮。食兔肉，令子缺唇。食羊肝，令子多厄难。食鳖肉，令子项短缩头。鸭子与桑椹同食，令子倒生心寒。鲜鱼同田鸡食，令子喑哑。雀肉同豆酱食，令子面生雀卵斑点。食螃蟹横生，食姜芽多指。食冰浆，令绝产。食雀肉饮酒，令子多淫无耻。食茨菰，消胎气。食驴马肉，过月难产。豆酱合霍菜食，堕胎。食山羊肉，令子多病。食鳅鳝无鳞鱼，难产。食诸般菌，生子惊风而夭。食雀脑，令子患雀目。勿妄服汤药，勿妄乱针灸，勿过饮酒浆，勿举重登高陟险，心有大惊，子必癫痫。勿多睡卧，须时时少步动，和血脉。勿劳力过伤，使肾气不足，子必解颅，脑破不合。衣毋太温，食毋太饱，若脾胃不和，荣卫虚损，子必羸瘦多病，戒之戒之！"（《医学正传·卷之七·妇人科中 胎前》引自《太平惠民和剂局方》）

虞抟还十分注重胎教，认为妊娠之妇如能做到"寝不侧，坐不偏，立不跸，不食邪味，割不正不食，席不正不坐，目不视邪色，耳不听淫声，口不出傲言，夜则令瞽诵诗，道正事"，则生子形容端正，才过人矣。强调孕妇在行为举止上的端庄贤淑、知书达理对胎儿的成长十分关键，这与现代胎教的许多知识可谓不谋而合。

（2）重视临产护理

孕妇在预产期期间的调养是十分重要的。为此，虞抟在《医学正传·卷之七·妇人科中 胎前》中，特别列述了20条临产须知细则，囊括生活调养、心理疏导、人员陪护、环境条件、临产征兆、生产技巧、饮食调理、催生方法等，内容颇为丰富而全面，虽然其中的一些方法相对于现代的产科知识而言已十分落后，甚至是错误的，但其体现的产科护理思想，却是值得肯定和借鉴参考的。

附：

临产须知

①临月不可洗头，以免横生逆产。

②怀妊十月已满，阴阳气足，忽然脐腹阵痛，胎孕偏陷，腰间重胀，

谷道挺进，浆水淋下，其儿遂生，此乃正产。若当生自有其时，如瓜熟蒂悬，栗熟自落之类。

③凡临产宜择年高有识稳婆及纯谨妇人三四人扶持，一应外来闲杂之人，丧服秽浊之妇，预宜杜绝，勿令触犯胎气，致产不利。产后客气犯儿，亦主伤害。

④凡临产，房中不得喧闹，宜紧闭门户，静以待生。

⑤岁月满足，方觉腹痛，不可惊动太早，早则举家霍乱，卜筮问神巫觋之流，称说鬼神，多方哄吓谋利，产妇闻之恐怖。夫恐则气怯，气怯则上焦闭，下焦胀，气乃不行，以致难产。如犯此，急宜服紫苏饮，以宽其气。

⑥凡临月忽然腹痛，或作或止，或一日、二日、三五日，胎水已来，腹痛不密者，名曰弄痛，非当产也。又有一月前，忽然腹痛，如欲便产，却又不产者，名曰试月，非当产也。不问胎水来与不来，俱不妨事，但当宽心候时。若果当产时，腰腹痛极不已，谷道挺进，眼中火出，其时便产，岂有或痛不痛、欲产不产之候耶？人多于此、胡行乱做，枉了性命，可不慎欤！

⑦凡初觉腹痛而腰不甚痛者，未产也，且扶行熟忍，若行不得，则凭物而立，行得又行。

⑧世人不识，但见腹痛才作，便谓生产。坐婆疏狂者，不候时至，便言试水，试水并胞浆先破，风入产户，以致肿胀，门户狭小，干涩难产。

⑨将产之时，产母甚痛，不肯舒伸，行动固执，曲腰眠睡，胎元转动，寻到生门，已破遮闭，又转又寻再三，胎已无力，决至难产。

⑩初觉不痛，且当任意坐卧，勉强饮食，毋致临产乏力。

⑪凡产母初觉欲生，便须惜力调养，不可妄乱用力。儿身方转，便被用力一逼，令儿错路，以致横逆。须待临到产门，用力一逼，儿即下生，

此所当用力也。譬如登厕，时候未至，用力何益。

⑫凡产母知觉心中愦闷，可取白蜜一匙，温水调服。

⑬产母如觉饥饿，可进以软白粥，不令饥渴，以致乏力。亦不可食硬饭糍粽，恐产后有伤食之病。

⑭未产之先，或烦渴欲饮水，只可与清米饮饮之为佳。

⑮凡产不可服催生符水，况血得寒即凝，血一凝则胎滞而反致难产。夫催生符水，盖是野道士求食谋利之设，有何益哉。

⑯凡产妇胞浆未下，但当稳守无妨，胞浆既破，一二时后不生，便当服催生药要紧。夫胞浆者，本胞内养儿之水也。儿既拆胞，其水既下，胎随水而下，则为易生。胎元无力，转头迟慢，浆下即血来，闭塞道路，令子无路可通，故难产也。如用蜀葵子等破血之药，逐去恶血，使儿得路而生，故曰催生药也。

⑰凡催生多用滑利迅速之药，如兔脑、笔头灰、努牙、蛇蜕之类是也。

⑱凡催生，若见水血先下，子道干涩不能下者，如猪脂、油、蜜、酒、葱白、葵子、牛乳、榆白皮、滑石之类是也。

⑲凡催生，若稽停劳力之久，风冷乘虚入于子宫，使气血凝滞而难产者，如牛膝、葱、桂、五积散、顺元散之类。

⑳凡催生，有触犯恶气，心烦躁闷难产者，如麝香、朱砂、乳香、青竹茹之类。

3. 产后病

虞抟承朱丹溪之学，认为妇人"凡产前当清热养血为主，产后宜大补气血为要，虽有杂症，以末治之"（《医学正传·卷之七·妇人科下 产后》）。在《医学正传·卷之一·医学或问》中，虞抟亦专门阐发了这个问题。

虞抟认为，朱丹溪所言"产后当以大补气血为主治，虽有杂证，以末治之"的关键，在"主""末"二字。妇人产后，气血大虚，虽有诸证杂糅，但皆以气血虚弱为本，以病证为标，故治疗上以大补气血为主，结合所得病证兼用疏风、消导等法。特别难得之处在于，虞抟能结合个人临床经验，认为亦不可盲目滥用补法，"急则治其标，缓则治其本"，对产妇有瘀血恶露未尽者，提出必先逐去瘀血恶露，然后方能大补的大法，正如其所言"丹溪'主末'二字，即标本之意耳。临证之际，其于望闻问切之间，岂可不辨乎。若一例施之以补，岂非刻舟求剑之术耶"（《医学正传·卷之一·医学或问》）？颇切合实际。

朱丹溪认为，"产后不可用白芍，以其酸寒，能伐发生之气"（《丹溪心法纂要·卷之四·妇人证》），其用四物汤时以黄芪易白芍。而虞抟虽亦认同新产之妇血气俱虚，产后多不用寒凉之药，而大宜温热之剂，但同时强调四物汤为妇人诸疾之妙剂，若在炮制上进行改良，以酒炒白芍代替生白芍用于产后，可去其酸寒之性，留其生血活血的功能，临床中可借鉴参考。

综上所述，虞抟对妇科病证论治颇有心得，对妇人经、带、胎、产的生理及病变过程中的预防保健及疾病治疗，能结合前人精华，特别是汲取李杲、朱丹溪的学术思想和经验，又结合个人临证所得。而且，其在妇科疾病治疗方面，不仅运用内治方药卓有成效，在运用外治法方面亦有许多可取之处。曾有学者将其总结为妇科外治八法，分别为塞阴法治经带病、贴脐法治难产、按摩法正胎位、涂药法解难产、醋水喂面法收子肠、药熨法下死胎、鼻嗅法救产后血晕、熏洗法敛产门，认为虞抟大胆倡用外治法治疗妇科病证，虽有一定局限性，但对中医妇科治疗的发展产生了积极的影响，其评价较为公允。

（十八）儿科

儿科，古人称之为"小方脉科"，亦称为"哑科"，素有"医之十三科，最难者无过于小儿"之说。虞抟对儿科论治颇有心得，其《医学正传·小儿科》之论述详略得当，对儿科生理及病机，以及惊风、疳证、吐泻及痘疹等病诊治皆有详细论述；而对其他如腹胀、腹痛、夜啼、痰热、解颅、虫积、疝气、脱肛、赤瘤、头疮、弄舌、重舌木舌、鹅口疮、走马疳、脊柱发育不良及脐部疾病等儿科疾病，则统而论之，仅载效方，以期读者触类旁通，灵活运用。其论集众家之长，尤其推崇钱乙之说，又融合了自身的临证经验，颇有见地。兹分述如下。

1. 胎毒为重要病因

虞抟认为，儿科病证最难在于诊断，"盖以婴儿之流，难问证，难察脉耳"，而且小儿脏腑柔弱，药不对证，可能伤害极大，故不敢轻治。由于诊断的困难性，医者对儿科病证的病因往往就更难把握，对此虞抟进行了细致而独到的分析。

婴儿在襁褓之中，内无七情六欲交争，外无大风大寒相侵。在外感病因和内伤病因上几乎可以排除大半。那么儿科病证如此繁多，其病因为何？虞抟结合临床实证，提出"抑考其证，大半胎毒而少半伤食也，其外感风寒之证十一"的观点，并具体提出变蒸、痘疹、斑烂、惊悸、风痫、发搐、痰壅、赤瘤、白秃、解颅、重舌、木舌等病证，其表现都与胎毒有关。特别对小儿变蒸进行了细致的描述，认为变蒸是小儿长血脉、全智意的正常表现，一般无须治疗而愈，但其根源还是在于小儿体内有胎毒，通过变蒸的过程以"散胎毒"。所以他说："亦有胎气壮实，暗变而无发热证者。此骨节脏腑由变而全，胎毒亦因变而散也。"这亦可以理解为虞抟对小儿先天病因的重视，确实有许多儿科疾病都由先天得来，虞抟此论在当时看来是颇有独到之处的。

虞抟进一步探究胎毒的来源，认为孕妇的饮食起居、情绪波动等对胎儿都有着重要的影响，所谓"母饥亦饥，母饱亦饱，辛辣适口，胎气随热，情欲动中，胎息辄躁，或多食煎，或恣味辛酸，或嗜欲无节，或喜怒不常，皆能令子受患"。所以，虞抟十分重视胎教和胎前产后护理，对前人提倡的孕妇"寝不侧，座不边，立不跸，不食邪味"的要求颇为推崇，强调孕妇的行为举止对胎儿的重要影响。

此外，虞抟认为，伤食亦是小儿生病的重要原因。产妇产后不知调护，不能防微杜渐，哺乳失当，过早给予小儿咸酸肥甘厚味，或饮食杂过多，皆能令其生病。具体表现为吐泻、黄疸、疳证、腹胀腹痛、水肿、疟疾、痢疾、咳喘等病证。虞抟此说，与朱丹溪《格致余论·慈幼论》的观点颇为切合，特别是其对胎毒病因的重视，是对朱丹溪学说的进一步发挥。

2. 重视望诊与察指纹

因为小儿问诊和脉诊都存在客观的困难性，虞抟在诊治儿科疾病时，十分注重望诊。首先，他强调望神色的重要性，认为"儿医者，临证之际，宜察色观容，不可卤莽"。假如小儿额头发赤，可判断大概为心热；鼻部红赤，知为脾热；左腮发青，知是肝气有余；右腮发白，知是肺气不足；下颌发白，则知大概为肾虚。通过面诊初步进行五脏辨证，这也是对钱乙脏腑辨证学说的继承。《医学正传·卷之八·小儿科》还附有汤氏察小儿神色总断、面上诸候形证歌（凡七首）、内八段锦（凡四首）、外八段锦（凡十首）等小儿望诊要诀，根据形证神色对小儿疾病进行五脏辨证，并对各类病证的神色表现、形态异常、苗窍变化、疾病愈后等进行描述，具有一定的价值。

此外，虞抟亦强调对小儿虎口三关脉的诊察（察指纹）。认为望诊与察指纹的综合运用，对儿科病情的判断有着重要意义。因此，虞抟在《医学正传·卷之八·小儿科》中，对小儿查指纹法进行详细的论述，并附有小儿指纹图谱。虞抟认为，小儿指纹诊法可用于六岁及以下的婴孩，七岁及以上的儿童则可用寸口脉诊察为主，与成人不同之处在于儿童脉象一般较快。小儿指纹诊法，是以男左女右的食指桡侧浅表静脉分三关以验病之轻重死生。自虎口向指端，第一节名风关，无脉则无病，有脉则病轻；第二节名气关，脉见则病重，尚可药治；第三节名命关，脉见则病剧，乃九死一生之恶候。即：风关易治，气关病重，命关死候。并绘图指明各类病证轻重缓急时的指纹形状，如指纹形如鱼刺、悬针、水字、乙字、曲虫、环状、"双米"状、五斜纹等；如"风关青如鱼刺，易治，乃初惊之候也。黑色，难治。气关青如鱼刺，主疳劳身热，易治。命关青如鱼刺，主虚，风邪传脾，难治"等。

附：

（1）汤氏察小儿神色总断

凡看小儿病，宜先观形证神色，然后察脉。假如肝之为病则面青，心之为病则面赤，脾之为病则面黄，肺之为病则面白，肾之为病则面黑。先要分别五脏形证，次看禀受盈亏，胎气虚实，明其标本而治之，无不可者。

（2）面上诸候形证歌（凡七首）

痢疾眉头皱，惊风面颊红，渴来唇带赤，毒热眼朦胧。

山根若见脉横青，此病明知两度惊，赤黑困疲时吐泻，色红啼夜不曾停。

青脉生于左太阳，须惊一度见推详，赤是伤寒微燥热，黑青知是乳多伤。

右边青脉不须多，有则频惊怎奈何？红赤为风抽眼目，黑青三日见阎罗。

指甲青兼黑暗多，唇青悲逆病将瘥，忽作鸦声心气急，此时端的命难过。

蛔虫出口有三般，口鼻中来大不堪，如或白虫兼黑色，灵丹纵服病难安。

四肢疮痛不为祥，下气冲心兼滑肠，气喘汗流身不热，手拿胸膈定遭殃。

（3）内八段锦（凡四首）

红净为安不用惊，若逢红黑便难宁，更加红乱青尤甚，取下风痰病立轻。

赤色轻微是外惊，若如米粒势难轻，红散多因乘怒乱，更加搐搦实难平。

小儿初诞月，腹痛两眉颦，此号盘肠气，啼哭又呻吟。如反目仰视者，天吊风也。

小儿初诞月，肌体瘦尫羸，发秃毛稀少，原因鬼王胎。

（4）外八段锦（凡十首）

先望孩儿眼色青，次看背上冷如冰，阳男搐左无妨事，搐右令人甚可惊；

女搐右边犹可治，若逢搐左疾非轻，歪斜口眼终为害，纵有仙丹也莫平。

眼中赤脉实难量，大数原来不一样，最怕乱纹铺目下，更嫌赤脉贯瞳光。

囟门肿起定为风，此候应知最是凶，忽陷成坑如盏足，未过七日命须终。

鼻门黑燥渴难禁，面黑唇青命莫存，肚大青筋俱恶候，更嫌腹有直身纹。

忽见眉间紫带青，看来立便见风生，青红碎杂风将起，必见疳症膈气形。

乱纹交错紫嫌青，急急求医免命倾，盛紫再加身体热，须知脏腑恶风生。

紫少红多六畜惊，紫红相等即疳成，紫点有形如米粒，伤寒夹食证堪评。

紫散风传脾脏间，紫青口渴是风痫，紫隐深沉难治疗，风痰祛散命须还。

黑轻可治死还生，红赤伤寒痰积停，赤青脾受风邪证，青黑脾风作慢惊。

红赤连兮赤纹轻，必然乳母不相应，两手忽然无脉见，定知冲恶犯神灵。

3. 善用钱乙之方

虞抟论治小儿疾病，多以钱乙之说为主，对钱乙所创方剂颇为推崇，且善于运用。故而在《医学正传·凡例》中有言："凡方法……小儿科多本于钱仲阳。"在《医学正传·医学或问》中，亦言"惟乙深造机之阃奥而撷其精华，建为五脏之方，各随所宜，谓肝有相火，则有泻而无补，肾为真水，则有补而无泻，皆启《内经》之秘，尤知者之所取法也，世以婴孺医目之，何其知乙之浅哉！"从中更是可见虞抟对钱乙的赞赏和推崇。此外，朱丹溪对钱乙的重视，也对虞抟有着重要影响。朱丹溪曾云："钱氏方乃小儿科之祖，其立例极妙，若能增损而用之，无不验也。"所以，《医学正传·小儿科》所载方剂中颇多钱乙之方，并融合虞抟的个人见解。在虞抟治疗惊风、小儿癫痫、疳证、吐泻、痘疹等各类小儿疾病中，均可见其对钱乙方法的应用和评述。

4. 明辨急慢惊风

虞抟认为，小儿疾病中以惊风、痘疹最为凶险，其次则为疳证、吐泻等，故而对这"儿科四大证"最为重视，予以单篇论述，而对其他疾病则多统而论之。

对惊风的论治，虞抟尊崇钱乙之说，主张首先当明辨惊风的缓急，分为急惊风和慢惊风，并对两者的病因病机、症状表现、方药选择、疾病愈后等都进行了详细的描述和对比。其认为急惊风属肝风有余之证，治宜清凉苦寒泻气之药；慢惊属脾气不足之候，治宜中和甘温补中之剂。

详而论之，急惊风多因听闻异常声音受惊后而诱发，表现为面青口噤，或声嘶而厥，发热，面赤引饮，口鼻有热气，二便偏黄赤等，恢复后则容色如故，良久又能复发。病机上多因热甚生痰，痰盛生风，因惊而发，治疗上以钱氏利惊丸、泻青丸、抱龙丸、宣风散、五福化毒丹等药为主。而慢惊风则多因饮食不节，损伤脾胃，以致吐泻日久，中气大虚而发，发则无休止，身冷，面黄不渴，口鼻中气寒，二便青白，昏睡露睛，目上视，手足瘛疭，筋脉拘挛等。病机为脾虚生风，风盛筋急而作，治宜东垣黄芪汤、钱氏钩藤丸、温白丸、丹溪参术汤送下朱砂安神丸等。

对于钱乙提出的"急惊为无阴之证，因心经实热而阴不能以配阳，是为阳盛阴虚之候也。慢惊为无阳之证，因脾土虚甚而阳不能以胜阴，是为阴盛阳虚之候"的观点，虞抟进一步强调，小儿急慢惊风，虚实寒热如天渊之别，故急惊者十生一死，慢惊者十死一生，须注意鉴别。治以东垣黄芪汤、钱氏钩藤丸、温白丸、丹溪参术汤送下朱砂安神丸之类。钱乙谓急惊为无阴之证，因心经实热而阴不能以配阳，是为阳盛阴虚之候也。谓慢惊为无阳之证，因脾土虚甚而阳不能胜阴，是为阴盛阳虚之候。需要注意的是，尽管《医学正传·卷之八·小儿科》中列有急慢惊风、发搐、五痫等篇目，但从其论述中可以看出虞抟之论述基本忠实于钱乙、朱丹溪之说，对急惊风与癫痫的区别尚不是很明确，这也是其时代认识的局限。

5. 饮食致疳，五脏论治

疳者，甘也。虞抟认为疳证多为恣食肥甘所致，故命名曰疳。因幼儿乳哺未息，胃气未全，谷气尚未充，而父母不能调摄，过于溺爱，使幼儿恣食肥甘及瓜果生冷等不易消化之物，渐成积滞，以致身热体瘦，面色萎黄，甚者肚大青筋，兼有虫痛泻利等，则变为疳证。而对钱乙所言"小儿病疳，多因大病后或吐泻后以药下之，致脾胃虚损亡津液而成，盖此证实由愚医之所害耳"的观点，虞抟认为钱乙只是说明了疳证的一部分病因，因小儿之脏腑柔弱，若用峻猛大下之药，必亡津液而成疳证，但其病因亦可归属于饮食所伤之范畴。

在治疗上，虞抟遵循钱乙之说，从五脏辨证入手，将疳证分为五脏疳。白膜遮睛者为疳在肝，法当补肝，主以地黄丸；面颊红赤、身体壮热者为疳在心，法当补心，安神丸主之；身体发黄、腹大如鼓、好食泥土者为疳在脾，法当补脾，益黄散主之；气短喘息、口鼻生疮者，疳在肺，然治疗上亦当补脾母为主，益黄散主之；若身体极瘦而生疮疥者，疳在肾，法当补肾，地黄丸主之。此外尚有筋疳，表现为泻血而瘦，当服补肝地黄丸；骨疳，喜卧冷地，当服补肾地黄丸；内疳，内证表现为主，目肿腹胀，利色无常，或沫青白，渐而瘦弱，宜服木香丸。外疳，外证表现为主，鼻下赤烂，自揉鼻头，有疮不结痂，绕耳而生者，当用兰香散、白粉散等药。

此外，"疳者补其母"亦是一个重要治则，母实则子自安。如疳证日中潮热者，多为心经虚热，可以先补肝。因肝为心之母，肝实而后泻心之虚火，心得母气则自平而潮热除。虞抟还强调疳证当辨冷热肥瘦而治之，有新久之分。认为初病者多为肥热疳，当用胡黄连丸；久病者则为瘦冷疳，当用木香丸；冷热并做则宜用如圣丸之类。其遣方用药大体以钱乙方为基础，注重健脾和胃、消食杀虫。其治疗疳积的祖传方槟榔丸，以槟榔、芜黄、雷丸、鹤虱、干漆杀虫消积为先，再以三棱、莪术化瘀消积止痛，枳实、陈皮、木香、良姜理气和胃止痛，砂仁、麦芽、神曲、甘草和胃消食化积，胡黄连清湿热、除骨蒸、消疳热。全方以脾胃为中心，杀虫消积为主，和胃消食并进，即体现了其治疗疳证之思路。

6. 论治痘疹，有别伤寒

痘疹实为两种疾病，即天花和麻疹，均为儿科急性传染性疾病。目前，天花已被人类消灭，但麻疹依然威胁着人体的健康。虞抟认为，痘疹之根本病因为胎毒发作。其在《医学正传·卷之八·痘疹》中曰："缘母失节慎，纵欲恣餐，感其秽毒之气，藏之脏腑，近自孩提，远至童稚，值寒暄不常之候，疮疹由是而发，因其所受浅深而为稀稠焉，其原实保于心。"胎毒内藏于命门，遇岁气不正之年，感染时邪则发为痘疹。痘疹的发作可波及五脏系统，若发在心、肝、脾、肺四脏而肾无留邪则为顺证、为吉。若初发即在肾，表现为腰痛、见点为紫黑者则多死，盖毒气留恋于肾间而不能发越。

虞抟认为，痘疹宜发越而不宜郁滞，疹之形色宜红活凸绽，而不宜紫黑陷伏。医者当察色详证，细辨表里虚实，方可用药。其表现以吐泻不能食为主的多为里虚，不吐泻而能食为里实；形色灰白陷顶多汗为表虚，红活凸绽无汗则为表实。以疼痛为主的多为实证，以瘙痒为主的多为虚证，痒痛兼作者则虚实夹杂。从愈后判断而言，表虚者，疮易出而难靥；表实者，疮难出而易收；里实者，则疮出快而轻；里虚，则发迟而重；表实里虚，则陷伏倒靥；里实表虚，则发慢收迟。

在治疗上不可犯虚虚实实之误。发病三日以前皮肤尚未见红点者，用升麻汤、参苏饮之类以发表透疹，以微微汗出为度。凡见出迟发慢者，痘疹根窠欠红发冷者，便当细辨虚实寒热，予以调摄急救。

虞抟对前贤的治法进行了总结和分析，认为前人用药，有寒热之分。

如陈文中喜用木香散、异功散，用丁、附、姜、桂等峻热之药，虽看似与经文"诸痛疮疡，皆属于心"不符，却亦有跟随用之而屡获捷效者；刘河间、张子和、朱丹溪等人则悉用黄芩、黄连、大黄等寒凉之剂，按其方法用之亦有获效者。虞抟认为这与时令运气、病情寒热缓急皆有关，不可盲目推崇或偏废，须综合运用。其根据《内经》"寒者热之，热者寒之，微者逆之，甚者从之"，"逆者正治，从者反治，从少从多，观其事也"的理论，认为陈文中用的是从治之法，权变之法，热因热用，因痘疮热毒怫郁于内而不得起发，故用丁、附、木香、桂心、豆蔻等辛散劫郁之剂，劫而开之，使郁毒能因药气而发越，使陷伏灰白之痘疹转为红活凸绽。然需注意只可服一二剂，不可多服久服，否则反助其毒，转增黑烂，使病情恶化；而刘、张、朱等人用的则是正治之法，属常法。医者当知常达变，重视培护脾胃，折中众说，用药寒热攻补，斟酌时宜，则无一偏之患。此观点亦体现了其治学方法和态度，虞抟论治痘疹，不执着一家一法，融合众家之长，而灵活运用于临床。

此外，虞抟对痘疹和伤寒进行了辨析。认为痘疹虽与伤寒相似，皆有发热烦躁、脸赤唇红、身痛头疼、乍寒乍热、喷嚏呵欠、喘嗽痰涎等症，但却有耳冷腰骶发冷的特殊症状，又可见其耳后有红脉赤缕隐隐，所以可以区别。在治疗上，也与伤寒不同。虞抟认为伤寒是从表入里，而痘疹则是从里出表，整个治疗过程中不可妄用汗法和下法，须以解毒和中安表为主。虚者益之，实者损之，寒者温之，热者清之。毒发于表，若妄用汗法，可能导致荣卫愈虚，开泄太过，转增疮烂，风邪乘入而生变证；毒根于里，若妄下之，则可能引起气血愈虚，毒邪不能外发而内陷，土不胜水，最后入肾则难救。故言"汗下二说，古人深戒"。当然，这并非说痘疹不能用汗法和下法，只是临证必须谨慎。须发表解肌时，不可妄用麻黄、桂枝，但可用葛根、升麻、紫苏之类；热实便秘，不可轻用大黄、芒硝，可用与犀角地黄汤或人参败毒散，或紫草饮多服亦能利之。若痘疹初起，只觉身热，分不清是伤寒还是痘疹时，虞抟建议先与惺惺散（炒白术、桔梗、细辛、人参、茯苓、甘草、瓜蒌根各三分）或参苏饮，热甚者用升麻葛根汤、人参败毒散，扶正解表，亦是临证一活法。

虽然痘疹与伤寒有别，但是虞抟亦不排斥六经辨证，其认为痘疹可按三阴三阳分证治之。太阳病，恶寒身热，小便赤涩，出不快，宜荆芥甘草防风汤（荆芥、薄荷、牛蒡子、防风、炙甘草）；少阳病，乍寒乍热，出不快，宜连翘防风汤（连翘、防风、瞿麦、荆芥穗、木通、车前子、当归、柴胡、赤芍、滑石、蝉蜕、黄芩、紫草、炙甘草）；阳明病，身热目赤，大便闭实，疮遍肌肉，出不快，宜升麻葛根汤（升麻、葛根、芍药、炙甘草）加紫草；太阴病，自利，四肢逆冷，宜附子理中汤、木香散（木香、大腹皮、人参、桂心、青皮、赤茯苓、前胡、诃子、姜半夏、丁香、甘草）；少阴病，疮黑陷，口舌燥，宜四物汤加紫草、红花；厥阴病，舌卷卵缩，时发厥逆，宜异功散。此外，还对三阳病和三阴病的症状进行了汇总鉴别。认为三阳病具有足胫热、腮红、大便秘、小便涩、渴不止、上气急、脉洪数 7 种症状，不宜服用热药；三阴病则具有足胫冷、腹虚胀、大便青色、面苍白、呕乳食、目睛发青、脉沉微七证，法当以温剂救里，不宜服寒药。此外，虞抟在《医学正传·卷之八·痘疹》中，还列有痘疹初发时五脏形证、痘疮五脏形色、斑痘所发之源、辨内外因、辨形气病、辨形气不足、辨表里虚实、平治诸方、疮出不快、辨外证逆顺、辨外证轻重、辨痘疮初末形证、辨不药而愈、辨五不治证、辨疹有阴阳二证、伤寒时气发斑、辨疮后余毒、古人拯治痘疮要法等共二十余项论述，引用钱乙、朱丹溪、陈文中、王贶、杨士瀛、张氏焕等诸家之言，对痘疹的诊断、预后判断、治法方药等论述详细，皆有助益。但其并未明确区分天花（痘）与麻疹（疹），亦未载种痘之法，则体现了其时代认识的局限性。

（十九）五官科

虞抟对五官科疾病的认识亦颇具特色，对耳病、目病、口齿病、喉病及鼻病都有专门论述。试将其特色分析如下。

1. 耳病

虞抟认为，耳病主要与肾和心相关，因为前人有言"肾通窍于耳"，亦言"心通窍于耳"。其病机本质在于君火与相火对肾水的煎灼。病因上，多因嗜欲无节，劳役过度而发，或人到中年之后及大病之后，肾阴亏乏所致。由于肾水枯涸，阴火上炎，达于耳窍则出现耳痒耳鸣及耳聋等症。

治疗上，虞抟主张"泻南方之火，补北方之水"，即泻南补北法，使肾水得养，相火、心火得降，则耳病可安。常用方剂如朱丹溪的大补丸、四物汤加黄柏，李东垣滋肾丸、柴胡聪耳汤、鼠粘子汤等，皆重视滋肾降火，喜用生地、黄柏等药。虞抟还善用外治法，如其祖传效方治耳内突发大痛，用蛇蜕烧存性，细研末后，以鹅翎管吹入，治法安全有效，值得参考。对耳鸣一证，虞抟特别强调要早治疗，否则易变为耳聋，就难治疗了。现代临床亦发现初起的耳鸣病证较易治疗，而对长期顽固性的耳鸣，治疗往往乏效。

2. 目病

《灵枢·大惑论》言："五脏六腑之精气皆上注于目"，《素问·金匮真言论》认为肝"开窍于目"，故前人多认为目病与五脏六腑皆息息相关，特别是与肝关系颇为密切。虞抟则认为，目病虽与五脏六腑的病变相关，但最为密切的是心和脾胃。他指出，目为心之使，心为神之舍，故一旦精神乱而不守，则易产生幻觉；对眼睛而言，亦有幻觉及视一物为两物等。而五脏六腑、十二经脉、三百六十五络之血气，皆禀受于脾土而上贯于目而为明，故眼病与脾胃更是息息相关。一旦心脏或脾胃发生病变，则易出现眼睛的病变。或因事烦扰、饮食失节、劳役过度，致脾胃虚弱，心火大旺，则百脉沸腾，血脉逆行，邪害空窍。总而言之，"脾者，诸阴之首；目者，血脉之宗也。故脾虚则五脏之精气皆失所司，不能归明于目矣。心者，君火也，主藏神明，宜静而安，相火代行其令。相火乃包络之火，主百脉，皆荣于目。既劳役妄动，又因邪气所并而损血脉，是故诸病生矣"。

基于以上论断，虞抟在目病治疗上，提倡健脾养心法，常用蔓荆子汤、滋阴地黄丸、助阳和血汤、固本还睛丸等。认为"若不先理脾胃及养血安神，乃治标不治本，是不明至理者也"。其观点与眼病重肝的常规治法可以互补，启迪思维。

3. 口齿病

虞抟论述口齿病，分为口病与齿病两部分，口病一般包括口舌活动度、感觉及实质的损害，表现为"重舌木舌，或为糜烂生疮，或见酸苦甘辛盐味"等。究其原因，大抵为七情烦扰和饮食五味过伤。对其发病机理，虞抟从脏腑热盛予以对应，即《医学正传·卷之五·口病》所言："肝热则口酸，心热则口苦，脾热则口甘，肺热则口辛，肾热则口咸。有口淡者，知胃热也。外有谋虑不决，肝移热于胆而口苦者。亦有脾胃气弱，木乘土位而口酸者。或膀胱移热于小肠，膈肠不便，上为口糜，生疮溃烂，则伤寒狐惑之证，上唇生疮，虫食其脏；下唇生疮，虫食其肛。"其中，口中异常之五味与其五脏对应，又有肝胆热而口苦，脾虚木乘之口酸，胃热之口淡等。其对《金匮要略》所言狐惑病，类似于今所言白塞病者，从膀胱移热于小肠的角度予以解释，并认为存在"虫疾"。

在治疗上，虞抟遵朱丹溪方法，依据其症状、病机之不同随证变通，脾热口甘用三黄丸，胆热口苦用小柴胡加麦冬、酸枣仁、地骨皮、远志，或用河间益胆汤等；若是心热口苦，或口舌生疮，则用黄连泻心汤、牛黄清心丸、凉膈散等；肺热口辛用甘桔汤、泻白散、金沸草散之类。肾热口咸用滋肾丸、大补阴丸、滋阴大补丸等。若是膀胱移热于小肠，表现为口糜生疮、水谷不化等，用柴胡地骨皮汤（柴胡、地骨皮）；如大便实者，加大黄、朴硝。此外，虞抟还记载了许多治口疮的单方验方，如用西瓜浆水徐徐饮之，或用西瓜皮烧灰敷之，细辛、黄柏等分为末掺舌上等。其中，提出口疮服凉药不愈者，考虑其中气不足，虚火上炎，改用温补法，以理中汤治疗，甚者，加用附子或肉桂含服。颇具临床参考价值。其治法不仅有内服外敷，还有药汁漱口、泡脚等。祖传方治疗舌体重大不能饮食者，用蒲黄频刷舌上治之，对能咽药者，以黄连煎浓汁慢慢含服以泻心火，方药简便，其言临床颇效。

在齿病的论治上，虞抟认为主要与肾、胃和大肠相关。因为"齿者，肾之标，骨之余也。足阳明胃之脉贯络于齿上龈，手阳明大肠之脉贯络于齿下龈，手阳明恶寒饮而喜热饮，足阳明恶热饮而喜寒饮，故其为痛有恶寒恶热之不同也"（《医学正传·卷之五·齿病》）。对牙痛、口臭多从肠胃论治，涉及风邪、热邪及虫蚀等，宜疏风清热、安胃泻火、杀虫等。而牙齿动摇者多为肾虚，治宜滋阴补肾为要。因牙病在局部，除口服药物主张频频含咽外，虞抟还喜用灸法、擦牙法、药熏法、外敷法、刷牙法等，颇为丰富。其祖传治牙痛四方：一用凉膈散加味，一用大黄、牡荆略加姜汁含咽；又用蜂窠、川椒、盐、白芷、羊胫骨灰研末擦敷，又有灸列缺穴法等，可供临床参考。

4. 喉病

在喉病论治上，虞抟对喉痹论治颇细。虞抟认为，喉痹产生的根本在于"相火之所冲逆"，且与痰密切相关，因"火者痰之本，痰者火之标，火性急速，故病发则暴悍"。病因病机为"真水之易亏，而相火之易动也。如大怒则火起于肝，房劳则火起于肾，饮食失节则火起于脾胃之类"。

在治疗上，虞抟主要针对痰与火论治。"必先大涌其痰，或以铍针刺其肿处"。用药上，虞抟则提出"以《内经》从治之法，而以桔梗、甘草、玄参、升麻、防风、羌活、荆芥、人参、白术、茯苓之类，少加干姜、附子等药为向导，徐徐频与，不可顿服"（《医学正传·卷之五·喉病》）。虞抟特别反对不分虚实，滥用寒凉，其言"切不可骤服寒凉之药，非徒无益，而且促其死耳"。之所以如此，是因为一旦滥服寒凉之品，就可能出现"上热未除，中寒复生，其毒气乘虚而入腹，渐而至于发喘不休，不可治矣"的境遇。

5. 鼻病

虞抟认为，鼻病之本主要在肺，肺为娇脏，恶寒亦恶热，又与肝胆较为密切。病因病机上，平素喜饮热酒者，易伤肺脏，郁热久则见病于鼻；或触冒风寒，始则伤于皮毛而成鼻塞流涕等鼻渊证；又有胆移热于脑，亦可为鼻渊；久未治愈，可进一步发展为鼻蔑、鼻衄、鼻息肉、鼻痈等，须细细辨证而治。

治疗上，其遵朱丹溪之法，寒则表之，用麻黄、桂枝等；热则清之，芩、连、栀子之类；治疗酒热瘀滞之鼻齄者，宜化滞血，生新血，四物加炒黄芩、酒红花、茯苓、陈皮、甘草、生姜、五灵脂等，气虚加黄芪。鼻息肉多为肺气盛，可用枯矾研末，脂调绵裹塞鼻，或用木通、炮附子、细辛、蜜和绵裹塞鼻以消蚀散解之；鼻渊用防风通圣散加薄荷、黄连，或宣明防风汤等；鼻塞不闻香臭用李杲丽泽通气汤、温肺汤等。虞抟之祖传治鼻渊脑漏方，用丝瓜藤近根三五寸许，烧存性，为细末，酒调服之即愈；或用白牛毛枨叶焙干为末，吹入鼻中而愈，可供临床参考。

二、祖传方集解 🐦

在《医学正传》中，虞抟本着"凡祖父口传心授，及自己历年经验方法，不敢私匿，悉皆附于诸条之末，与众共施。本病无者，则缺之"的大医精神，在垂老之年将其祖传及自己研制的效方无私公布，令人钦佩。书中共载祖传方 93 首，除去"肿胀篇"的桃奴丸与"妇人科"所载桃奴饮子相同，"诸虫篇"槟榔丸与"诸痔证篇"槟榔丸同，"血证篇"中有 2 首无名方与"淋闭篇"中的 2 首方重复，实载 89 首。这 89 首效方皆公布了全部的药物组成、剂量、制作方法、服用方法和用药禁忌等，可以说蕴含了虞抟的学术思想和临床经验之精华，具有重要的学术研究价值。因此，本篇对这 89 首祖传方分门别类，从药物组成、用法、功效、主治、方解、用药禁忌等方面予以解析。部分方剂属单方、无名方或灸法等，则仅予简单注解。现分述如下。

（一）中风方

1. 蠲风饮子（《医学正传·卷之一·中风》）

组成：防风（去芦）　杜仲（去粗皮，姜汁炒）　羌活　白芷　川归（去芦头，酒浸洗）　川芎　生地黄（酒浸洗）　白芍药　川牛膝（去芦，酒洗）　秦艽（去芦）　何首乌　萆薢　苍术（米泔浸一二宿）　白术　木通（去皮）　大枫子肉　威灵仙　血藤（即过山龙）　防己　丁公藤各一两　荆芥穗　海桐皮（去粗皮）　五加皮　天南星（煨制）　半夏（汤泡七次）　橘红（去白）　赤茯苓（去皮）　桑寄生　天麻　僵蚕（炒）　钩藤各五钱　薄桂（去粗皮）　草乌头（去皮尖）　甘草节　川乌（去皮脐，炮）　猪牙皂角各二钱半　两头尖　阴地蕨（一名地茶）　大蓟　小蓟　理省藤　桑络藤各一两五钱　生姜一两（另研细）

用法：上各切细，用无灰好酒二斗五升，以瓷罐一个盛酒浸药，以皮纸十数重包封罐口，冬半月，夏七日，秋春十日，每日清晨、午前、午后、临卧各服一大白盏。

功效：扶正蠲风，化痰通络。

主治：中风瘫痪，口眼歪斜及一切手足走注疼痛，肢节挛急，麻痹不仁等。其效如神，万举万全之药也。

方解：虞抟认为，中风为"先伤于内而后感于外之候也，但有标本轻重之不同耳"。在对中风瘫痪、口眼歪斜等后遗症的治疗上，虞抟十分注重神机，治以扶助正气、补益气血为主，对于身体疼痛等症则佐以通络止痛。本方以四物汤补血，白术、甘草益气；以川牛膝、何首乌、杜仲、威灵仙、桑寄生等补肝肾，强筋骨，祛风湿，扶正气；用天麻、僵蚕、钩藤、防风、羌活、白芷、秦艽、大枫子肉、荆芥穗、阴地蕨以息风祛风；二陈汤加南星、皂角、萆薢、苍术、木通、防己、海桐皮以化痰除湿；川草乌、桂枝、血藤、两头尖、五加皮、大蓟、小蓟、丁公藤、理省藤、桑络藤、生姜以温经活血，通络止痛。此方药味虽多达43味，然内含四物汤、四君子汤、二陈汤、小续命汤等方化裁，且多用藤类药通络祛痛，组合有条不紊，井然有序，很切合中风后遗半身不遂和麻痹的病因病机，故用之多效。

禁忌：服药期间忌鸡、猪、鱼、羊、驴、马、飞禽、虾、蟹等肉类，以及煎烤油腻、水果生冷、荞麦热面等一切动气发风之物。

2. 如神救苦散（《医学正传·卷之一·中风》）

组成：御米壳（蜜炒）一钱　陈皮五钱　壁虎（炙黄）　乳香　没药　甘草各二钱五分

用法：上为末，每服三钱，煎服。

功效：化痰通络止痛。

主治：治瘫痪，手足走痛不止。

方解：本方治疗中风瘫痪，与蠲风饮子不同，着眼在通与痛。不通则痛，中风瘫痪之人气血阻滞不通，故常有周身疼痛难忍之苦。本方中罂粟壳能止心腹筋骨诸痛；壁虎祛风定惊，散结止痛，为中风瘫痪、历节风痛的常用药；乳香、没药相合，活血散瘀，通络止痛；陈皮化痰通络以止痛，甘草既可缓急止痛，又可调和诸药。可见此方紧紧围绕一痛字而设，故而不仅可以用于治疗中风瘫痪之手足疼痛，对其他痛症也可借鉴参考应用。

禁忌：非痛勿用。

（二）瘟疫方

人黄散（《医学正传·卷之二·瘟疫》）

组成：甘草三钱　辰砂　雄黄各一钱五分　粪缸岸（置风露中年远者佳，水飞细研）一两重

用法：上为细末，每服三钱，煎薄荷桔梗汤送下，日三五服。

功效：清热解毒，化浊驱疫。

主治：四时疫疬，大头天行等病。

方解：本方证属因外感时病疫气而发之瘟疫病，其中大头天行病即大头瘟。表现为初觉恶寒壮热，身体沉重；继则头面肿盛，目不能开，喘息憋气，重则不治之危证。治当清热解毒，化浊驱疫。方中朱砂味甘，微寒而有毒，能清心镇惊，安神解毒；雄黄辛温有毒，能解毒杀虫，燥湿祛痰；粪缸岸，即人中黄，咸寒，入胃经，清热解毒；生甘草甘平，清热解毒，缓急止痛，缓解朱砂、雄黄、粪缸岸之毒性。四药共为散剂，而以升散解表之薄荷、桔梗煎汤送服，以载药上行，治疗大头瘟等四时疫疬之病。

原方所附方论：

（1）煎药：甘草、桔梗、茯苓、藁本、白术各五分，水煎服。

（2）疫疬，夏感寒，伏于少阴，咽痛，次必下利，名曰肾伤寒，宜用半夏、桔梗、甘草各一钱，加姜五片，煎服。

（3）大头天行病，从颔肿热者，又名颅瘟，东垣有方用羌活、酒炒黄芩、酒蒸大黄加减，水煎服。十五六日，服小柴胡汤不愈者，仍用陈皮、紫苏发散而愈。又法：酒炒黄芩、黄连为君，炙甘草为佐，水煎，细细呷之。再加鼠黏子、酒蒸大黄煎，入芒硝，亦细细频与服之，微利为度。肿减后，去后三味，只服前药。如渴，属阳明，加石膏；属少阳，加栝楼根。

若阳明行经，加升麻、芍药、葛根、甘草；太阳行经，加羌活、荆芥、防风。如头痛，加黄芩；渴，加葛根；身痛，加羌活、防风、荆芥、桂枝、芍药，随宜用之，入上药相合煎服。

（4）或时疫肿毒疙瘩，或脏腑积热，发于头项，咽嗌堵塞，水浆不下，或面赤，脉浮洪，热甚，漏芦汤治之。升麻、黄芩、大黄各一两，蓝叶（即大青叶）、玄参各二两，煎服。

（三）斑疹方

加味败毒散（《医学正传·卷之二·斑疹》）

组成：羌活　独活　前胡　柴胡　川归　川芎　枳壳　桔梗　茯苓　人参各五分　甘草　薄荷各二分半　白术　防风　荆芥　苍术　芍药　生地黄各五分

用法：上细切，作一服，加生姜三片，大枣二枚，水煎服。

功效：补益气血，祛风胜湿，解表消斑。

主治：治瘟疫及瘾疹等证，因虚而感冒风湿以致发斑者，服之良验。

方解：本方证因体虚复感冒风湿疫邪，而发为斑疹，治疗上当攻补兼施。本方为人参败毒散加白术、防风、荆芥、苍术、芍药、生地黄而成。方中以参、苓、术、草四君子汤补益中气，以归、芎、地、芍四物汤调养阴血，共补人体之正气以祛邪；又以羌活、独活、苍术、防风祛风胜湿，以前胡、柴胡、薄荷、荆芥清热解表，以桔梗、枳壳升降气机，宽胸利膈，共祛邪气。虚人外感，扶正则碍邪，祛邪则伤正，唯有扶正祛邪相配合，正邪兼顾，方可愈疾。本方与败毒散原方相比，加强了疏风燥湿之效，加芍药、生地养血，亦是"血行风自灭"之意，故本方用于虚人外感，风邪、湿邪偏甚，气血并虚者更宜。

（四）内伤饮食方

1. 溯源散（《医学正传·卷之二·内伤》）

原文：凡伤食物，致恶寒发热久不愈，或伤寒后食诸物，致食复潮热不已，必询问其先食何物所伤，或粽，或肉食，则以原食之物烧存性，一两重，细研为末，别用生韭菜连根约一握，杵汁调服，过一二时，以东垣枳实导滞丸百余粒催之，其所伤之宿食即下，热退而愈。

方解：虞抟此方实融合了朱丹溪与李杲之学术经验。北方人吃饺子都喜欢喝一碗饺子汤，吃面要喝一碗面汤，有"原汤化原面"之说，本方则有异曲同工之处，盖同气相求之故。韭菜汁宽胸和胃，行气散血，朱丹溪喜用。而枳实导滞丸则为李杲之方，组成：大黄一两，枳实（麸炒，去瓤）、神曲（炒）各五钱，茯苓（去皮）、黄芩（去朽）、黄连（拣净）、白术各三钱，泽泻二钱。

2. 参苓白术散（《医学正传·卷之二·内伤》）

组成：人参　白术　白茯苓　干山药　白扁豆（去壳，姜汁浸，炒）一两五钱　甘草（炙）　桔梗（去芦）　薏苡仁　莲肉以上各一两

用法：上为细末，每服二钱，枣汤调下，噤口痢用粳米汤，休息痢用砂糖汤调下。别方有缩砂一两。

功效：健脾益气，渗湿止泻。

主治：治脾胃虚弱，饮食不进，或呕吐泻利。

方解：本方见载于《太平惠民和剂局方》，有砂仁，且用枣汤调下。虞抟祖传此法源于杨士瀛的《仁斋直指方论》，在《医学正传·卷之三·痢》中有言："仁斋云：下痢噤口不食者，虽曰脾虚，盖亦热气闭隔心胸间所致也。俗用木香则失之温，用山药则失之闭，惟真料参苓白术散加石菖蒲末，以道地粳米饮（多年陈仓米尤佳）温调下。或人参、茯苓、石莲子肉，入些少菖蒲，为末与之。胸次一开，自然思食。"方中以四君子汤益气健脾渗

湿，山药、莲子健脾益气止泻，扁豆、薏苡仁利湿健脾。诸药共用，而建健脾益气、渗湿止泻之功。

（五）中暑方

无名方（《医学正传·卷之二·中暑》）

原文：凡人夏月冲斥道途，或于田野中务农作劳，或肥白气虚之人，不能抵当暑热，忽然昏闷运仆，其气将绝。如在日中，即当移病者于阴处，徐徐以温汤水灌之。如未苏，急灸气海穴，以复其元气。醒后，以大剂滋补之药补之。切不可灌以凉水，即死。

方解：此方为中暑急救之法，切合病机，颇为实用。暑邪最易伤津耗气，先移中暑者至阴凉处，饮以温水润之；再灸气海回阳补气；舒后再滋阴补气善后。若灌以凉水，则抑遏本已耗散之阳气，阴阳一旦离绝则病危。

（六）湿证方

白术酒（《医学正传·卷之二·湿证》）

原文：治中湿，遍身疼痛，不能转侧，及皮肉痛，难着席。白术一两，上细切，作一服，无灰老酒一盏半，煎至一盏，去渣温服。

方解：白术苦甘而温，归脾、胃经；健脾益胃，燥湿和中，通痹止痛。用于治脾胃气弱，不思饮食，倦怠少气，虚胀，泄泻，痰饮，水肿，黄疸，湿痹，小便不利，头晕，自汗，胎气不安。据《神农本草经》记载，白术"主风寒湿痹，死肌，痉，疸，止汗，除热消食"。本方用白术治湿痹，加无灰老酒煎服，取其酒气通达周身，祛湿止痛。

（七）燥证方

生血润肤饮（《医学正传·卷之二·燥证》）

组成：当归身（酒洗）　生地黄　熟地黄（酒洗）　黄芪（蜜炙）各一钱　天门冬一钱半　麦门冬（去心）一钱　五味子九粒　黄芩（酒洗）　瓜蒌仁　桃仁泥各半钱　酒红花一分　升麻二分

用法：上细切，作一服，水二盏，煎至一盏，温服。

功效：生血润肤。

主治：血虚生燥、皮肤折裂、手足枯燥，搔之屑起血出痛楚，十指甲厚者。

加减：如大便结燥，加麻仁、郁李仁各一钱。

方解：本方主治血虚肤燥之证，其方似当归六黄汤、桃红四物合生脉饮之变方，意在养血益气、固表润肤。盖人之精血，内溉脏腑，外润肌肤，若精血亏虚，脏腑、肌肤均可致燥。此为皮肤失于濡润，以致皮肤折裂，手足枯燥。故方用当归身、生地黄、熟地黄及少量红花以补血生血；用黄芪、升麻益气升阳以生血；用天门冬、麦门冬、五味子、瓜蒌仁、桃仁泥以增液润燥；燥则易化热，故用黄芩以清热。

（八）火热方

人中白散（《医学正传·卷之二·火热》）

组成：人中白二两　黄柏（盐酒拌炒褐色）　生甘草　青黛各五钱

用法：上为细末，每服二钱，童子小便调服。

功效：滋阴清热，泻火解毒。

主治：阴虚火盛及五心烦热等证。

方解：火热之证有实有虚，本方主治阴虚火热之人。方中以人中白为君，人中白即凝结在尿桶或尿缸中的灰白色无晶形之薄片或块片，洗净干燥而成；性味咸寒，能清热解毒、祛瘀止血。黄柏苦寒，清热燥湿，盐酒拌炒后更能滋阴清热，泻肝肾之相火；青黛咸寒，清热解毒，凉血止血，清肝泻火，两药共为臣。生甘草清热解毒，调和诸药，为佐。再以滋阴泻火之童子尿引诸药下行，引火邪外泻。诸药共用，对肝肾阴虚，相火妄动者尤宜。

（九）咳嗽方

1. 润肺除嗽饮（《医学正传·卷之二·咳嗽》）

组成：人参　杏仁　生甘草　薄荷各三分　五味子九粒　款冬花　紫菀茸　麻黄　陈皮（去白）　煅石膏　桔梗　半夏　桑白皮（蜜炙）　炒枳壳　乌梅　粟壳（去穰，蜜炙）各等分

用法：上细切，加生姜三片，细茶一撮，水一盏半，煎至一盏服。

功效：理气化痰，培土生金，润肺除嗽。

主治：治远年咳嗽如神。

方解：远年咳嗽者，多伤及肺阴，且肺脾俱损，虚实夹杂，故而治疗上需肺脾兼顾，攻补兼施。方中用人参、甘草以润补肺脾，培土生金，子母并顾；五味子、乌梅、粟壳以收敛肺气；用麻黄、杏仁宣降肺气，石膏、桑白皮、薄荷清热宣肺；半夏、陈皮、桔梗、款冬花、紫菀化痰止嗽；枳壳、桔梗疏利气机，令气顺则痰自消。全方集补、润、敛、清、消诸法而成，故用于远年久咳、肺有郁热、正虚邪实者较宜。

2. 三圣丹（《医学正传·卷之二·咳嗽》）

组成：制南星一两　半夏（汤泡七次）二两　生甘草五钱

用法：先以星、夏二味研为细末，用生姜自然汁拌匀做曲，春秋七日，冬十日，夏五日取出。再同甘草共研为细末，别取淡竹沥一碗，将前药末用竹沥拌匀作饼子焙干，又将竹沥沃湿，又焙干，如此沃焙十数次，待竹沥尽为度，研为极细末，用白沙蜜调如饧，每临卧，抄一匙于口内噙化下，再用竹沥漱口咽之。

功效：化痰清热。

主治：治久嗽极效。

方解：久嗽之人，多有老痰伏于胸膈，阻滞气机，故多为虚实夹杂之难证。本方以苦辛温之天南星燥湿化痰，祛风散结；半夏燥湿化痰，降逆

散结。两药相合，祛伏痰，利胸膈。然两药皆有毒性，加生甘草、生姜汁既能化痰止咳，又能制约其毒性。竹沥甘，凉，性善清热豁痰。用甘平之蜂蜜调和诸药，一可补中而化痰，二可润肺而止咳，三可制约南星、半夏之毒，四可防诸药化痰太过而伤阴。诸药共用，互相佐助，配伍精当，故虞抟言其治久嗽极效。

（十）哮喘方

无名方（《医学正传·卷之二·哮喘》）

组成：桑木内蠹虫粪（炒）一升　莱菔子（炒）半升　杏仁（不去皮尖，炒）半升　甘草（生）二两

用法：共为极细末，汤浸蒸饼为丸，如梧桐子大，每服五七十丸，淡姜汤送下。

功效：化痰降气，止咳平喘。

主治：治远年喘急。

方解：哮喘之人本虚标实，痰阻气机，遇外邪引动则发。本方无方名。桑木内蠹虫，即桑蠹虫，出自《名医别录》，味苦性温，有毒，归心、肝经，能化瘀、止痛、止血、解毒。取其粪化瘀通络之力更强，但现代临床罕见使用，可试用僵蚕代之。莱菔子辛、甘、平，消食除胀，降气化痰；杏仁苦温，祛痰止咳，下气平喘，润肠通便；甘草化痰平喘，调和诸药，共起化痰降气、止咳平喘之功。

原文附方

（1）又方：治哮喘，用苎麻根和砂糖烂煮，时时嚼咽下，永绝病根，神效。

（2）又方：用猫儿头骨烧灰，酒调二三钱，一服便止。

（3）又方：用郭公莓刺根煎服，即止而不发（笔者按：此法被后世《本草纲目》等本草著作所引用）。

（十一）疟疾方

疟证截法（《医学正传·卷之二·疟证》）

组成：木通　秦艽　常山　穿山甲（醋炙黄）各一钱　辰砂五分（另研）　乌梅七个　大枣七枚

用法：上细切，以水三盏，煎至一盏，先以枣和辰砂末食，后服药。

功效：祛邪截疟。

主治：疟疾。

方解：此方从《局方》截疟常山饮（常山、草果、槟榔、知母、炙甘草、乌梅、穿山甲）化裁而来。常山为截疟要药，然性过暴悍，故本方除有常山、山甲、乌梅截疟祛痰外，还佐以柔润祛风之秦艽、泻热利水之木通，以及清热解毒止痉之辰砂，并以大枣保护胃气，缓截药猛烈伤胃之性。

原文附方

（1）一方：用常山、草果、知母、槟榔各一钱，酒一盏浸一日，临发日早服。

（2）又方：治久疟不愈，一服便止，永不发，其效如神。常山一钱五分，槟榔一钱，丁香五分，乌梅一枚。

上细切，作一服，用好酒一盏浸一宿，临发日清晨饮之。

（十二）霍乱方

1. 灸方（《医学正传·卷之二·霍乱》）

原文：治霍乱已死而胸中尚有暖气者，灸之立苏。

其法，以盐填满脐孔，灸之不计壮数。又法：治霍乱吐泻不止，灸天枢、气海、中脘四穴，立愈。

方解：本方所治病证元阳之气大量亡失，病情危重。灸神阙有培元固本、回阳固脱之功。脾胃虚寒，脾胃气机升降失常，脾气不升，胃气不降，故上吐下泻。神阙和胃理肠；中脘和胃健脾，降逆利水，配伍天枢健脾化湿以止泻，配伍气海益气升阳和胃。诸穴配伍，共奏温中散寒、健脾益气、升清降浊之功。其法简便快捷，用于霍乱急证抢救，颇有价值。

2. 洗方（《医学正传·卷之二·霍乱》）

组成：大蓼一握。

用法：水煮熏洗。

功效：祛风除湿，清热解毒。

主治：治霍乱转筋。

方解：大蓼即荭草，味辛性平，有小毒，归肝、脾经，能祛风除湿，清热解毒，活血，截疟。主治风湿痹痛、痢疾腹泻、吐泻转筋等。霍乱食药不能入口者，以此方外用熏洗为佳。

（十三）泄泻方

无名方（《医学正传·卷之二·泄泻》）

组成：车前子（一两）微炒

用法：研为细末，清米饮调服。

功效：清热利水止泻。

主治：治暴泄注下用。

方解：本方单用一味车前子，清热利水，取"利小便则实大便"之意，米饮调下，和胃理肠，药专而力宏。

原文附方

又方：治腹痛泄泻用。艾叶一握，车前子叶一握，阴干。

上先将二叶细切，用水二盏，煎至一盏，去渣入姜汁，再煎一沸，稍热服，立愈。

（十四）痢疾方

1. 和中饮（《医学正传·卷之三·痢》）

组成：陈皮　白术　茯苓　白芍药各一钱　草果仁七分　甘草三分

陈仓米二钱　砂糖三钱　　粟壳（醋炙）一钱五分　乌梅一个

用法：上细切，作一服，加生姜三片，大枣一枚，水二盏，煎至一盏，去渣温服。

功效：健脾和胃，理肠止痢。

主治：治痢疾，不分赤白久近，服之无有不效者。

方解：本方以白术、茯苓、陈皮、陈仓米、砂糖健脾和胃；以白芍、甘草、大枣缓急止痛；罂粟壳、乌梅收涩止泻；然久利者用之多，少佐草果、生姜温中化湿，行气止泻。全方攻补兼施，祛邪扶正。痢疾为外感兼内伤之证，故虞抟言此方治痢疾，不分赤白久近皆有效。然其药味总体偏温、偏补、偏收，而噤口痢多有胃热邪盛，故不宜用。可见此方在临证又须活用，酌情加减，分表里新久而治之。

禁忌：发热噤口不食之痢疾，不可服。

2. 三根饮（《医学正传·卷之三·痢》）

组成：五倍木根　苍耳草根　臭樗木根（刮取白皮）

用法：上各等分，细切，每服七钱重，加生姜三片，大枣一枚，大黑豆三十六粒，糯米四十九粒，水二盏，煎至一盏，去渣温服。

功效：清热利湿，解毒止痢。

主治：治休息痢年久不愈者，其效如神。

方解：休息痢者多由湿热胶着，久滞体内不去，故而长年不愈，须以清热利湿、解毒止痢为法。本方用三种树根为主药，故名为三根饮。其中，五倍木根即盐肤木根，酸咸性平，能祛风除湿，利水消肿，活血散毒；苍耳草根则微苦性平，有小毒，能清热解毒，利湿化浊；臭樗木根可用椿根白皮代，清热燥湿止泻。《医学正传·卷之三·痢》载固肠丸一方，即只用樗根白皮一味，米糊为丸，治湿热下痢。三根合用，再佐以姜、枣、米健脾和中，全方直达病所，发挥清热利湿、解毒止痢之功。

3. 二防饮（《医学正传·卷之三·痢》）

组成：人参　白术　黄芪各一钱　炙甘草五分　当归　川芎　芍药　熟地黄各一钱　防风　防己　羌活　牛膝各七分　炒杜仲（姜汁拌）　草薢各一钱　附子（童子尿浸 3 日，去皮脐）七分（冬月一钱）

用法：上细切，作一服，加生姜三片，大枣二枚，水二盏，煎至一盏，去渣空心温服。

功效：益气血，补肝肾，温经除湿。

主治：痢后不谨，感冒寒湿，或涉水履霜，以致两足痛痹，如刀虎咬之状，膝膑肿大，不能行动，名鹤膝风，此药神效。

方解：痢后气血两虚，或素体正气不足，或寒温不适，都可风寒湿三气杂至而为痹。方中用人参、白术、黄芪、甘草以补气；川归、川芎、芍药、熟地黄以补血；因膝膑属肝肾，又用牛膝、杜仲以补肝肾；用附子以温经止痛，草薢以除湿；防风、防己、羌活以祛风，风药能胜湿。故本方用于气血两虚，肝肾不足，寒湿痹阻的痹证（鹤膝风）极为合适。

（十五）噎膈方

1. 润肠膏（《医学正传·卷之三·噎膈》）

组成：新取威灵仙四两（捣汁，四、五月开花者）　生姜四两（捣汁）　真麻油二两　白砂蜜四两（煎沸，掠出上沫）

用法：上四味，同入银石器内搅匀，慢火煎，候如饧，时时以箸挑食之。一料未愈，再服一料决效。

功效：润肠顺气止噎。

主治：治膈噎，大便燥结，饮食良久复出，及朝食暮吐、暮食朝吐者，其功甚捷。

方解：虞抟认为，噎膈的病因主要是"三阳结"和血虚。《素问·阴阳别论》有言："三阳结，谓之膈。"张子和云："三阳者，大小肠、膀胱也。

结，谓热结也。"大肠热结则大便秘结不通，小肠热结则血脉燥，膀胱热结则津液涸，三阳既结则前后闭塞，下既不通必反而上行，故噎食不下，纵下而复上出而为呕涌，溢食不下。又先哲论膈噎反胃，多为血液干槁而致。治疗上当以润肠顺气为法，本方巧用鲜威灵仙汁、生姜汁、麻油、白砂蜜，皆取汁液以润肠道，且威灵仙能入膀胱经，兼入肠、胃等经，能通经络，消痰涎，散癖积；生姜汁温中和胃，化痰止呕，与蜂蜜、麻油同用，又能缓急止痛，润下通腑。诸药合用，直达病本，切中病机，故而有效。

2. 大力夺命丸（《医学正传·卷之三·噎膈》）

组成：杵头糠　牛转草各半斤　糯米一斤

用法：上为细末，取黄母牛口中涎沫为丸，如龙眼大，入锅中，慢火煮熟食之，加砂糖二三两入内丸尤佳。

功效：顺气消膈。

主治：治膈噎不下食及翻胃等证。

方解：杵头糠即米皮糠，为治疗噎膈之效药；牛转草即牛反刍出来的草，加牛口中涎沫，用治反胃噎膈，古书多有记载；糯米益气健脾理肠，主治下痢禁口，久泄食减，小便白浊等，再加健脾和中之砂糖合为丸药，而有顺气消膈之功。因其方简便廉验，在后世《古今医统大全》《医学入门》等名著中皆有转载。

原文附方

一方：治噎膈久不纳谷者。隔年炊饭干不拘多少。

上一味，以急流顺水煎煮糜烂，取浓汁时时与之。待能食后，以调脾进食、生血顺气之药调治而安。

（十六）呃逆方

灸方（《医学正传·卷之三·呃逆》）

原文：乳根二穴，直乳下一寸六分，妇人在乳房下起肉处陷中，灸七壮即止，其效如神。又气海一穴，直脐下一寸半，灸三七壮，立止。

方解：乳根为足阳明胃经之穴位，又名薛息，为胃经气血停驻之处，故灸之有利于降顺胃气，恢复功能。气海为任脉穴位，下丹田所在之处，也是常用的针灸保健穴，灸之可益气助阳，散寒止呃。

（十七）吞酸方

治吞酸方（《医学正传·卷之三·吞酸》）

组成：黄连　吴茱萸各一两

用法：上以黄连细切，同茱萸以井花水浸七日，去连，将茱萸焙干，每日清晨，以米汤下四十九粒。

功效：清热除湿，降逆治酸。

主治：呕逆吞酸。

方解：本方与左金丸药味相同，剂量则异。黄连与吴茱萸是相同剂量，且用法上，并非丸剂，也非同煎，而是巧妙运用养阴清热、清利头目的井花水浸泡黄连与茱萸，不过火气，浸后又去黄连，乃专取其寒凉之性以清热治酸，加用米汤送服，又减少对胃气的损伤。吴茱萸为治酸要药，丹溪云："治酸必用茱萸，顺其性而折之。"其用法颇巧妙，与张仲景大黄黄连泻心汤有异曲同工之处。

（十八）肿胀方

1. 鸡屎醴（《医学正传·卷之三·肿胀》）

组成：羯鸡屎一升

用法：研细炒焦色，地上出火毒，再研极细，百沸汤三升淋汁，每服一大盏，调木香、槟榔末各一钱，日三服，空腹服，以平为期。

功效：攻逐湿热。

主治：鼓胀、气胀、水胀等证。

方解：本方化裁于《素问·腹中论》鸡矢醴方，又与《宣明论方》中的鸡屎醴饮（大黄、桃仁、干鸡屎，治鼓胀，且食则不能暮食，痞满壅塞难当）不同，《宣明》鸡屎醴饮重在活血，此方相对柔和，重在行气。方中羯鸡屎善利湿泄热，木香、槟榔行气除满，气行则湿化，湿热皆出则肿胀消。

2. 又方（《医学正传·卷之三·肿胀》）

组成：三棱　莪术（各用醋炒）　陈皮（去白）　青皮　砂仁　羌活　防己　泽泻　连翘　槟榔各三钱　甘遂二钱五分　椒目　木香　干漆（炒烟尽）各一钱　白丑　黑丑各二两（取头末九钱）大黄八钱　双头连三钱

用法：上研为细末，面糊为丸，如梧桐子大，每服三钱重，空心温酒送下，以利为度，病退即止药。

功效：活血理气，化湿利水。

主治：治肿胀，或通身水肿，或腹大坚满。

方解：本方重在活血理气，化湿利水。方选醋炒三棱、莪术、干漆活血消积，青陈皮、砂仁、木香、羌活、槟榔理气化湿，防己、椒目、泽泻、甘遂利水消肿，二丑、大黄、双头莲攻下除满，连翘清热消肿，研为细末，面糊为丸，如梧桐子大，每服三钱，空心温酒送下，以利为度。攻逐湿热，病退即止。此方似从《金匮》己椒苈黄丸化裁而来，不同之处在于己椒苈黄丸重在攻逐中焦肠胃之水饮，部位偏中上，而此方则可消全身之水饮，并且用药更为猛烈，故虞抟强调以利为度，病退即止。

禁忌：忌甘草、菘菜、盐酱。

3. 桃奴丸（《医学正传·卷之三·肿胀》）

组成：桃奴（桃树上干朽嫩桃也。十二月收用）　玄胡索　貑鼠粪（两头尖者是雄鼠粪也）　香附子　官桂　五灵脂　砂仁　桃仁（去皮尖）各等分用法：上为末，每服三钱，温酒调下。

功效：活血化瘀，下浊消胀。

主治：妇人或室女月经不通，渐成胀满，及男子坠马，跌扑损伤，以致瘀血停积，成血蛊病，皆能治之。

方解：本方所治之血蛊病，其病已由气分波及血分，有结滞不通之象，故而治疗须兼顾气血，活血化瘀，下浊消胀。桃奴又称碧桃干、桃枭，酸苦性平，归肺、肝经，能活血止血，止痛杀虫，《神农本草经》言其能主杀百鬼精物。元胡、鼹鼠粪、五灵脂、桃仁等活血化瘀浊；香附、官桂、砂仁温中消胀。诸药共用，温酒调下，使其活血祛瘀、化浊祛邪之力更强。

（十九）虚损方

无名方（《医学正传·卷之三·虚损》）

组成：川归身一两五钱　川芎一两　粉甘草一两五钱　生地黄一两五钱　远志（去心）二两五钱　酸枣仁　柏子仁各三两　人参一两　辰砂五钱（另研）　金箔二十片　麝香一钱　琥珀三钱　茯神七钱　胆南星五钱　半夏五钱　石菖蒲六钱

用法：上为极细末，蒸饼为丸，如绿豆大，辰砂为衣，每服七八十丸，津唾咽下，或姜汤送下。

功效：养心安神，化痰止颤。

主治：心虚手振。

方解：《难经》论治虚损，言"损其肺者益其气，损其心者补其荣血"。心损之人，血脉虚少，不能藏神，故而常发惊悸手抖，心神不安，治以养心安神，化痰止颤。本方以归、芎养血，生地、枣仁、柏子仁滋阴养心，人参、甘草、茯神益气安神，远志、南星、半夏、菖蒲化痰安神，辰砂、金箔、麝香、琥珀镇惊安神。诸药共用，气血阴阳并补，化痰安神养心而效。

（二十）头痛方

1. 无名方（《医学正传·卷之四·头痛》）

组成：小川芎一两　白芷五钱　细茶芽三钱　荆芥穗四钱　片黄芩二两（酒拌湿炒，再拌再炒，如此三次，不可令焦）　薄荷叶二钱五分

用法：上为细末，每服二钱，白汤或茶清调下。

功效：疏风清热止痛。

主治：治头风热，痛不可忍者。

方解：本方所治头痛属风热为主，方中重用"诸经头痛之要药"川芎，祛风活血而止头痛，尤善治少阳、厥阴经头痛；白芷亦为治头痛要药，善治阳明经头痛；朱丹溪治头痛，喜用川芎、白芷，虞抟盖受其影响；又重用酒拌黄芩清利上焦头面之风热；加薄荷、荆芥、细茶芽轻而上行，善疏风止痛、清利头目。全方药专力宏，直达病所，疏风清热，故而止痛之效颇佳。此方与川芎茶调散不同之处在于本方重用黄芩，适于风热头痛，而川芎茶调散用细辛、羌活、防风等辛温发散药，主要用于风寒头痛。

2. 经验敷贴（《医学正传·卷之四·头痛》）

组成：朴硝　大黄各等分

用法：上为细末，用深井底泥和，捏作饼子，贴两太阳穴。

功效：清热散风。

主治：头风热痛，神验。

方解：风为阳邪，易袭阳位；头为诸阳之会，且居上，故易为风邪所侵。风邪入里易化燥化热，治以清热散风之法。大黄、朴硝虽为泻下之品，但药性寒凉，皆有清热之功。二者相配，加以寒凉之深井底泥，外用贴太阳穴，共奏清热散风、清利头目之效。

（二十一）胃脘痛方

加味枳术丸（《医学正传·卷之四·胃脘痛》）

组成：白术三两　枳实（麸炒黄色）　苍术（米泔浸二宿，焙）　猪苓（去黑皮）　麦面（炒黄色）　神曲（微炒黄色）　半夏（汤泡透）各一两　泽泻（去毛）　赤茯苓（去皮）　川芎　黄连（陈壁土炒，去土）　白螺蛳壳各七钱　缩砂仁　草豆蔻　黄芩（陈壁土同炒）　青皮（去白）　莱菔子（炒）　干生姜各五钱　陈皮（去白）　香附米（童便浸）　瓜蒌子　厚朴（姜汁制炒）　槟榔各三钱　木香甘草各二钱

用法：上为细末，用青荷叶泡汤浸晚粳米，研粉作糊为丸，如梧桐子大，每服七十丸，多至一百丸，清米饮送下。

功效：行气化积，和胃止痛。

主治：清痰、食积、酒积、茶积、肉积，在胃脘当心而痛，及痞满恶心，嘈杂嗳气，吞酸呕吐，脾疼等证，其效如神。

加减：吞酸，加吴茱萸汤泡，寒月五钱，热月二钱半。久病夹虚，加人参、白扁豆、石莲肉各五钱。时常口吐清水，加炒滑石一两，牡蛎五钱。

方解：痰湿中阻，食积化热，则胃气不降，脾气不升，致使胃脘疼痛时作，痞满恶心，嘈杂嗳气，吞酸呕吐，久而入脏，而发脾疼。本方用枳实、厚朴、木香、槟榔、香附、缩砂仁、青陈皮、草豆蔻等大队行气之品，以理气化滞；白术、苍术、泽泻、猪苓、茯苓、生姜以运脾化湿，麦蘖面、神曲以消食化积；瓜蒌子、半夏、白螺蛳壳、莱菔子化痰顺气；川芎、干姜以温脾止痛；黄连、黄芩清胃中郁热，又防诸药之温燥太过；甘草、荷叶、粳米益气和胃，调和诸药，以防祛邪药伤中之虞。全方共奏行气化积、和胃止痛之功。

（二十二）疝气方

马蔺花丸（《医学正传·卷之四·疝气》）

组成：马蔺花（醋炒）　川楝实　橘核　海藻（洗净）　海带（洗净）　昆

布（三味俱盐酒洗）　桃仁（去皮尖）各一两　厚朴（姜制）　木通　枳实（麸炒黄色）　玄胡索（杵碎炒）　肉桂（去粗皮）　木香　槟榔各五钱

用法：上为细末，酒糊丸如梧桐子大，每服五七十丸，或酒或姜盐汤送下。

功效：行气祛湿，散结止痛。

主治：治七疝癩气，及妇人阴癩坠下、小儿偏坠等证，无有不效者。

加减：脉沉细、手足逆冷者，加川乌头一个（五钱，炮）。

方解：虞抟承朱丹溪之学，认为疝气多为湿热郁积在经，寒气外束，不得疏散，积滞于内，所以作痛。治疗上当驱逐湿热，消导积滞，散寒解郁，或佐以补虚。本方以马蔺花为主药，马蔺花即《本经》所谓蠡草花，微苦、辛，寒，归胃、脾、肺、肝经，能清热解毒，凉血止血，利尿通淋，古人常用于治疝气。川楝子、橘核疏肝理气，散结止痛；海藻、海带、昆布软坚散结化积滞；桃仁、玄胡索活血散结止痛；厚朴、枳实、木香、槟榔行气祛湿，宽中止痛；肉桂补火助阳，散寒止痛。诸药合用，共奏行气祛湿、散结止痛之效。

（二十三）脚气方

1. 杉木节饮（《医学正传·卷之四·脚气》）

组成：杉木节四两　槟榔七个　大腹皮（酒洗）一两　青橘叶四十九片

用法：上细切，作一服，用顺流水三升，煎至一升，分作三服，一日服尽。如大便通利黄水，其病除根；未愈，过数日再煎一剂服之，病根去为度。外以杉木、橘叶不拘多少，煎汤洗之神效。

功效：清热利湿，下气化浊。

主治：治脚气发作，恶寒发热，两足肿大，心烦体痛垂死者。

方解：脚气病从湿从下，治疗当以清热利湿、下气化浊为法。本方中杉木节为君药，辛而微温，能祛风止痛，散湿解毒，为治疗脚气之要药。主治脚气肿痛、风湿骨节疼痛、胃痛等；槟榔与大腹皮同用，乃是同一植物的种子与果皮同用，共同发挥杀虫消积宽中、下气行水消肿之效；橘叶则能疏肝行气，散结消肿。用性顺而下流、善治下焦腰膝之证及通利二便的顺流水煎煮，并以杉木、橘叶煎汤外洗，使药力更能直达病所而发挥疗效。

2. 胜湿饼子（《医学正传·卷之四·脚气》）

组成：黑丑一两（取头末五钱）　白丑一两（取头末五钱）　甘遂（连珠者）五钱

用法：上三味再同研极细，外用荞麦面一两半，连药末和匀，水调捏为饼子，如折三钱大，放饭上蒸熟，每服一饼，空心嚼，茶清送下，以利为度。未利，又服一饼。

功效：峻下逐水化浊。

主治：远年脚气，足胫肿如瓜瓠者。

方解：本方仅用三味药，实则仅用二丑、甘遂两种药，取其峻下逐水、化浊消肿之速效，然药性猛烈，易克伐胃气，故以荞麦面和为饼子，服下，使药力缓而持久，然以利为度，不可久服。

禁忌：忌甘草、菘菜、生冷、油腻、鱼腥等物。

（二十四）痛风

1. 九藤酒（《医学正传·卷之四·痛风》）

组成：青藤　钩藤　红藤（即理省藤也）　丁公藤（又名风藤）　桑罗藤　菟丝藤（即无根藤）　天仙藤（即青木香也）　阴地蕨（名地茶，取根）各四两　忍冬藤　五味子藤（俗名红内消）各二两

制服法：上细切，以无灰老酒一大斗，用磁罐一个盛酒，其药用真绵包裹，放酒中浸之，密封罐口，不可泄气，春秋七日，冬十日，夏十日，

每服一盏，日三服，病在上食后及卧后服，病在下空心食前服。

功效：舒筋通络止痛。

主治：治远年痛风，及中风左瘫右痪，筋脉拘急，日夜作痛，叫呼不已等证，其功甚速。

方解：本方选药颇有特色，以大队藤药配伍，以通络止痛。大凡多年不愈的痹证、痛风，均是邪气痹阻，筋脉不能舒通，治以藤类药，则舒筋活络之功卓著，以酒浸泡服，酒善走行，则疗效更佳。中风后遗半身不遂，亦属筋脉不能舒通，应用本方，亦有一定作用。方中青藤即青风藤，能祛风通络，除湿止痛；钩藤能清热平肝，息风止痉；红藤解毒消痈，活血止痛，祛风除湿，杀虫；丁公藤祛风除湿，消肿止痛；桑络藤，可用桑寄生代（《医学正传·卷之七·妇科中 胎前》有言"桑树上羊儿藤，即俗名桑络也，真桑寄生尤妙"），补肝肾，强筋骨，祛风湿；菟丝藤补肝肾，强筋骨，通经络；天仙藤行气活血，利水消肿；阴地蕨清热解毒，平肝息风，止血止痛；忍冬藤清热解毒，疏风通络；五味子藤祛风利湿，理气止痛。诸藤共用，又以无灰老酒调制而成，使其祛风湿、通经络、强筋骨、止痹痛的功效颇强。

2. 加味三妙丸（《医学正传·卷之四·痛风》）

组成：苍术四两（米泔浸） 黄柏二两（酒浸晒干） 川牛膝一两（去芦） 当归尾一两（酒洗） 川萆薢一两 防己一两 炙龟板一两

制服法：上为细末，酒煮面糊为丸，如梧桐子大，每服一百丸，空心姜盐汤下。

功效：祛逐湿热。

主治：治两足湿痹疼痛，或如火燎，从足跗热起，渐至腰胯，或麻痹痿软，皆是湿为病，此药主之。

方解：此方源于朱丹溪的二妙散（苍术、黄柏），而又是在虞抟治疗麻木的祖传方三妙丸（苍术、黄柏、川牛膝）的基础上加味而成，取丸者缓也之意。本方在三妙丸的基础上加川萆薢、防己以助导湿热下行之功。湿热痹阻，加当归以活血宣痹。腰胯麻痹痿软，故加龟板以坚筋骨，且能监制燥湿药伤阴之弊。

3. 川木通汤（《医学正传·卷之四·痛风》）

组成：川木通二两

用法：川木通二两锉细，长流水煎汁顿服。

功效：祛风湿，止痹痛。

主治：感风湿而得白虎历节，疼痛难忍之实证。

治验：一男子年四十岁，因感风湿，得白虎历节风证，遍身抽掣疼痛，足不能履地者三年，百方不效，身体羸瘦骨立，自分于死。一日梦与木通汤服愈，遂以四物汤加木通服，不效，后以木通二两锉细，长流水煎汁顿服，服后一时许，遍身痒甚，上体发红丹如小豆大粒，举家惊惶，随手没去，出汗至腰而止，上体不痛矣。次日又如前煎服，下体又发红丹，方出汗至足底，汗干后通身舒畅而无痛矣。一月后，人壮气复，步履如初。后以此法治数人皆验。故录于此，以示后学。

方解：本方只取一味清热利水之川木通以祛风湿，止痹痛，药专力宏。汤者荡也，对因感风湿而得白虎历节、疼痛难忍之实证颇效。用"性远而通达"、善治手足四末之病及通利大小便的长流水煎汁顿服，服后虽可能出现遍身痒甚、身体发红丹如小豆的情况，但随即消失，出汗后则疼痛可止，颇为神奇。

4. 熏洗痛风法（《医学正传·卷之四·痛风》）

原文：治手足冷痛如虎咬者。用樟木屑一斗，以急流水一担熬沸，以樟木屑置于大桶内，桶边放一兀凳，用前沸汤泡之，桶内安一矮凳子，令人坐桶边，放一脚在内，外以草荐一领围之，勿令汤气入眼，恐坏眼，其功甚捷。

方解：风寒湿邪侵入机体，阻碍经络中气血运行，不通则痛；治以祛风湿散寒、活血行气止痛之法。熏洗痛风法是富有特色的熏洗之剂，是对中医熏蒸疗法的较早运用。樟木屑，味辛性温，无毒，能祛风湿，行气血，利关节，止疼痛。《本草纲目》云："又中恶卒死者，以樟木烧烟熏之，待苏乃用药，此物辛烈香窜，能去湿气、辟邪恶故也。"可见虞抟此处用樟木屑煎汤熏洗，意在取其祛湿化浊、辟邪除恶之效，以达到缓急止痛的目的。通过体外熏蒸，使药力直接透入患处，而不伤及他脏，不但增加药效的针对性，还减少了药物的毒副作用，可谓一举两得。其描述之细致，与今日中药熏洗法相比，亦有可取之处，可供临床参考。

（二十五）痿证方

1. 无名方（《医学正传·卷之四·痿证》）

组成：苍术（米泔浸一二宿）　黄柏（酒浸日干）各四两　牛膝（去芦）二两　龟板（酥炙）　虎胫骨（酥炙）　防己各一两　当归尾二两

用法：上为细末，面糊为丸，如梧桐子大，每服七十丸或一百丸。空心姜盐汤下。

功效：清热祛湿，强筋健骨。

主治：治两足痿弱软痛，或如火焙，从足踝下，上冲腿胯等证，因湿热所成者。

加减：一方，加炮附子五钱。

方解：本方无方名，但又可称为"加味三妙丸"。与痛风祖传方加味三妙丸相比，本方仅少了一味草薢，多了一味虎胫骨，意在强筋健骨以振痿弱之体。加附子则可温通经脉，缓急止痛。

2. 鹿角胶丸（《医学正传·卷之四·痿证》）

组成：鹿角胶一斤　鹿角霜　熟地黄各半斤　川牛膝　白茯苓　菟丝

子　人参各二两　当归身四两　白术　杜仲各二两　虎胫骨（酥炙）　龟板（酥炙）各一两

用法：上为细末，另将鹿角胶用无灰酒三盏烊化，为丸如梧桐子大，每服一百丸，空心姜盐汤下。

功效：补益气血，强筋壮骨。

主治：血气虚弱，两足痿软、不能行动、久卧床褥之证，神效。

方解：方中用人参、白术、白茯苓以补气；熟地黄、川牛膝、当归身以补血；鹿角胶、鹿角霜、杜仲、菟丝子温补肝肾，益精养血；虎胫骨、龟板以坚筋骨，合之有补益气血、强筋壮骨之功。痿证有虚实之分，实证者多为湿热所致，虚证者多为肝肾亏损、精血不足造成，前者多用加味三妙丸，后者则是本方所宜。

（二十六）诸虫病方

槟榔丸（《医学正传·卷之四·诸虫》）

组成：三棱（细切，醋炒）五钱　莪术（细切，醋炒）五钱　槟榔一两　枳实（去穰，麸炒黄色）　陈皮（去白）各五钱　芜荑二钱半　雷丸五钱　鹤虱三钱（略炒）　干漆五钱（炒无烟）　木香三钱（不见火）　良姜二钱（陈壁土炒）　砂仁一钱（去壳）　麦芽面五钱（炒）　胡黄连三钱（炒）　甘草（炙）三钱　神曲五钱（炒黄色）

用法：上为细末，醋米糊为丸，如绿豆大，每服三五十丸，空心淡姜汤下。

功效：杀虫消积，和胃消食。

主治：小儿疳病，积气块痛，腹大有虫等证。

加减：加使君子肉五钱，尤妙。

方解：本方以槟榔、芜荑、雷丸、鹤虱、干漆杀虫消积为先；再以三棱、莪术化瘀消积止痛；枳实、陈皮、木香、良姜理气和胃止痛；砂仁、麦芽、神曲、甘草和胃消食化积；胡黄连清湿热，除骨蒸，消疳热；加使君子则使杀虫消积之力更强。全方以脾胃为中心，杀虫消积为主，和胃消食并进，使得虫去积消，胃气得复，故可治小儿疳证、积气块痛、腹大有虫等证。

原文附方

又方：治妇人阴蚀疮，阴户中有细虫，其痒不可忍，食入脏腑即死，令人发寒热，与劳证相似。先用蛇床子煎汤，洗净挹干，敷后药：

梓树皮（不拘多少）。

上焙干为末，入枯矾四分之一，麝香少许，敷之立效。

（二十七）麻木方

三妙丸（《医学正传·卷之五·麻木》）

组成：黄柏四两（切片，酒拌略炒） 苍术六两（米泔浸一二宿，细切焙干） 川牛膝（去芦）二两

用法：上为细末，面糊为丸，如梧桐子大，每服五七十丸，空心姜盐汤下。

功效：清热祛湿。

主治：湿热下流，两脚麻木，或如火烙之热。

方解：本方是在朱丹溪的二妙散（苍术、黄柏）的基础上加引热下行、逐瘀通经、通利关节之川牛膝为丸剂，取丸者缓也之意。湿热得去，关节得利，则麻木自除。

禁忌：忌鱼腥、荞麦、热面、煎炒等物。

（二十八）耳病方

耳痛无名方（《医学正传·卷之五·耳病》）

原文：治耳内忽大痛，如有虫在内奔走，或有血水流出，或干痛不可忍者，用蛇蜕皮烧存性，细研，以鹅翎管吹入耳中，立愈。

方解：耳为肝胆经循行之处，两经湿热之邪可致耳部疼痛。蛇蜕入肝经，有祛风杀虫、消肿止痛之功。《中草药新医疗法处方集》用之配伍少量蜘蛛、冰片治疗中耳炎与本方有异曲同工之妙。

（二十九）目病方

1. 固本还睛丸（《医学正传·卷之五·目病》）

组成：天门冬（去皮心，酒浸一宿，另杵如泥） 麦门冬（去心焙干） 生地黄（酒浸焙，勿犯铁） 熟地黄（酒洗净，再用瓷蒸，勿犯铁）以上各三两 人参一两五钱 白茯苓 干山药 枸杞子各一两五钱 川牛膝一两（酒洗） 石斛一两（去芦酒洗） 草决明（微炒） 杏仁（去尖皮，另研） 甘菊花（用小金钱） 菟丝子（酒浸三宿，另研，焙干） 枳壳（麸炒黄色） 羚羊角以上各一两（细锉取净末八钱） 乌犀角八钱（锉细生用） 五味子七钱（焙干） 甘草七钱（炙） 防风八钱（去芦） 白蒺藜七钱（杵去刺） 黄连七钱（去毛） 川芎七钱 青葙子八钱（微炒）

用法：上为细末，炼蜜丸如梧桐子大，每服五七十丸，盐汤下。

功效：养阴清热，疏风明目。

主治：远年一切目疾，内外翳膜遮睛，风弦烂眼，及老弱人目眵多糊，迎风冷泪，视物昏花等证，悉皆治之。

方解：虞抟认为目病与五脏六腑的病变相关，故不仅要治肝，还要安五脏，特别重视心和脾胃。虞抟认为，"若不先理脾胃及养血安神，乃治标不治本，是不明至理者也"。本方中养血滋阴药颇多，二冬、二地、石斛滋养心肾；人参、茯苓、山药、枳壳、甘草健运脾胃，佐以枸杞、牛膝、菟丝子益肾，五味子、决明子、杏仁、青葙子养肝明目；菊花、羚羊角、犀角、黄连清肝祛火；菊花又配白蒺藜、防风、川芎以疏风养血。全方养阴清热，疏风明目，兼顾五脏六腑，构思巧妙，颇有借鉴参考价值。

2. 复明膏（《医学正传·卷之五·目病》）

组成：人参　当归　硼砂生研（各一钱五分）　青盐　乳香（另研）　没药（另研）　芦荟各一钱　珍珠五分　麝香五分（后加）　黄丹一两（水飞，炒）　海螵蛸五钱（炒）　黄连四钱（炒）　黄柏六钱　赤炉甘石（淬数次）　白沙蜜半斤　葳蕤仁五钱（去壳）　白蔹一钱五分

用法：上各研为极细末，先将白蜜煎沸，掠去沫再熬，滴水中沉碗底不散可用，然后入前药末，略沸搅匀，瓷罐收贮，日三、五次点之效。

功效：清热散瘀，去翳明目。

主治：去翳膜立效。

方解：本方与上方不同，上方是口服给药，为眼科通用药，而本方则是一种外用滴眼液，药效直达病所，以明目去翳为主。病由脏腑虚损，精气不能上荣于目，瘀浊蒙蔽清窍而成，故而选药也颇不同。方中以人参益气扶正，当归养阴和血，黄连、黄柏、白蔹清火解毒，消痈散结；芦荟清热解毒杀虫，葳蕤仁润燥养神；乳没外用活血散瘀，消肿止痛。然植物药多轻柔易散，故须加重着之矿物药，以散秽浊，去目翳。选用硼砂清热解毒祛腐；青盐凉血明目止痛，海螵蛸能收敛止血除疮；尤其是麝香辛香走窜，通诸窍；珍珠明目消翳清肝火；炉甘石明目退翳解毒，在眼科外用药中常用；黄丹即铅丹，外用能拔毒生肌，止血敛疮，但有一定毒性，须慎用。最后用润燥明目、止痛解毒之蜂蜜调和诸药，全方清热散瘀，去翳明目，亦可借鉴使用。

（三十）口病方

舌肿大无名方（《医学正传·卷之五·口病》）

原文：治舌肿大塞口，不能饮食者。真蒲黄一味，频刷舌上，自退。若能咽药，即以黄连一味煎浓汁，细细呷之，以泻心经之火，则愈。

方解：舌为心之苗，心火循经上炎至舌体。心主血脉，火热之邪易入

血分，炼津成瘀，血不利则为水，故致舌体肿大。治宜泻火消肿、凉血止痛之法。蒲黄甘，辛凉，归肝、心经，能凉血止血，活血消瘀。心开窍于舌，故黄连清泻心火可消舌肿。二者配伍，其效更佳。

（三十一）喉病方

无名方（《医学正传·卷之五·喉痹》）

组成：马兰菊　五爪龙草　车前草各一握（俗名虾蟆衣）

用法：上以三物杵汁，徐徐饮之。

功效：清热解毒，消肿止痛。

主治：治喉痹神效。

方解：马兰（菊）能清热解毒，散瘀止血，消积除痹；五爪龙草即乌蔹莓，能解毒消肿，活血散瘀，利尿止血，常用于治疗咽喉肿痛；车前草清热利尿，凉血解毒，亦可泻喉间之火。三药共用，可起清热解毒、消肿止痛之功，故用于治疗喉痹颇效。然喉痹亦有因寒因虚者，则此方不宜。

原文附方

又方：治喉痹及喉中热痛等证。用上好消梨杵汁，频频饮之。如患者能自嚼咽下，亦可。多食为良，大解热毒。惟金疮产妇及诸脱血证不可食，以其破血故也。其余一应痈疽发背等证，多食极妙。

（三十二）齿病方

齿痛无名方（《医学正传·卷之五·齿病》）

原文：治胃有实热齿痛，或上痛尤甚者。用凉膈散，以大黄酒蒸为君，加知母、石膏、升麻为佐，频频含咽即愈。

方解：凉膈散为泻火通便、清上泄下之良方，加知母、石膏、升麻，则加强其清降胃火之力，频频含咽以促进药效发挥，故而治疗胃实热齿痛颇效。

原文附方

又方：治胃热齿痛，口臭秽不可近者。用大黄、牡荆一二十斤，于火上烹沥，入姜汁六分之一，时时含咽，甚效。

又擦牙止痛方：用黄蚕蜂窠一个，以川椒填满其窍，更以白盐一钱封口，烧存性，入香白芷、羊胫骨灰各一钱，同研为细末，先以清茶漱口净，然后以此药擦之，及敷痛处。如有虫蛀孔作痛，以少许塞于孔中立愈。

又灸法：列缺二穴，灸七壮，其痛立止，永不再发。

（三十三）鼻病方

无名方（《医学正传·卷之五·鼻病》）

原文：治鼻中时时流臭黄水，甚者脑亦时痛，俗名控脑砂，有虫食脑中。用丝瓜藤近根三五寸许，烧存性，为细末，酒调服之即愈。

方解：丝瓜藤甘平，有通经活络、健脾杀虫、止咳化痰之效。

原文附方

又治方：用白牛毛枨叶（如白杨木叶，香辣者是）焙干为末，吹入鼻中，立愈。

（三十四）血证方

治小便溺血方（《医学正传·卷之五·血证》）

原文：用车前草叶、金陵草叶（俗名墨斗草），上二物，捣取自然汁一盏，空腹饮之，立止。

方解：此方与发灰散亦载于《医学正传·卷之六·淋闭》篇中。方中车前草叶清热凉血，利尿通淋；金陵草叶即墨旱莲，能凉血止血，补肾益阴。两药捣而取汁，更具清热凉血、益肾通淋之效。

原文附方

又发灰散：用小儿胎发，如无，以壮年无病人头发，剪下者为上，自落者次之。烧灰细研，别用新取侧柏叶捣汁，调糯米粉，打糊为丸，如梧桐子大。每服五十丸，白汤下，或煎四物汤送下尤妙，空心服之。

又方：治大便下血，用筌竹叶烧灰存性，米糊为丸，如梧桐子大，每服七、八十丸，空心米饮送下。

（三十五）痔漏方

七花丸（《医学正传·卷之五·痔漏》）

组成：山茶花　芙蓉花　石榴花　检漆花　白茅花（锉）各一两（俱烧存性）　松花一两（烧存性）　槐花二两（炒焦黑）　枳壳一两（麸炒黄色）　甘草（炙）五钱　地榆一钱　槟榔二钱五分

用法：上为细末，醋调面糊为丸，梧桐子大，每服七八十丸，煎乌梅汤下。

功效：清热凉血，升清降浊。

主治：肠风下血、久痔皆效。

方解：饮食不节，胃肠受损而发为痔，久则运化功能失常，清浊混淆，肝木乘虚而下流为肠风下血、久痔脱肛等证。治当清热凉血，升清降浊。本方巧用山茶花、芙蓉花、石榴花、检漆花、白茅花、松花、槐花等具有升提之性的花类药，且都烧存性或炒焦黑以加强收敛止血之效。即能清热凉血止血，又能随性而升举清气；加地榆既能凉血止血，又能解毒敛疮；枳壳、槟榔宽肠下气化浊；炙甘草健运失常之胃肠，又能调和诸药；乌梅汤送服，则能增强收敛涩肠、止血生津之效。全方清热凉血，升清降浊，切中病机，故用于肠风下血和久痔皆效。

原文附方

又方：治肠风下血等证。

干柿饼（烧存性，秤灰）二两　乌梅（烧存性）二两　酒瓶箬（已酒过一年者，或二三年者，尤良。烧存性）二两　槐花五钱（炒焦黑）　百药煎一两（如无以五倍子炙焦黄代之）　枳壳五钱（麸炒黄色）

上为细末，醋糊为丸，如梧桐子大，每服七八十丸，醋汤下。或加槟榔五钱。

（三十六）癫痫方

治癫痫神效方（《医学正传·卷之五·癫狂痫证》）

原文：治癫痫，神效。九节菖蒲一味（不拘多少，不闻鸡犬声者佳，去毛焙干）。

上以木臼杵为细末，不可犯铁器，用黑猳猪心，以竹刀批开，沙罐煮汤送下，每日空心服二三钱。

方解：虞抟认为癫痫之疾，癫多为心血不足，痫则为痰邪作祟，故治疗上以安神养心，化痰开窍为主。本方单用一味九节菖蒲，取其芳香开窍，化痰安神之效，再佐以猪心以脏治脏，养心安神，故而有效。

（三十七）邪祟方

辟邪丹（《医学正传·卷之五·邪祟》）

组成：人参　茯神　远志　鬼箭羽　九节菖蒲　白术　苍术（米泔浸）　当归各一两　桃奴（焙干）五钱　雄黄（另研）　辰砂各三钱（另研）　牛黄一钱（另研）　金箔二十叶

用法：上件以桃奴以上诸药为细末，入雄黄、辰砂、牛黄三味末子和匀，以酒调米粉打糊为丸，如龙眼大，金箔为衣，临卧以木香汤化下一丸。诸邪不敢近体，更以绛纱囊盛五七丸悬床帐中尤妙。

功效：养心安神，祛邪定惊。

主治：冲恶怪疾，及山谷间九尾狐精为患。

加减：或加麝香一钱。

方解：虞抟认为冲恶怪疾多因气血亏乏在先，心神虚弱，邪气乃入，故而治疗上须补虚养心安神为主，祛邪化浊定惊为辅。本方以人参、白术、苍术益气健脾；茯神、远志、菖蒲化痰开窍安神；当归、鬼箭羽、桃奴活血养血，止痛杀虫；雄黄、辰砂、牛黄、金箔芳香辟秽，镇惊安神；木香行气温中和胃，更易发挥诸药之性。全方攻补兼施，标本兼治，故有良效。

（三十八）惊悸方

无名方（《医学正传·卷之五·怔忡惊悸健忘证》）

组成：川归（酒洗用身）　生地黄（酒洗）　远志（去心）　茯神各五钱　石菖蒲（九节）　黄连各二钱五分　牛黄一钱（另研）　辰砂二钱（另研）　金箔十五片

用法：上以前六味研细，入牛黄、辰砂二味末子，猪心血丸如黍米大，金箔为衣，每服五十丸，煎灯心汤送下。

功效：养血宁心，定惊止悸。

主治：忧愁思虑伤心，令人惕然心跳动，惊悸不安之证。

方解：本方以当归、生地养血，远志、茯神、菖蒲化痰安神，黄连、牛黄清心降火，牛黄、辰砂、金箔镇惊安神，以猪心血为药引，引诸药入心经以发挥养血宁心、定惊止悸之效。

（三十九）消渴方

原蚕茧汤（《医学正传·卷之五·三消》）

组成：原蚕茧

用法：水煎服，或以茧壳、丝绵煎汤亦可代之。

功效：降相火，益肾阴。

主治：肾消白浊，及上中二消，饥渴不生肌肉者。

方解：肾消白浊其病位主要在肾与膀胱。肾为水火之宅，肾阴不足，相火妄动，妄动之相火又进一步耗伤肾阴，以至口渴。原蚕，虞抟自注"即再养晚蚕也，其缲丝汤极效"。宋·杨士瀛《仁斋直指方论》的茧丝方、宋·朱佐《朱氏集验方》的蚕茧方，即以蚕茧治消渴；明·李时珍《本草纲目》亦云蚕茧，"煮汁饮，止消渴"。虞抟认为，此物属火，有阴之用，大能泻膀胱中相火，引阴水上潮于口而不渴也。朱丹溪认为，蚕茧能泻膀胱中相火，引清气上朝与口，故能止渴。

（四十）便浊遗精方

秘真丹（《医学正传·卷之六·便浊遗精》）

组成：菟丝子（酒浸炒） 韭子（炒） 柏子仁各一两 煅龙骨 煅牡蛎（酒淬） 山茱萸肉 赤石脂各半两 炒补骨脂一两 远志（去心） 巴戟（去心） 覆盆子 枸杞子 黄柏（盐酒炒黑色） 山药各七钱五分 芡实（去壳） 杜仲（姜汁炒丝断）各一两 金樱子（半青黄者去刺核取肉，焙干）二两 干姜（炒黑色）一两 鹿角胶一两半（炒成珠）

用法：上为细末，炼蜜为丸，如梧桐子大，每服一百丸，空心姜盐汤下。

功效：补肾涩精。

主治：好色肾虚，遗精梦泄，白淫白浊等症。

方解：色欲过度则伤肾，肾之阴阳亏损，则肾精不固，致成遗精梦泄、白淫白浊等。治法当调阴阳之本，故本方用鹿角胶、菟丝子、韭菜子、补骨脂、巴戟、杜仲、炮姜以温补肾阳；用山茱萸、枸杞子、山药以滋养肾阴；阴阳并调，以治其本。用柏子仁、远志以宁心安神，令心肾相交。用水陆二仙丹加覆盆子、赤石脂、煅龙骨、煅牡蛎以固精涩精。又用黄柏，以监制温药过甚之弊。全方阴阳并调，心肾相治，标本兼顾，是补肾涩精的一张妙方。肾精是人体之真阴，宜秘藏而不宜妄泄，故谓之秘真丹。

（四十一）淋闭方

无名方（《医学正传·卷之六·淋闭》）

组成：石韦（去毛） 滑石 瞿麦 萹蓄 冬葵子 木通 王不留行 地肤草各等分

用法：上为细末，每服三钱，白汤调下。

功效：利尿通淋。

主治：小便淋闭，茎中作痛神效。

方解：本方选药与八正散相仿，适于治疗湿热下注膀胱引起的尿频尿急尿痛、淋沥不畅，甚则癃闭不通等症。方中所选之药几乎皆有利尿通淋之效。石韦利尿通淋，清热止血；滑石滑利窍道，清热渗湿，利尿通淋；木通清心利尿，使湿热从小便而解；瞿麦、萹蓄亦为清热利水通淋之常用品；冬葵子利水通淋，滑肠通便；王不留行活血通经，消肿止痛；地肤草利尿通淋，清热解毒。特别是虞抟在《医学正传·卷之六·淋闭》篇中言地肤草捣汁通小便奇效，有起死回生之功，值得参考。全方选药精当，针对性强，故有良效。

原文附方

又方：治小便溺血立效。

金陵草（一名旱莲草，一名墨斗草） 车前子（俗云虾蟆衣）

上二物各等分，杵自然汁，每服半茶盏，空腹服。

又方：治前证。用壮年无病患头发，不拘多少，烧灰存性，以侧柏叶捣汁，入糯米糊为丸，如梧桐子大，每服一百丸，白汤下，或四物汤下尤妙。

又方：治沙淋，乃茎中有砂作痛。

石首鱼脑骨五对（火，出火毒。即白鲞脑中骨也） 滑石五钱

上共研为细末，分作二服，煎木通汤调下。未愈，再服数剂，必待砂出尽乃安。

又方：治孕妇转胞，小便不通，及男子小便不通，皆效。

冬葵子五钱 山栀子五钱（炒研） 木通三钱 滑石五钱（研）

上作一服，水一盏半，煎八分，温服。外以冬葵子、滑石、栀子为末，田螺肉捣膏，或生葱汁调膏，贴脐中，立通。

又方：治血淋。

侧柏叶　藕节　车前草各等分

上三味，同捣取其汁，调益元散，神效。

又方：治关格吐逆，小便不通。用藿香平胃散合五苓散，加姜枣煎服，立效。

（四十二）黄疸方

褪金丸（《医学正传·卷之六·黄疸》）

组成：苍术（米泔浸）　白术各二两五钱　甘草（炙）五钱　厚朴（姜汁拌炒）一两　陈皮（去白）一两五钱　针砂（醋炒红色）　香附（童便浸）各六两　神曲（炒黄色）　麦蘖面（炒微黄）各一两半

用法：上为细末，面糊为丸服。

功效：燥湿行气，化痰和中。

主治：黄肿，绝妙。

加减：有块加三棱（醋煮），莪术（醋煮）各一两半。

方解：黄疸水肿多为湿阻中焦所致，湿热郁积而为黄为肿，病位以脾胃为主，正如《素问·至真要大论》所言："诸湿肿满，皆属于脾。"治当以祛湿和中为要。本方用二术、甘草、陈皮燥湿健脾，厚朴、香附理气和中，神曲、麦芽消食化积和胃；巧用一味针砂（是磨砺针时所得的细铁粉），性咸平，味辛酸，能消能磨，除湿消积，古人常用此药于治疗黄疸；如《医学正传·卷之六·黄疸》篇载有《集验方》针砂丸，组成有针砂、苍术、香附、神曲、茵陈、麦蘖、芍药、当归、生地黄、川芎、青皮、陈皮、莪术、三棱、栀子、姜黄、升麻、干漆等，言能治谷疸、酒疸、湿热发黄等证，与此方亦有相合之处，可互相参考。

禁忌：忌鱼腥、湿面、生冷、水果等物。

（四十三）疮疡方

1. 肺痈无名方（《医学正传·卷之六·疮疡》）

原文：治肺痈，未成脓者立消，已成脓者立溃，其效如神。用樟漆树叶，一名接骨木，又名健骨树，又名野黄杨，田畔路侧皆有之。

上一味细研，略入滤过，以酒调服。不饮酒人，入生姜研服。

方解：接骨木叶，苦平，活血行瘀，利湿止痛，止疟。一般用于治疗跌打骨折、风湿痹痛、筋骨疼痛、脚气、烫火伤、疟疾等。虞抟此说颇有新意，值得研究借鉴。

2. 疔肿无名方（《医学正传·卷之六·疮疡》）

组成：柏油木叶

用法：以柏油木叶捣，绞取真汁一二碗，顿服之，得大泻毒气而愈。如冬月无叶时，取嫩根研水服之，亦效。未利再服，以利为度。

功效：清热解毒，凉血消肿。

主治：食灾牛马肉成疔肿欲死者。

方解：疔肿为热毒之证，需清热解毒；疔肿欲死，则热邪深入血分，更需清热凉血。柏油木叶既能清热凉血，又可清热解毒，一药而切中病机，且用时取新鲜叶片绞汁，其寒凉之性更甚。

3. 万捶青云膏（录验）（《医学正传·卷之六·疮疡》）

组成：白松香一斤（去木屑）　蓖麻子三百粒（去壳）　杏仁三百粒（去壳）　铜青三两　乳香一两五钱　没药一两五钱　轻粉二钱

用法：上共作一处，用铁锤木砧于日中捣成膏，如燥少加香油杵之，或用石臼木杵捣亦可，用瓷器盛，绯帛摊贴（汤中做，不见火），贴大椎及身柱，其效如神。

功效：消痈散结，拔毒止痛。

主治：治诸般痈肿，未成脓者贴散，已成脓者拔毒追脓，腹中痞块，止疟疾。

方解：本方中白松香苦、甘、温，有小毒，能祛风燥湿，生肌止痛；蓖麻子甘、辛，平，有毒，消肿拔毒，泻下通滞，虞抟言其"性善收，能追脓取毒，亦要药也"。杏仁苦温，祛痰润肠，下气开痹；铜青苦、酸、涩，寒而有毒，功能解毒，去腐，杀虫。乳没合用，活血化瘀，通络止痛；轻粉辛寒有毒，外用可杀虫，攻毒，敛疮。诸药内服皆有一定毒性或作用猛烈，而外用贴膏即可减少毒副作用，又能直达病所而取效。

4. 一方（录验）(《医学正传·卷之六·疮疡》)

组成：槐花一两（炒焦色） 胡桃十个（新鲜不油者，连壳火煨熟，去壳）

用法：上二味，于沙盆内研烂如泥，热酒调，和渣温服。如能饮酒人，多饮愈效，一醉后而痈肿散矣。

功效：清热解毒，凉血散瘀。

主治：背痈、附骨疽、乳痈及一切痈肿未成脓者。

方解：疮痈初起未成脓者宜消，治宜清热解毒、凉血散瘀之法。槐花味苦，性微寒，有清热凉血解毒之效；胡桃有破血祛瘀之功。服用时以热酒调服，酒可散瘀以助药势，更增强本方散瘀消肿之力。

5. 豨莶散 (《医学正传·卷之六·疮疡》)

组成：豨莶草（其叶长如牛舌，其气如猪臭者） 小蓟根 五爪龙（即五叶藤） 生大蒜各等分

用法：上四味，细研，用酒和匀，滤去渣，服一碗，得大汗通身而愈。

功效：清热解毒凉血，散瘀利水消肿。

主治：痈疽发背及一切疔毒等证。

方解：痈疽本为热毒之证，发于背部肌肉丰厚之处，肿痛较剧。治宜

清热解毒凉血、散瘀利水消肿之法。豨莶草味苦辛，性寒，有清热解毒之效。配伍清热凉血之小蓟根，共奏清热解毒凉血之功，且小蓟根尚能散瘀解毒利水。五爪龙味甘性寒，清热解毒利水，善治痈疽肿毒。大蒜，《名医别录》云："散痈肿魇疮，除风邪，杀毒气。"诸药相伍，共起清热解毒凉血、散瘀利水消肿之效。

6. 又方（《医学正传·卷之六·疮疡》）

组成：天门冬三五两

用法：新掘天门冬约三五两，洗净，入沙盆内研细，以好酒荡起，滤去渣，顿服。未效，再服一二服必愈。

功效：养阴清热解毒。

主治：诸般痈肿。

方解：痈肿为热毒证，日久耗伤津液，治宜清热解毒养阴之法。天冬味甘性寒，有清热养阴之功，《千金方》谓其"治虚劳绝伤……恶疮，痈疽肿癞"，《植物名实图考》云其"拔疗毒"。故天门冬一药兼有清热解毒养阴之力。

（四十四）破伤风方

无名方（《医学正传·卷之六·破伤风》）

原文：治初破伤风，发热红肿，风邪将欲传播经络而未入深者，屡验。

杏仁（去皮，研细） 罗白面各等分

上以二味和匀，用新汲水调和如膏，敷伤处，肿消热退。

方解：杏仁，味苦、甘，性温，有小毒，入肺、大肠二经，《雷公炮制药性解》言杏仁能治"金疮破伤，风热诸疮，中风诸证"；罗白面即面粉，可赋形成膏，又可解毒退热。药简而有效验，可咨参考。

（四十五）妇人方

1. 桃奴饮子（《医学正传·卷之七·妇人科上　月经》）

组成：桃奴（桃树上嫩桃干朽不落者，冬月及正月收）　鼠粪（即雄鼠粪也，两头尖者是）　玄胡索　肉桂　香附　五灵脂（以上各炒）　砂仁　桃仁（去皮尖，另研）

用法：上各等分，为细末，每服三钱，空心温酒调下。

功效：活血化瘀，下浊消胀。

主治：妇人室女月经不通，渐成胀满，及治男子坠马跌扑损伤，以致瘀血停积，欲成血蛊病者，悉皆治之。

方解：见《肿胀方》桃奴丸。

原文附方

一方：治月经不通。只以鼠粪一合，略炒研细，温酒调下，立效。

2. 治妇人血崩方（《医学正传·卷之七·妇人科上　月经》）

原文：治妇人血崩不止。用苍耳草烧存性，好酒调服立止。或调入四物汤中，亦效。

方解：苍耳草烧后炭化成黑色，黑色五行属水；血为红色，五行属火；水克火，故血见黑则止。因此，苍耳草炒炭后有止血之功。若加入四物汤（当归、川芎、地黄、白芍）中，止血同时尚有养血之功。

3. 难产无名方（《医学正传·卷之七·妇人科中　胎前》）

原文：治难产，沥浆胞干，胎不得下，用香油、蜂蜜各一碗和匀，用铜铫慢火煎一二沸，掠去沫，调白滑石末一两重，搅匀顿服，外以油蜜于母腹脐上下摩之，立产。

方解：难产之证为急症，急则治其标，缓则治其本。滑石，甘、淡、寒，其性滑利。《医学启源》云："滑石，治前阴窍涩不利性沉重，能泄气上令下行，故曰滑则利窍。"《药品化义》云其"体滑，胎前亦忌之"，唯恐用之不慎，有滑胎之弊。此时难产，正需此效。《药性论》亦载其"能疗五淋，主难产"。配伍滑利之香油、蜂蜜，助其催产之功。

4. 又方（《医学正传·卷之七·妇人科中　胎前》）

原文：催生，曾试甚验。用兔头骨、家猫头骨各一个，烈火，地上出火毒，研为极细末，每服二三钱，浓煎芎归汤调下，即产。

方解：兔头骨，味甘酸，性平，有催产之功。《本草拾遗》云："主难产，烧灰末酒下。"家猫头骨，甘、温，烈火烧之，其性更温，孕妇产前宜凉不宜温，用之有催产之功。用时以浓煎芎归汤送下，以助其催产之力。

5. 三退饮（《医学正传·卷之七·妇人科中　胎前》）

组成：蛇退一条（全者）　蚕退纸一方　蝉退四十九个

用法：上三味用瓷瓶盛烧存性，细研，顺流水调服。

功效：下胞衣。

主治：妇人产后胞衣不下。

方解：蛇退，即蛇蜕，寇宗奭云其有蜕义，故治翳膜、胎产、皮肤诸疾，会意从类也。蚕退纸、蝉蜕亦然。胞衣不下，用之使其退下。

（四十六）小儿方

1. 槟榔丸（《医学正传·卷之八·诸疳证》）

组成：槟榔一两　三棱（煨去毛、切、醋炒）　蓬莪术（醋炒）各半两　青皮（去穰，麸炒黄色）　陈皮（去白）各半两　雷丸（去壳）半两　芜荑（水洗净）二钱五分　鹤虱三钱（略炒）　干漆半两（炒无烟）　木香三钱（不见火）　砂仁一钱　良姜二钱（东壁土同炒）　麦糵面半两（炒）　胡黄连三钱　甘草三钱（炙）　炒神曲半两　山楂肉半两

用法：上为细末，醋糊为丸，如绿豆大，每服三五十丸，空心淡姜汤送下。

功效：消积化滞杀虫。

主治：小儿疳病，积气成块，腹大有虫等证，其效如神。

方解：见《诸虫方》。

2. 无名方（《医学正传·卷之八·痘疹》）

组成：黑豆　绿豆　赤豆

用法：黑、绿、赤三豆，以酸醋浸研浆，时时以鹅翎刷之，随手退去。

功效：清热解毒，活血利水。

主治：痘后，初起红肿时。

方解：此方为一"以豆治痘"的外用方。方中黑豆活血利水，祛风解毒；绿豆清热解毒，消暑利水；赤豆即赤小豆，能利水消肿，解毒排脓。酸醋既能解毒杀虫，又能收敛消肿，故用之颇佳。另外，《医学正传·卷之八·痘疹》篇中亦载有三豆汤，则以此三豆各一升加甘草三两水煎服而取效，两方可互相参考。

三、临证医案评按

《医学正传》载虞抟诊治医案 43 例，涉及外感、内伤及妇科等疾病，治疗以扶正为本，临证以气血为要。治疗多援用朱丹溪、李杲之法，擅施四物汤滋阴养血；补中益气汤补益脾胃，升阳降火；二陈汤等化痰和胃；大承气汤等泻下实邪，降浊气。从其临证医案中，可领会其秉承了张仲景、朱丹溪、李杲等诸家的诊治特点。

（一）内科医案

1. 中风案

予长嫂何氏，年五十七，身肥白，春初得中风，暴仆不省人事，身僵直，口噤不语，喉如拽锯，水饮不能入，六脉浮大弦滑，右甚于左。以藜芦末一钱，加麝香少许，灌入鼻窍，吐痰一升许，始知人事，身体略能举动。急煎小续命汤倍麻黄，连进二服，复以衣被，得汗，渐苏省，能转侧，但右手足不遂，语言蹇涩。后以二陈汤加芎、归、芍药、防风、羌活等药，合竹沥、姜汁，日进二三服。若三四日大便不去，则不能言语，即以东垣导滞丸或润肠丸微利之，则语言复正。如此调理，至六十四岁，得他病而卒。(《医学正传·卷之一·中风》)

按语： 中风一证，为中医"风劳臌膈"四大疑难病证之首，历代医家均十分重视。金元以前多从外风立论，金元以后则多言内风，刘完素言火，李杲言气，朱丹溪言痰，王履则提出中风有真中、类中之分。虞抟结合自己数十年的临床体悟，认为中风并无真中、类中之分，多是先有内伤为患，又受外感风邪而发，故而治疗上有标本轻重之分。急则治其标与标而本之：对突发中风，病位偏上者，多用吐法，以遏其势；若外感风邪明显，则急以小续命汤发散解表；病势稍缓解后，再改用朱丹溪之法，以补气、补血、清痰之剂调养其本。缓则治其本与本而标之：对中风先兆和中风初起病情较缓和者，以朱丹溪之法调治，补血、补气、化痰法灵活加减。对中风后正气渐复，痰饮渐消而外风未退者，仍以羌活愈风汤、防风通圣散等加减。对中腑者多用小续命汤等发散其表，中脏者多用三化汤等通下，对腑脏兼见者则或汗或下，灵活加减。但须知"多汗则虚其卫，多下则损其荣"，故要把握分寸。

本案患者素体肥白，痰湿壅盛，加之年近六旬，正气亏虚，此为其病本。春日突发中风，病情危急，病位偏上。虞抟运用"急则治其标与标而本之"之法，先用吐法因势利导，祛其痰邪，缓其病势；再用小续命汤发汗解表，使病情转危为安。继而遵循丹溪治法，改用二陈汤、竹沥化痰，防风、羌活发散祛风，但须防伤阴血，故加归、芎、芍养血；有便秘则通下，又需防多下伤正，故未用刘河间三化汤急下，而用李杲导滞丸或润肠丸等微利缓下，灵活变通，取得良效。此医案基本体现了虞抟对中风病的治疗思路，亦体现了其对朱丹溪心法的继承，颇值玩味。

2. 伤寒案

（1）杜世良乃兄案

东阳杜世良乃兄，三月间得伤寒证，恶寒发热，小便淋涩，大便不行。初得病时，茎中出小精血片，如枣核大。由是众医皆谓房事所致，遂作虚证治而用补中益气等药。七八日后热愈甚，大渴引饮，胃中满闷，语言错乱。召予诊视，六脉俱数甚，右三部长而沉滑，左手略平，亦沉实而长。予曰：此大实大满证，属阳明经，宜大承气汤。众皆惊愕，曰：先生误矣。予不听，作大剂，连进二服，大泻后热退气和。病愈十数日后，因食鸭肉太多，致复热，来问，予教用鸭肉烧灰存性，生韭汁调下六七钱，下黑粪一碗许而安。（《医学正传·卷之一·伤寒》）

按语：伤寒论治，首推张仲景。虞抟在《医学正传》中亦言其治"伤寒一宗张仲景"。本案伤寒患者，恶寒发热，二便不畅，众医以小便淋涩、尿中出小精血片，即从虚论治，补益中气，是治病不知表里虚实，故而误治使人病重。虞抟诊其脉象皆数皆实，见其大便不行，认为是大实大满的伤寒阳明证，力排众议，以大承气汤下之，使邪气去而热退气和。后患者因食鸭肉过多而食复，虞抟教用鸭肉烧灰存性，生韭汁调下六七钱，下黑粪一碗许而安。此法即《医学正传·卷之二·内伤》记载之祖传方——溯源散，"凡伤食物，致恶寒发热久不愈，或伤寒后食诸物，致食复潮热不已，必询问其先食何物所伤，或粽，或肉食，则以原食之物烧存性，一两重，细研为末，别用生韭菜连根约一握，杵汁调服，过一二时，以东垣枳实导滞丸百余粒催之，其所伤之宿食即下，热退而愈"。此案亦是对其祖传方效果的验证。

（2）东阳戚案

东阳戚，十八岁，四月间得伤寒证，恶寒发大热而渴，舌上白胎。三日前，身脊百节俱痛。至第四日，惟胁痛而呕，自利。六日来召予治，诊其脉左右手皆弦长而沉实，且数甚。予曰：此本三阳合病，今太阳已罢，而少阳与阳明仍在。与小柴胡合黄连解毒，服三服，胁痛呕逆皆除，惟热犹甚。九日后，渐加气筑痰响，声如拽锯，出大汗退后而身复热愈甚，法当死。看其面上有红色，洁净而无贼邪之气，言语清亮，间有谵语而不甚含糊。予故不辞去，而复与治，用凉膈散倍大黄，服二服，视其所下仍如前，自利清水，其痰气亦不息。与大承气汤合黄连解毒汤，二服，其所下亦如前。予曰：此盖热结不开而燥屎不来耳。后以二方相间，日三四服，每药又各服至五帖，始得结粪如肥皂子大者十数枚，痰气渐平，热渐减，至十五日热退气和而愈。一知医者问曰：《伤寒论》谓下后不可再下，连日用此峻剂而获安者，何也？曰：燥屎未下而脉尚实，胡为不可再下。是故为医者，不可胶柱而鼓瑟也。（《医学正传·卷之一·伤寒》）

按语：此案亦是以下法取胜。患者年轻而病重，先是三阳合病未治，转为少阳阳明合病，以小柴胡汤疏解少阳，黄连解毒汤清阳明之热，然少阳胁痛呕逆可解，而热势不减反增，且有痰气交阻胸膈，下利清水，此即为热结旁流证，上有痰浊阻窍，下有燥屎内结，是以邪热弥漫三焦，上下不通，病颇危急。虞抟先用凉膈散倍大黄下之，重在上、中二焦，而症如前；又以大承气汤合黄连解毒汤之重剂清热通下，重在中、下二焦，而病仍如故。此案可贵之处亦是关键之处在于，虞抟能不拘泥于"伤寒下后不可再下"之说，而是准确判断出病情不缓解不是方药有误，而是"热结不开而燥屎不来"。于是两方相兼用之又各服五帖，方得下痢结粪十余枚，使下焦通畅，胸膈痰气渐平，而热势渐退。其对伤寒下法的运用，可谓发挥得淋漓尽致。然"承气入胃，阴盛乃亡"，治疗伤寒，虞抟强调若为郁热内传，阳盛阴虚，下之即愈，汗之即死；若无郁热，或寒邪内伤，阴盛阳虚，则汗之即愈，下之即死。医者不容轻视。

3. 瘟疫案

东阳李文会内子陈氏，年二十九，三月间得瘟疫证，病三日经水适来，发热愈甚，至七八日病剧，胸中气筑作痛，莫能卧。众医技穷辞去，黑夜来迎予延医。病者以绵花袋盛托背而坐于床，令婢磨胸不息，手六脉俱微，数极而无伦次，又若虾游状。予问曰：恐下早成结胸耳？主人曰：未曾下。予再思之，三日而经水适来，致中气虚，与下同。用黄龙汤（柴胡、黄芩、人参、甘草）、四物汤、小陷胸汤共合一剂，加姜、枣煎服。主人曰：此药何名？予曰：三合汤也。一服而诸病悉减，遂能卧。再服，热退而病全安。愈后，又因食粥太多而病复热，又作内伤处治，而用补中益气汤出入加减调理而愈。（《医学正传·卷之二·瘟疫》）

按语： 小陷胸汤出自张仲景《伤寒论》，主治痰热互结，胸脘痞闷等。朱肱《类证活人书》言："妇人中风七八日，续来寒热，发作有时，经水适断，此为热入血室，其血必结，故使如疟状，宜以小柴胡汤服之。"而黄龙汤在《类证活人书》中，为治妇人伤寒之方，小柴胡去半夏名黄龙汤（柴胡、黄芩、人参、甘草）。此案时值患者经水适来，虞抟认为此与伤寒早下同理，热与血结，故以小陷胸汤清热宽胸，黄龙汤清解余热，再以"妇人众疾之总司"四物汤滋养阴血，三方合用，名为"三合汤"，以治疗妇人瘟疫。患者"六脉俱微"，正气损伤，温热病初愈，因诱因而复发，故又以补中益气汤加减调理热病瘥后食复发热。

4. 燥证案

予仲兄怀德处士，年四十五，平生体瘦弱血少，值庚子年岁金太过，至秋深燥金用事，久晴不雨，得燥证，皮肤折裂，手足枯燥，搔之屑起血出痛楚，十指甲厚，反而莫能搔痒。予制一方，名生血润肤饮，服数十帖，其病如脱，后治十数人皆验。（《医学正传·卷之二·燥证》）

按语： 刘完素《素问玄机原病式·六气为病》补充《黄帝内经》病机十九条曰："诸涩枯涸，干劲皴揭，皆属于燥。"并进一步论述说："风、热、火同，阳也；寒、燥、湿同，阴也；又燥、湿少异也。然燥金虽属秋阴，而异乎寒湿，故反同其风热也。故火热胜，则金衰而风生，缘风能胜湿，热能耗液而反寒，阳实阴虚，则风热胜于水湿而为燥也。凡人风病多因热甚，而风燥者为其兼化，以热为其主也。"指出燥邪虽与寒邪、湿邪同属阴邪，但风燥乃为热甚之兼化，以热证为主。虞抟之论燥，将风热燥为病的诸多病证归为燥证，同时认为"燥之为病者，血液衰少，不能荣养百骸，故若是也"。提出秋季燥甚，人体会出现如干燥之证，如阴血不足，易感受燥邪为病，故应以养血为主治。

此案患者为虞抟仲兄，平素身体瘦弱，阴血不足，而年过四旬，阴气自半，阴血更显不足。庚子之年，岁运乙庚属金，庚为阳干，金气太过；子午少阴君火司天，燥火兼化，于秋季燥金用事之时，感受燥邪，阴血耗伤更甚，发为燥证。其症状表现颇应"诸涩枯涸，干劲皴揭，皆属于燥"。虞抟为其制一方，名曰"生血润肤饮"，其方药组成见于《医学正传·卷之二·燥证》乃虞抟祖传方，其药物组成：川归身（酒洗）、生地黄、熟地黄（酒洗）、黄芪（蜜炙）各一钱，天门冬一钱五分，麦门冬（去心）一钱，五味子九粒，片黄芩（去朽，酒洗）五分，瓜蒌仁五分，桃仁泥五分，酒红花一分，升麻二分。如有大便结燥，加麻仁、郁李仁各一钱。全方活血补血，滋阴润燥而获良效。

5. 发热案

（1）骆氏妇案

骆氏妇，年四十余，夜间发热，早晨退，五心烦热，无休止时，半年后求予治。六脉皆数，伏而且牢，浮取全不应。予与东垣升阳散火汤，四帖而热减大半，胸中觉清快胜前。再与二帖，热悉退。后以四物汤加知

母、黄柏，少佐以炒干姜，服二十余帖全安。(《医学正传·卷之二·火热》)

按语：李杲《脾胃论·升阳散火汤》指出：升阳散火汤"治男子妇人四肢发热，肌热，筋痹热，骨髓中热，发困，热如燎，扪之烙手，此病多因血虚而得之。或胃虚过食冷物，抑遏阳气于脾土，火郁则发之。生甘草二钱，防风二钱五分，炙甘草三钱，升麻、葛根、独活、白芍药、羌活、人参各五钱，柴胡八钱"。《丹溪心法·火》曰："阴虚证本难治，用四物汤加炒黄柏，降火补阴，龟板补阴，乃阴中之至阴也。"虞抟认为，四物汤加炒黄柏、知母，乃降火补阴之妙剂。此案患者正值更年期，为阴（血）虚发热，火郁于里之火热病证，虞抟本李杲、朱丹溪之法，先以升阳散火汤散发郁热，再以四物汤加黄柏、知母滋阴降火，少予炒干姜苦温从治，收其浮散，使其归于阴，疾病向愈。

（2）吕氏子案

上湖吕氏子，年三十余，九月间因劳倦发热。医作外感治，用小柴胡、黄连解毒、白虎等汤，反加痰气上壅，狂言不识人，目赤上视，身热如火，众医技穷。八日后召予诊视，六脉数疾七八至，又三部豁大无力，左略弦而艿。予曰：此病先因中气不足，又内伤寒凉之物，致内虚发热，因与苦寒药太多，为阴盛格阳之证，幸元气稍充，未死耳。以补中益气汤，加制附子二钱，干姜一钱，又加大枣、生姜煎服。众医笑曰：此促其死也。黄昏时服一剂，痰气遂平而熟寐。伊父报曰：自病不寐，今安卧，鼾声如平时。至半夜方醒，始识人，而诸病皆减。又如前再与一剂，至天明时，得微汗气和而愈。(《医学正传·卷之二·内伤》)

（3）卢廉夫案

东阳卢廉夫，善推明丹溪之医学人也，自病亦误治。年四十五，时正月间，因往永康，路途跋涉，劳倦发热，身体略痛而头不痛。自以为外感而用九味羌活汤，三帖汗出热不退，前后又服小柴胡汤五六帖，热愈甚，经八日召予诊视。至卧榻前，见煎成汤饮一盏在案，问之，乃大承气汤，将欲饮。诊其脉，右三部浮洪略弦而无力，左三部略小，而亦浮软不足。予曰：汝几自杀矣，此内伤虚证，服此药大下必死。伊曰：我平生元气颇实，素无虚损证，明是外感无疑也。予曰：将欲作阳明内实治而下之欤？脉既不沉实，而又无目疼鼻干、潮热谵语等证。将欲作太阳表实治而汗之欤？脉虽浮洪而且虚，又无头痛脊强等证。今经八日，不应仍在其表，汝欲作何经而处治之乎？伊则唯唯不语。以补中益气汤加附子三分，作大剂与之，是夜连进二服，天明往诊，脉略平和。伊言尚未服，仍谓前药无效，欲易外感退热之药。予曰：再饮前药二服，不效当罪我。又如前二服，脉证俱减半。伊始曰：我几误矣。去附子，再煎二服与之，得热退气和而愈。予则告曰：其热虽退，体犹困倦。伊如前自合二十余帖，服后方得强健复元而安。(《医学正传·卷之二·内伤》)

按语： 卢廉夫即卢和（字廉夫），亦为朱丹溪传人，著有《丹溪先生医书纂要》一书，虞抟颇为推崇，《医学正传》中对朱丹溪的学术见解主要引自该书。但从本案中可看出卢和虽然善于总结朱丹溪的学术思想，在治疗上却比较僵化，也体现了中医临床辨证的复杂性。《素问·至真要大论》云"劳者温之"，脾胃气虚，清阳下陷，一方面当温养脾胃，另一方面需升阳举陷。此案与吕氏子案皆为劳倦内伤而致的脾胃气虚发热，脉皆大而无力，为正气损伤，非外感表散之证，虽经误治，病情加重，但虞抟颇有卓识，亦有魄力，能力排众议，纠患者之偏，拟李杲之补中益气汤加附子、干姜等温补之剂，益气升阳泻火，甘温除热而病告愈，可谓是胆大心细，智圆行方。仅观此两案，即可尊其为医之楷模也。

6. 郁证案

一男子，年二十九岁，三月间，房事后骑马渡溪，遇深渊沉没，幸得马健无事，连湿衣行十五里抵家。次日憎寒壮热，肢节烦疼，似疟非疟之状。一医作虚证治，而用补气血药，服月余不效。又易一医，作劳瘵治，用四物汤加知母、黄柏、地骨皮，及丹溪大补阴丸倍加紫河车服至九月，反加满闷不食。乃顾倩有乳妇人在家，止吃人乳汁四五杯，不吃米粒。召予诊视，六脉皆洪缓，重按若牢，右手为甚。予作湿郁处治，用平胃散，倍苍术，加半夏、茯苓、白术、川芎、香附、木通、砂仁、防风、羌活，加姜煎服。黄昏服一帖，一更时又进一帖，至半夜，遍身发红丹如瘾疹，片时遂没而大汗。索粥，与稀粥二碗。由是诸病皆减，能食。仍与前方，服三帖。后以茯苓渗湿汤倍加白术，服二十余帖平安。(《医学正传·卷之二·郁证》)

按语：郁证之说，《内经》伊始。《素问·六元正纪大论》有言五郁治法："木郁达之，火郁发之，土郁夺之，金郁泄之，水郁折之。"至朱丹溪，从病因角度阐发气、湿、热、痰、血、食六郁证，言"气血冲和，百病不生，一有怫郁，诸病生焉"，发前人之所未发。治法上强调顺气为先，消积次之，创越鞠丸、六郁丸等方，喜用香附、川芎、苍术等药。虞抟深谙朱丹溪心法，对郁证的治疗亦颇有心得。

该患者为青年男性，房事之后遭水湿外侵，又长途劳顿而发湿郁之证，前医或作虚治，使湿不得外散；或作劳治，养阴清热反使湿郁更重，皆是未认清病因病机而误治。虞抟诊其脉象洪而缓，重按不虚反若牢，右手甚，是正气不虚，湿郁体内，脾胃受困之象，故而以平胃散加六郁汤（陈皮、半夏、苍术、川芎、茯苓、炒栀子、香附、炙甘草、砂仁。湿郁加白术，倍苍术）化裁，因其脉缓，前医又多用养阴清热之药，时值秋冬时节，热像不显，故先不用苦寒之栀子，而加祛风除湿之防风、羌活。药后久郁之湿得以外泄，借红疹而透出，大汗而解。然仍有余湿在内，故予养胃健脾化湿利水之法调服而安。

7. 痰饮案

予侄妇何氏在室时，四月间因多食青梅，得痰饮病，日间胸膈中大痛如刀锥，至晚胸中痛止而膝大痛，盖痰饮随气升降故也。一医作胃寒治，用干姜、良姜、官桂、乌、附、丁、沉辈，及煮胡椒粥间与。病日剧，加之口渴，小水淋涩。求予治，诊其六脉洪数而滑，予作清痰处治，令其急烹竹沥服。三日口不渴，小水亦不淋涩，但胸中与膝互痛如旧。用萝卜子研汁，与半碗，吐痰半升许，至夜痛尤甚于前，正丹溪所谓引动其猖狂之势耳。次日用人参芦一两，逆流水煎服，不吐。又次日与苦参煎汤服，又不吐；又与附子尖、桔梗芦，皆不吐。一日清晨，藜芦末一钱，入麝香少许，酸浆水调与，始得大吐，至次日天明，吐方定，前后得顽痰及稠饮一小桶许，其痛如脱，后以软粥将理而安。(《医学正传·卷之二·痰饮》)

按语：俞震在《古今医案按·凡例》中言："治病之难，难于识病也，识病之难，难于识脉也。"而虞抟诊病，贵在善识病因病机。该患者病由四月间多食酸甘之青梅而发，食积不消，脾胃运化失常，郁而化为痰饮，停留胸膈，随气升降而时发胸膈大痛，时发双膝大痛。作胃寒治则徒增其热，故而病愈剧，痰热交集，阻滞气脉而出现口渴，尿涩。虞抟诊其脉象六部皆洪数而滑，是痰热胶结于内之象，故先急予竹沥清热化痰，使病势稍退，然胸膈胶结之痰饮仍未得解，于是虞抟欲以吐法因势利导。先用莱菔子汁引吐，而引动痰邪，身痛反增。续用逆流水煎服人参芦，以其水性逆而倒流，宜调和发吐痰饮之剂；人参芦升阳涌吐，善治虚人痰壅胸膈，然邪深结甚，缓药乏效。又改用附子尖与桔梗芦合用以涌吐风痰，祛寒止痛，亦不吐。视其正气稍足，故改用酸浆水调服藜芦末、麝香，以加强祛痰开窍催吐的力量，药后大吐顽痰稠饮一小桶而痛止，再以米粥和胃养胃以善后。前东阳戚伤寒案频用下法，此案则频用吐法，皆在于邪气在里，因势利导，祛邪外出。其处方用药胆大而心细，层次分明，丝丝入扣，值得后学仔细揣摩学习。

8. 哮喘案

东阳一羽士，年五十余，素有喘病，九月间得发热恶寒证，喘甚，脉洪盛而似实。一医作伤寒治，而用小柴胡汤加枳壳、陈皮等药，六日后欲行大承气。一医曰：不可，当作伤食治，宜用枳实导滞丸。争不决，召予视之。二医皆曰：脉实气盛，当泻。予为诊后，晓之曰：此火盛之脉非真实也。观其气短不足以息，当作虚治。乃用补中益气汤加麦门冬、五味子，入附子三分，煎服。二帖脉收敛，四帖而病轻减，六帖病痊安。(《医学正传·卷之二·哮喘》)

按语：哮以声响名，喘以气息言。喘促喉中如水鸡声，谓之哮；气促而连属不能以息，谓之喘。虞抟认为，哮喘一证有虚有实，实证有寒有火，多由痰火内郁、风寒外束而发，虚证则有阴虚发喘和气虚发喘。阴虚发喘为气从脐下起，直冲向上而发喘；气虚发喘则为短气不能以接续者。虚实二证，治法迥异。

本案患者年过五十，又素有喘病，是体虚久病之象。秋月外受风寒，饮动内火而发喘，医作伤寒治，作伤食治，皆是从实治，未考虑其原有体质与病史。虞抟诊脉知其为气虚发热，外为风寒所束，故从虚治，以补中益气汤益气健脾散火，加麦冬、五味子养阴收敛虚火，加附子少许以助祛除寒邪。用药切中病因病机，故获良效。

9. 疟疾案

予壮年过杭，同舟有二男子，皆年逾四十，已各得疟三年矣，俱发于寅申巳亥日，一人昼发于巳而退于申，一人夜发于亥而退于寅。予曰：但到杭，可买药俱与痊可。昼发者，乃阴中之阳病，宜补气解表，与小柴胡汤倍柴胡、人参，加白术、川芎、葛根、陈皮、青皮、苍术。夜发者，为阴中之阴病，宜补血疏肝，用小柴胡合四物，加青皮。各与十帖，教其加

姜、枣煎，于未发前二时服，每日一帖。服至八帖，同日得大汗而愈，永不再发。(《医学正传·卷之二·疟证》)

按语：《医学正传·卷之二·疟证》按六经分论疟证，其中"丹溪活套"一节言："如于寅申巳亥日发，恶寒发热，寒多热少，或腹痛引阴，如淋状，善恐，此厥阴经疟也，宜用二陈汤加桂枝、附子、干姜之类……疟属三阴，宜下宜温宜和，大柴胡汤、柴胡桂姜汤、柴胡四物汤、附子理中汤之类，选而用之。"

此案中实含两案，虞抟遵朱丹溪之法而不拘于朱丹溪之方，正是其所谓"方者法之体，法者方之用，故二者不可偏废也"(《医学正传·卷之一·中风》)，"学者不可固执古方以售今病"(《医学正传·凡例》)的一种体现。案中两人皆四十余岁，皆各得疟证三年，皆发于寅申巳亥日，虞抟判断两人皆属"厥阴经疟"，"夫三日一作者，邪入于三阴经也。作于子午卯酉日者，少阴疟也。作于寅申巳亥日者，厥阴疟也。作于辰戌丑未日者，太阴疟也"。然不同之处在于，一人昼发于巳时而退于申时，一人夜发于亥时而退于寅时。昼发者是阳气不足之象，故属阴中之阳病，治法上重补气解表，用小柴胡汤加健脾和胃之药；夜发者为阴气虚损之象，故属阴中之阴病，治法上以四物汤补血，小柴胡加青皮疏肝和解。两人皆得大汗而愈。此两案亦是同病异治的精彩案例。

10. 泄泻案

一人泄泻，日夜无度，诸药不效。偶得一方，用针沙、地龙、猪苓三味，共为细末，生葱揭汁，调方寸匕，贴脐上，小便长而泻止。一人吐泻三日，垂死嘱咐后事。予为灸天枢、气海三穴，立止。(《医学正传·卷之二·泄泻》)

按语：本案中亦含两案，相同之处在于皆用外治法取效。属虞抟所言"用心以变法，取巧以治愈"(《医学正传·凡例》)之案。第一个患者泄泻日夜无度，可见其病重，内服诸药无效，可见其治疗棘手。但用外治法，以针沙、地龙、猪苓共为细末，生葱汁调敷脐上，使水液从小便出而泻止。是所谓"利小便以实大便"也。针沙又名针砂，是磨砺针时所得的细铁粉，性咸平，味辛酸，能除湿消积；地龙咸寒，能通络利尿；猪苓甘淡性平，利水渗湿，用葱汁调敷，增强通窍利尿的作用。第二案患者吐泻并作，虚乏欲死，虞抟灸其腹部两侧足阳明胃经之天枢穴，天枢亦是手阳明大肠经募穴，灸此穴可调节胃肠之气机，使脾胃升清降浊之功能得以恢复，又配以灸任脉之气海穴，此穴为强壮保健穴，灸之可培补元气，益肾固精，补益回阳，能疗形羸体虚、脏气衰惫、水谷不化、腹泻痢疾等证。两穴合用，使气机升降复常，元气得补而吐泻得止。

11. 痢疾案

一子年将五十，夏秋间得痢疾，月余服药而少愈，秽积已，但尽糟粕，不食，昼夜五六次入厕，兼脱肛不安，又半月诸药不效。予记祖传一方，用池塘中鳖一个，如法修事，多用生姜米作羹，入沙糖一小块，不用盐酱，熟煮，吃一二碗，三日不登厕，大肠自此实矣，肛门亦收而不脱。夫此证盖因脾土受虚，致肺与大肠俱失化源之所滋养，是故大肠不行收令也，此母能令子虚耳。鳖乃介虫属金，而有土性温，能补脾肺。又况肺恶寒，先得芩、连等寒凉之味已多，今用生姜之辛以补肺金，用沙糖之甘以补脾土，肺气既实，其大肠亦随而实，故得以行收令也，故其功效如是之验焉。(《医学正传·卷之三·痢》)

按语：此案已有虞抟按语，甚佳。正如其所言，患者年近半百而患痢疾，服药近两月而症情反复，泻痢日五六次，又有脱肛之患，是脾气虚乏，脾土不能滋养肺金。肺与大肠相表里，故两者俱失化源滋养。治法以其祖传方调治，使脾土健运，肺气转实，而大肠亦随之实。

12. 呕吐案

在城黄氏妇，年将三十，产后困食伤，致胃虚不纳谷，四十余日矣，闻谷气则恶心而呕，闻药气亦呕，求予治。予曰：药不能入口，又将何法以治之乎。恳求不已，遂制一方，用人参、白术、茯苓各五钱，甘草二分，陈皮、藿香、砂仁各五分，炒神曲一钱，十年以上陈仓米一合，顺流水二大白盏煎沸，泡伏龙肝研细，搅浑，放澄清，取一盏，加姜枣，同煎前药至七分，稍冷服。此药遂纳而不吐，别以陈仓米煎汤时时与之，日进前药二三服，渐能吃粥而安。后以此法治十数人，皆验。(《医学正传·卷之三·呕吐》)

按语： 此案方法灵巧，虞抟在最后言"后以此法治十数人，皆验"，可见其法并非个案，而是诊治多人皆效的普适性经验。患者产后体虚，加之食伤，而使闻谷气、药气则欲呕，是其胃气衰甚的表现。一般脾胃气虚用四君子汤加减治疗即可，但汤药需从口服，而患者闻药气则欲呕，药难入口，如何起效？虞抟"用心以变法取巧"，用四君子汤加化痰理气芳香开胃之陈皮、藿香、砂仁合而用之，有香砂六君子之意。加陈仓米者，取其甘淡平之气以养脾胃，故平时亦嘱其饮之。《本草述》云："五谷为养，而更取其陈者，谓其气味俱尽，还归于淡。淡乃五味之主，可以养胃气，且淡能渗湿，即化滞热，是又可以裕脾阴。故方书中疗滞下噤口有仓廪汤，因胃气虚而热乘之，故用参、苓，乃以羌、独、柴胡升达其胃气，并散其毒气，必入陈米养脾阴，使不为热毒所并。又吐利后大渴不止，独以陈仓米汤疗之。是二者足征其于脾胃之阴气大有裨也。"再用"性顺而下流"之顺流水，借伏龙肝之"土气"下行以培益脾胃，佐姜、枣调和，冷服使气缓降。诸法并用，而使药物能顺利入口入胃而发挥作用，对医者颇有启发。

13. 噎膈案

（1）梅林骆氏妇，予妻婶也，年四十九，身材略瘦小，勤于女工，得膈噎证半年矣，饮食绝不进，而大便结燥不行者十数日，小腹隐隐然疼痛，求予治。诊之，六脉皆沉伏。予以生桃仁七个令细嚼，杵生韭汁一盏送下。片时许，病者云：胸中略见宽舒。以四物汤六钱，加栝蒌仁一钱，桃仁泥半钱，酒蒸大黄一钱，酒红花一分，煎成正药一盏，取新温羊乳汁一盏，合而服之。半日后，下宿粪若干。明日腹中痛渐止，渐可进稀粥而少安。后以四物汤出入加减，合羊乳汁，服五六十帖而安。(《医学正传·卷之三·噎膈》)

（2）苏溪金贤九里，年五十三，夏秋间得噎证，胃脘痛，食不下，或食下良久复出，大便燥结，人黑瘦殊甚，求予治。诊其脉，右手关前弦滑而洪，关后略沉小，左三部俱沉弦，尺带芤。予曰：此中气不足，木来侮土，上焦湿热郁结成痰，下焦血少，故大便燥结。阴火上冲吸门，故食不下。用四物汤以生血，用四君子以补气，用二陈以祛痰，三合成剂，加姜炒黄连、炒枳实、瓜蒌仁，少加砂仁。又间服润肠丸，或服丹溪坠痰丸。半年，服前药百余帖，病全安。(《医学正传·卷之三·噎膈》)

按语：噎膈的辨治，虞抟遵朱丹溪所论，提出噎膈为气之为病。气病之初，多不明显，常因饮食不谨，或外冒风雨，或性急易怒，相火上炎，以致津液不行，清浊相干，而起病，表现为或痞或痛，或不思食，或嗳腐吞酸，或嘈杂痞闷等。若不能及时去除病因，反而失治误治，则可能夹痰夹瘀，发展为噎膈之病。

以上两病案，患者均为瘦弱体质，阴血本不足，相火易上炎。前一病案患者为四十九岁妇女，气血已渐亏虚，加之发病日久，出现血瘀燥结，故以四物汤加栝蒌仁、桃仁、酒大黄、酒红花，滋补阴血兼活血润下。后一病案"其脉右关前弦滑而洪，关后略沉小，左三部俱沉弦，"病有虚、有痰、有燥结，虞抟施四物汤以滋补阴血，四君子健脾益气，二陈汤祛痰，兼清热润燥之品。杂病从气、血、痰论治，实乃遵朱丹溪之法。

14. 呃逆案

（1）东阳李氏子，病伤寒阳明内实，医与补药治而成发呃，十日后召予。诊其脉长而实大，与大承气汤大下之，热退而呃亦止。(《医学正传·卷之三·呃逆》)

（2）盘松周氏子，得伤寒证，七日热退而呃连声不绝。举家彷徨，召予诊其脉，六脉皆沉细无力，人倦甚。以补中益气汤作大剂，加炮附子一钱，一日三帖，兼与灸乳根、气海三处，当日呃止，脉亦充而平安。(《医学正传·卷之三·呃逆》)

按语：对呃逆一症，前人多从火热或胃寒实邪论治，虞抟则以虚实详尽阐释呃逆病因病机，发展了对呃逆的理论认识。此二案，皆为呃逆之证，却是一实一虚，治法完全不同。前案因医误治以补药，加之病日较长，致伤寒阳明热积炽盛，诊其脉长而实，为阳明内实，清气不得升，浊气不得降，致气不宣通而发呃逆，故以大承气汤泻下热积，浊气以降，清气得升而呃愈。如朱丹溪所言"有阳明内实，失下而呃者，宜大承气汤下之而愈"。后案亦由伤寒传变而来，但与前案不同之处在于此患者六脉皆沉细无力，故辨为脾胃虚弱，中气不足，胃气运行不利反而上逆而致，故以补中益气汤加炮附子温健脾气，另用其祖传"灸咳逆法"，灸乳根二穴合气海穴，使胃气得运，得降而安。

15. 内伤腹胀案

杜门傅氏妇，予族侄女也，年三十岁，因劳倦伤食，致腹痛膜胀面黄，十数日后求予治。诊得右手气口脉洪盛而滑，右关脉浮诊虚大而滑，重按则沉实，左寸关亦弦滑而无力，两尺皆虚而伏。予曰：此中气不足，脾气弱而不磨，当补泻兼施而治。初与补中益气汤二服，次日与枳实导滞丸八十丸，大便去二次，次日又与补中益气汤。如此补一日，泻一日，二十日服补药十数帖，导滞丸千数丸，腹胀渐退而安。(《医学正传·卷之二·内

伤》）

按语： 此案为劳倦复伤食，脾胃虚弱兼有食积，虚实夹杂。虞抟以补中益气汤合枳实导滞丸，一日服补中益气汤，一日服枳实导滞丸，交替服用，以实现补泻兼施之法，可谓在服药方法上匠心独运。

对于补中益气汤"以升阳益胃目之，而悉以升麻柴胡之类佐之"的运用，虞抟在《医学正传·卷之一·医学或问》中这样阐释："夫天地四时之令，春夏之气，温而升浮，则万物发生……人肖天地，常欲使胃气温而升浮，而行春夏生发之令。又升麻能令清气从右而上达，柴胡能令清气从左而上达……又参芪等补剂，皆味浓而气滞者，若不以升柴等药提之，何以得行于经络肌表而滋补哉。"同时，虞抟还指出虽东垣为北方之人，创补中益气、升阳举陷之法，而东南之地，土气下陷，脾胃之气不升而作内伤之病，故强调"是以此法，尤利于东南方也"。在虞抟的医案中，补中益气汤的运用很常见。虞抟以补中益气汤治疗内伤劳倦发热、瘟疫热病食复、腹痛、呃逆、腹胀等证，每获良效。

16. 痞满案

山头沈三十一丈，年三十余，身材肥盛，夏秋间因官差丈量田地辛苦，至冬间得痞满证，两胁气攻，胸中饱闷，不能卧，欲成胀满证。历数医者，皆与疏气耗散之药，皆不效。十一月初旬，召予延医，两手关前皆浮洪而弦涩，两关后脉皆沉伏。予曰：此膈上有稠痰，脾土之气敦阜，肝木郁而不伸，当用吐法，木郁达之之理也。奈何值冬月降沉之令，未可行此法，且先与豁痰疏肝气，泻脾胃敦阜之气。用平胃散加半夏、茯苓、青皮、川芎、草龙胆、香附、砂仁、柴胡、黄连、瓜蒌子等药，病退之十有三四。待次年二月初旬，为行倒仓法，平安。（《医学正传·卷之三·痞满》）

按语： 患者正值壮年，但素体肥盛而为痰湿体质。劳累过度，脾胃受损，不能运化，痰气胶着而成痞满之证。数用疏气散满药而乏效。虞抟根据脉法判断其上有稠痰在膈，中焦脾土受困，下焦肝郁不舒，为"木郁"证，当疏达之。虞抟又结合因时制宜的准则，认为冬主收藏，不宜疏达催吐，耗散精气。故先顾护脾胃，豁痰疏肝，用平胃散加化痰、清热、理气和胃之品将息调理之，待到春日生发之时，再顺时顺势行朱丹溪倒仓法而愈。其法其方皆体现了对朱丹溪学术思想的深入把握。

17. 胃脘痛案

一男子，年三十五，胃脘作痛久矣，人形黄瘦，食少而胸中常若食饱。来求治，与加味枳术丸，服不效，而日渐大痛，叫号声闻四邻，别父母妻子，嘱咐后事，欲自杀。予以桃仁承气汤作大剂与之，连二服，大下瘀血四五碗许，困倦不能言语者三日，教以稀粥少食，渐渐将理，病全安，复壮如旧。(《医学正传·卷之四·胃脘痛》)

按语： 此案胃脘痛日久，瘀血阻滞，非寻常食积作痛，故用加味枳术丸者乏效，其又大痛难忍者，为瘀阻之实证显矣，故以大剂桃仁承气汤速下胃肠瘀滞，急治其标。虞抟在治疗本案急腹症后，知其大下之后，正气衰疲，恐日久气血耗伤又发新疾，故教以稀粥少食，缓缓充养胃气，渐渐调理，以治其本。

18. 腹痛案

(1) 黄氏妇案

一黄氏妇，年五十余，小腹有块作痛二月余。一医作死血治，与四物加桃仁等药，不效；又以五灵脂、玄胡索、乳香、没药、三棱、莪术等作丸服，又不效。召予治，诊其六脉皆沉伏，两尺绝无。予曰：乃结粪在下焦作痛耳，非死血也。用金城稻烧灰淋浓汁一盏服之，过一时许，与枳实导滞丸一百粒催之，下黑粪如梅核者一碗许，痛遂止。后与生血润肠之药十数帖，调理平安。(《医学正传·卷之四·腹痛》)

按语： 虞抟认为，腹痛一证有因虚、因实、因痰、因火、因寒、因食积、因死血（瘀血）等不同。此患者六脉皆沉伏，尺脉已触不及，并无瘀血在内的滞涩之脉，且用活血化瘀药无效，故而虞抟认为其非瘀血作痛，而是结粪不下，积于大肠而发。其治法亦是以祖传方溯源散变化，因江浙一带以水稻为主食，故以水稻烧灰存性，淋浓汁者，疑为淋浓韭汁，服后再以李杲枳实导滞丸缓下之而痛止。年过五旬之人，阴血本虚，下后更亏，故以生血润肠之品善后调理。

（2）壮年男子案

一壮年男子，寒月入水网鱼，饥甚，遇凉粥食之，腹大痛，二昼夜不止。一医先与大黄丸，不通；又与大承气汤，下粪水而痛愈甚。召予治，诊其六脉皆沉伏而实，面青黑色。予曰：此大寒证，及下焦有燥屎作痛。先与丁附治中汤一帖，又与灸气海穴二十一壮，痛减半。继以江子加陈皮、木香作丸，如绿豆大，生姜汁送下五粒，下五七次，平安。（《医学正传·卷之四·腹痛》）

按语：寒月为一寒，入水网鱼为再寒，饥甚胃气已损又食凉粥为三寒，此等寒气入腹，使人血脉凝滞，不通而痛甚。《素问·举痛论》云："寒气入经而稽迟，泣而不行，客于脉外则血少，客于脉中则气不通，故卒然而痛。"前医单纯用攻下药而不虑其受寒之因，故而粪水下而痛愈甚。虞抟先用"治胃伤寒冷之物，致心腹疞痛"之《局方》丁附治中汤（人参、白术、干姜、炙甘草、陈皮、青皮、丁香、附子），又灸气海穴内外合治以加强温中散寒的作用。"江子"为巴豆的别名，王好古《汤液本草》云："巴豆，若急治为水谷道路之剂，去皮心膜油，生用；若缓治为消坚磨积之剂，炒去烟令紫黑，研用。可以通肠，可以止泄，世所不知也。"此处当是用辛热大毒的巴豆与陈皮、半夏研末为小丸，峻药缓下，引腹中之余寒随大便而出。

（3）妇人案

予曾治一妇人，因采桑，见桑有金虫如蚕者，被其毒，谓之金蚕毒，腹中痛欲死，召予治。予以樟木屑浓煎汤与之，大吐，吐出有金丝如乱发者一块，腹痛减十分之七八，又与甘草汤，连进二三盏而安。（《医学正传·卷之四·诸虫》）

按语： 金蚕，李时珍在《本草纲目·虫部第四十二卷·金蚕》言其虫"屈如指环，食故绯帛锦，如蚕之食叶也……金蚕始于蜀中，近及湖、广、闽、粤浸多。状如蚕，金色，日食蜀锦四寸。南人畜之，取其粪置饮食中以毒人，人即死也"。并引用了虞抟用樟木屑汤治疗的记载。本案患者之腹痛因采桑被毒虫感染引起，其中"金蚕毒"与所谓"金蚕蛊毒"似乎不同，但具体为何物尚不知，应是某种昆虫所致感染。樟木屑，味辛性温，无毒，能祛风湿，行气血，利关节，止疼痛。《医学正传·卷之二·霍乱》中云："有宜吐者，虽自吐利，还须以吐法提其气，用二陈汤探吐，或樟木屑煎汤，或盐汤，皆可吐之。"《医学正传·卷之四·痛风》又云："熏洗痛风法：治手足冷痛如虎咬者。用樟木屑一斗，以急流水一担熬沸，以樟木屑置于大桶内，桶边放一兀凳，用前沸汤泡之，桶内安一矮凳子，令人坐桶边，放一脚在内，外以草荐一领围之，勿令汤气入眼，恐坏眼，其功甚捷。"《本草纲目·木部第三十四卷·樟》亦云："霍乱及干霍乱须吐者，以樟木屑煎浓汁吐之，甚良；又中恶猝死者，以樟木烧烟熏之，待苏乃用药，此物辛烈香窜，能去湿气、辟邪恶故也。"可见虞抟此处用樟木屑煎浓汤，在于其既能催吐又能止痛，还能辟邪除恶。一药多能，大吐后虽腹痛消减明显，但胃气亦受损，故以甘草煎汤服用，柔中和胃，又能解毒，一举而两得，由此可知虞抟选药之精专巧妙。

19. 胁痛案

金氏子，年四十余，因骑马跌扑，次年左胁胀痛。医与小柴胡汤加草龙胆、青皮等药，不效，来求治。诊其脉左手寸尺皆弦数而涩，关脉芤而急数，右三部惟数而虚。予曰：明是死血证。用抵当丸一剂，下黑血二升许，后以四物汤加减调理而安。(《医学正传·卷之四·胁痛》)

按语：本案患者因外伤瘀血阻滞致左胁胀痛，诊脉有瘀滞兼虚象，故以抵当丸一剂泻下逐瘀，下黑血后即改用四物汤调理气血。虞抟善用下法，以大承气汤、枳实导滞丸、桃仁承气汤、抵当丸等泻下积热燥结、消导积食、逐瘀，急下存阴。在下法的使用过程中，注重疾病的标本缓急，急则治其标，速下后即予补益调理治其本。注重疾病的虚实，多以脉诊做出虚实判断，虞抟常用的大承气汤、枳实导滞丸，只有在脉长而实大，有阳明里实证时方可使用，如伤寒阳明内实证、热积之呃逆证、燥结证等，每获良效。

20. 便秘案

（1）百一通判之子案

予族侄百一通判之子，因出痘大便闭结不通。儿医云：便实为佳兆。自病至痘疮愈后，不入厕者凡二十五日，肛门连大肠不胜其痛，叫号声达四邻外。医及予二三人议药调治，用皂角末及蜜煎导法，服以大小承气汤及枳实导滞丸、备急丸皆不效，计无所出。予曰：此痘疮余毒郁热，结滞于大小肠之间而然。以香油一大盏令饮，自朝至暮亦不效。予画一计，令侍婢口含香油，以小竹筒一个套入肛门，以油吹入肛内。过半时许，病者自云：其油入肠内，如蚯蚓渐渐上行。再过片时许，下黑粪一二升止，困睡而安。(《医学正传·卷之六·秘结》)

（2）赵德秀才之母案

本邑赵德秀才之母，年五十余，身材瘦小，得大便燥结不通，饮食少进，小腹作痛，召予延医，六脉皆沉伏而结涩。予作血虚治，用四物汤加桃仁、麻仁、煨大黄等药，数服不通，反加满闷。与东垣枳实导滞丸及备急大黄丸等药，下咽片时即吐出。盖胃气虚而不能久留性速之药耳。遂以备急大黄丸外以黄蜡包之，又以细针穿一窍，令服三丸。盖以蜡匮者，制其不犯胃气，故得出幽门达大小肠取效也。明日，下燥屎一升许。继以四物汤加减作汤，使吞润肠丸。如此调理月余，得大便如常，饮食进而平安。（《医学正传·卷之六·秘结》）

按语： 此二案皆是虞抟用心以变法取巧而治愈的验案。在常规口服药物难以施效的情况下，虞抟巧妙地运用了肠溶剂和器械灌肠术，不禁让人拍案叫绝。前一病案为小儿痘疮愈后便秘腹痛，由于口服泻下导滞药不效，虞抟遂令侍婢口含香油，以小竹筒一个套入患儿肛门，以油吹入肛内，虽此法较之今日有欠消毒卫生，器械也粗糙，但在当时的历史条件下，虞抟能施用器械灌肠以通便，则是颇有创新的，丰富了中医治疗便秘的方法。后一病案由于患者胃气虚而不能久留性速之药，药咽时即吐出，遂以备急大黄丸外以黄蜡包之，制其不犯胃气，药物达大小肠溶解取效，此乃开中药肠溶剂型之先河。

21. 便血案

一男子年四十余，素饮酒无度，得大便下血证，一日入厕二三次，每次便血一升许，予以四物汤加条芩、防风、荆芥、白芷、槐花等药，连日与服，不效，后用橡斗烧灰二钱七分，调入前药汁内服之，又与灸脊中对脐一穴，血遂止而平安，其病自此不发。（《医学正传·卷之五·血证》）

按语： 四物汤方出自唐·蔺道人《仙授理伤续断秘方》，功能补血调血。朱丹溪倡"阳有余阴不足"论，并提出"气常有余，血常不足"，故丹溪治病多以四物汤滋补阴血，"补阴则火自降"。承朱丹溪之学，虞抟在临证治疗阴血不足为病时，善施四物汤。妇人以血为本，尤经带胎产无不耗伤阴血，故对于妇人疾病，虞抟首以四物汤滋补阴血，强调四物汤"乃妇人众疾之总司"。另外，还从体质因素角度对四物汤证加以阐发，对素体体瘦多阴血亏虚之人，多以四物汤加减论治其病。

22. 虚损案

（1）金儒元案

本邑在城金儒元，国子生也，年五十余，身略瘦，十年前得内伤夹外感证，一医用发表疏利之剂，十数日后，热虽退而虚未复，胸中痞满，气促眩运，召予治。以补中益气汤，间与东垣消痞丸、陈皮枳术丸等药调理而安，但病根未尽除而住药，故眩运或时而举，不甚重来。延至此年，因往杭城跋涉辛苦，而兼色欲之过，还家眩运大作。历数医，皆与防风、羌活、荆芥、南星、半夏、苍术等去风散湿消痰之剂，病愈重，一日十数次厥去，片时复苏，凡动或转侧，即厥不知人事。举家徨徨叫哭，召予治，诊其六脉皆浮洪而濡。予晓之曰：此气血大虚证，幸脉不数而身无大热，不死。但恐病愈后，而有数年不能下榻行动。病者曰：只要有命，卧亦甘心。与大补气血之药，倍人参、黄，或加附子引经，合大剂一日三帖，又煎人参膏及作紫河车丸、补阴丸之类间服，如此调理二月余，服煎药二百余帖，丸药三五料，用人参五六斤，其证渐不厥，饮食如故，但未能行动耳。次年闻王布政汝言往京师，道经兰溪，以舟载去彼，俟候求诊。王公曰：此证阴虚，风痰上壅，因误服参、芪多，故病久不愈。立方以天麻、菊花、荆芥、川芎等清上之药，亦未见效，住药。后越五六年，方得起而步履如初。儒元不思昔日病剧而借参、芪等药之功，遂以王公之语，归咎于予用药之误。噫！彼时若非峻补，何以得一儒元见王公耶。呜呼！此诚得鱼忘筌、得兔忘蹄也，可胜叹哉。（《医学正传·卷之三·虚损》）

按语： 虚损一病属中医虚劳范畴，因其病程长，伤及形体脏腑实质，故治疗颇为棘手。在《医学正传》中，虞抟把虚劳分为虚损和劳极两种。此案治疗过程曲折，医理深刻，又是虞抟对患者误解的一种感叹，读来让人抚卷深思。

虞抟认为，患者之虚损，由十年前的外感夹内伤证未除病根，又劳累过度所致，症状表现上以眩晕为主症；前医见晕治晕，以祛风化痰药治之而不顾其虚损之本，气血愈耗，眩晕愈重，以致一日晕厥十余次。虞抟认为此为"气血大虚证"，所幸"脉不数而身无大热"，体内气血尚存而未外脱，故可治。但因其病久而深重，故告知患者眩晕可愈但要卧床数年，以让其有心理准备。治疗上以大补气血为根本。汤药、丸药并进，调理二月余而渐安，但仍卧床不起。

至第二年，患者求治于王汝言。王汝言即王纶，字汝言，号节斋，浙江慈溪人，著有《明医杂著》《本草集要》等，学术上继承李杲、朱丹溪之学，提出了"理虚宜忌参芪"的学术观点，受到不少医家的批评。在《医学正传·卷之一·医学或问》中，虞抟就对其说持否定态度。本案中，王纶的做法亦体现了其学术主张，认为患者为阴虚而风痰上壅之证，久卧不起在于误服参、芪过多。虽然王纶的处方对患者无效，但却使患者怪罪于虞抟，认为虞抟治疗有误，而不念虞抟救命之功，令虞抟颇为感慨，亦令读者颇为深思。反观当今医疗环境，可见医患矛盾与治疗误解自古有之，亦警示医者，医技需精湛，医德需高尚。

（2）邹掌教先生案

东阳邑庠邹掌教先生一证，发大汗战，鼓栗振掉，片时许，发燥热，身如火烧，又片时许，出大汗如雨，身体若冰冷而就发寒战如前，寒后有热，热后有汗，三病继作而昼夜不息。庠生卢明夫与作疟证治，不效。召予，诊其右手阳脉数而浮洪无力，阴脉略沉小而亦虚，左三部比右差小而亦浮软。予曰：此阳虚证也。用补中益气汤，倍参、芪，减升、柴一半，加尿浸生附子一钱半，炒黄柏三分，干姜、薄桂各五分，大枣一枚，同煎服。一服而病去三分，二服而减半，四服寒热止而身尚有微汗，减去桂、附、干姜一半，服二帖全愈。(《医学正传·卷之三·虚损》)

按语：此案患者为教书先生，当素体偏虚弱。其证寒、热、汗交作如疟状，故有医以疟药治之，因其非疟证，故乏效。虞抟诊其脉象两手皆浮软，而右脉大于左脉，且右脉阳脉数而浮洪无力，阴脉略沉小而亦虚，故诊为内伤阳虚证，以补中益气汤治之，倍参、芪，加附子、干姜、肉桂、大枣以增强益气温阳的作用，减升、柴剂量以减少发散，加少量黄柏清骨蒸劳热，又能佐制诸药，使寒热止而身微汗，去温燥之桂、附、姜，调理而愈。

23. 黄疸案

一男子年三十余，得谷疸症，求予治。以胃苓汤去桂加茵，数十帖黄退，自以为安，不服药。十数日后，至晚目盲不见物。予曰：此名雀目，盖湿痰盛而肝火有余也。用猪肝煮熟和夜明砂作丸服之，目遂明如故，来谢。予曰：未也，不早服制肝补脾消痰之剂，必成蛊胀。伊芳不信，半月后腹渐胀痞满，复来治。予仍以胃苓汤倍二术，加木通、麦门冬，煎汤下褪金丸，一月平安。（《医学正传·卷之六·黄疸》）

按语：在《金匮要略·黄疸病脉证并治》中，将黄疸分为谷疸、女劳疸、酒疸，强调了黄疸的病因。其对谷疸的脉象、症状、病因病机等都有详细的描述："趺阳脉紧而数，数则为热，热则消谷，紧则为寒，食即为满。尺脉浮为伤肾，趺阳脉紧为伤脾。风寒相搏，食谷即眩，谷气不消，胃中苦浊，浊气下流，小便不通，阴被其寒，热流膀胱，身体尽黄，名曰谷疸。"并提出了清热化湿、通利小便等治法，运用茵陈蒿汤、茵陈五苓散等经典名方。本案患者亦以《局方》胃苓汤加茵陈清热祛湿，和胃利尿，药后黄疸消退，但邪未尽而药先停，故而湿热上蒙目窍而发生雀目，以猪肝、夜明砂保肝明目而复明，但又因间断治疗而使脾胃痰湿积聚，气机不通而成腹胀，再以胃苓汤加通利之木通，母病及子，故加麦冬顾护肺阴，褪金丸则为虞抟祖传方，言"治黄肿绝妙"。组成：苍术（米泔浸）、白术各二两五钱，炙甘草五钱，姜厚朴一两，陈皮一两五钱，针砂（醋炒红色）、香附（童便浸）各六两，炒神曲、炒麦芽各一两半。有块加三棱、莪术各一两半。为细末，面糊为丸服。忌鱼腥、湿面、生冷、水果等物。

24. 肿胀案

（1）予族八一兄，素能饮酒，年五十，得肿胀病，通身水肿，腹胀尤甚，小便涩而不利，大便滑泄，召予治。予曰：若戒酒色盐酱，此病可保无危，不然去生渐远。兄曰：自今日戒起。予以丹溪之法，而以参术为君，加利水道、制肝木、清肺金等药。十帖而小水长，大便实，肿退而安。又半月，有二从弟平日同饮酒者曰：天民弟素不饮酒，山中之鹿耳。我与兄，水中之鱼也。鹿可无水，鱼亦可无水乎。三人遂痛饮，沉醉而止。次日病作甚于前，复来求治。予曰：不可为矣。挨过一月而逝。（《医学正传·卷之三·肿胀》）

（2）梅林妻侄孙骆智二，得肿胀证，亦令戒前四事，用前法服药四五十帖而愈，颇安五年。一日叹曰：人不吃盐酱，与死何异。遂开盐，十数日后，旧病大作，再来求治，不许。又告欲行倒仓法，予曰：脾虚之甚，此法不可行于今日也。逾月，膨胀而死。予用丹溪之法治肿胀，愈者多矣，不能尽述，特书此二人不守禁忌者，以为后人病此者之戒云。（《医学正传·卷之三·肿胀》）

按语：《丹溪手镜·肿胀》云"治水肿先使补，脾气实能健运"，"治胀满宜大补脾气，行湿散气"；《丹溪心法·水肿》云"水肿，因脾虚不能制水，水渍妄行，当以参术补脾，使脾气得实"；《丹溪心法·鼓胀》云"宜大补中气行湿，此乃脾虚之甚，必须远音乐，断厚味，大剂人参、白术，佐以陈皮、茯苓、苍术之类"。上二案，虞抟除以朱丹溪之法治疗肿胀，还着重指出了需戒酒色盐酱，防治水肿。

虞抟依据《素问·至真要大论》"诸湿肿满，皆属于脾"，"诸腹胀大，皆属于热"，指出肿胀分为水肿和胀满两个病证，"夫脾虚不能制水，水渍妄行，故通身面目手足皆浮而肿，名曰水肿；或腹大如鼓，而面目四肢不肿者，名曰胀满，又名鼓胀"。肿胀的病因，皆为脾土湿热，肿轻而胀重。又强调日常饮食起居对肿胀的防治作用，"却盐味以防助邪，断妄想以保母气，远音乐，戒暴怒，无有不安"。

25. 遗精案

莲塘朱显重，病遗精潮热，不起床三月矣，召予治。脉之，左右寸关皆浮虚无力，两尺洪大而软，与补中益气汤加熟地黄、知母、黄柏、地骨皮煎，吞下珍珠粉丸。外做小篦笼一个，以笼阴茎，勿使搭肉。服药三十余帖，一月平安。(《医学正传·卷之六·便浊遗精》)

按语：此案治法颇为巧妙。遗精之患一般从心、肾论治，而虞抟据其脉象知其脾气虚乏、湿浊下流为主，心神不安、相火妄动次之，故以补中益气汤补中升举，燥湿化浊，加熟地、知母、黄柏、地骨皮滋肾阴降相火；再加珍珠粉丸（黄柏、海蛤粉、珍珠）清热燥湿涩精，安定心神，脾、肾、心同调而安。最妙在于虞抟的临证活法，以小篦笼套其阴茎，减少外界对阴茎的摩擦刺激，与药物配合使用而效佳。

26. 癃闭案

予长兄修德翁，年七十，秋间患小便不通，二十余日，百方不效，后得一方，取地肤草捣自然汁服之遂通。虽至微之物，而有回生起死之功，故录于此，以为济利之一助云（地肤草，一云白地苈是也）。(《医学正传·卷之六·淋闭》)

按语：此案患者系虞抟长兄虞修德，其年七十而患尿潴留，持续20余日，百治不效（虞抟应该也给治过），可知患者之痛苦。最后得一单方，以地肤草捣汁服之而通。《神农本草经·上经·地肤子》记载："味苦寒，主膀胱热，利小便，补中益精气。久服，耳目聪明，轻身耐老。"《本草纲目·草部第十六卷·地肤子》亦记载此案，并予以评按："按虞抟《医学正传》云，抟兄年七十，秋间患淋，百方不效。后得一方，取地肤草捣自然汁，服之遂通。至贱之物，有回生之功如此。时珍按：《圣惠方》治小便不通，用地麦草一大把，水煎服。古方亦常用之。此物能益阴气，通小肠。无阴则阳无以化，亦东垣治小便不通，用黄柏、知母滋肾之意。"

27. 邪祟案

一妇人年二十七，美貌，得一证如醉如痴，颊赤面青，略有潮热，饮食不美，其脉乍疏乍数而虚，每夜见白衣少年与睡，一医与八物汤，服数十帖不效。召予治之，见其家有白犬，卧枕户阃，予曰：必此犬作怪，命杀犬，取其心血及胆汁丸安神定志之药，以八物汤吞下。服药十数帖，丸药一料，以安其神。丸药用远志、石菖蒲、川归、黄连、茯神、朱砂、侧柏叶、草龙胆等药。（《医学正传·卷之五·邪祟》）

按语：此案带有迷信色彩，故而在人民卫生出版社版本中有删节。虞抟在《医学正传·卷之五·邪祟》中言："夫经之所谓邪者，风寒暑湿燥火有余之淫邪耳，非若世俗所谓鬼神之妖怪也。病有心虚惊惕，如醉如痴，如为邪鬼所附，或阳明内实，以致登高而歌，弃衣而走，皆痰火之所为，实非妖邪祟之所迷也。古虽有禁咒一科，及龙树咒法之治，皆移精变气之术，但可解疑释惑，以使心神之归正耳，何邪祟之可祛哉！"又言："人见五色非常之鬼，皆自己精神不守，神光不完故耳，实非外邪所侮，乃元气极虚之候也。"可见虞抟对邪祟也是持辩证唯物主义观点的。但观此医案，将患者之病责之于白犬，杀而取心血、胆汁合药治之则有不可取之处，是应该摒弃的。其治法上以安神定志、补养气血为主，则可法。另外，篇中所载针灸法颇多，可供参考。

（二）外妇儿科医案

1. 肠痈案

东阳吕俊文，得潮热，微似疟状，小腹右边有一块，大如鸡卵作痛，右脚不能伸缩。一医作奔豚气治，十余日不验。召予诊候其脉，左寸芤而带涩，右寸芤而洪实，两尺两关俱洪数。予曰：此大小肠之间欲作痈耳，幸脓未成，犹可治疗。与五香连翘汤加减与之，间以蜈蚣炙黄，酒调服之，三日内平安。(《医学正传·卷之六·疮疡》)

按语：此案中结合患者发病部位，发热、肿痛剧烈、腹肌紧张、右腿不能伸缩等症状，考虑其当为阑尾炎，故作奔豚气以平冲降逆法治之乏效。虞抟视其脉虽关尺皆洪数，然两寸尚芤而左涩右洪实，又身热不甚，故诊为尚未成脓之肠痈，用《外科精要》"治痈疽未成脓者，服之可散"的五香连翘汤（乳香、木香、沉香、丁香、麝香、连翘、射干、升麻、木通、桑寄生、独活、大黄各等分）加减与之。又以息风镇痉、攻毒散结、通络止痛之蜈蚣酒调服之而安。

2. 破伤风案

安文陈珍四兄，因劝斗殴，眉棱骨被打破，得破伤风，头面大肿发热。予适在彼家，以九味羌活汤服取汗，外用杏仁捣烂，入白面少许，新汲水调敷疮上，肿消热退而愈。后以此法治若干人，皆验。(《医学正传·卷之六·破伤风》)

按语：此案亦是虞抟诊治多人后得到的临床经验。破伤风系人体组织受创伤后，被破伤风杆菌感染而发，病情凶险。在《医学正传》中亦有较为具体的描述，其认为破伤风治法当同伤寒，在表汗之，在里下之，在半表半里则和解。此案患者患处在头面，肿大发热属表，故以九味羌活汤汗之，又配以外治法，以杏仁捣烂合白面调敷患处以解毒祛邪，使肿消热退而安。此外治法系其祖传经验秘方，言此法"治初破伤风，发热红肿，风邪将欲传播经络而未入深者，屡验"。

3. 崩漏案

一老妇人年五十三，血崩久不止，诸药不效。予以橡斗、苍耳草根二物烧存性，用四物汤加白芷、茅花、干姜煎汤调服，其经血自此而止，再不行矣。(《医学正传·卷之七·妇人科上 月经》)

按语：患者为年五十三妇人，气血渐虚，故以止血治标，四物汤加干姜调养气血，收其浮散。治疗妇科疾病，虞抟多遵丹溪之法，认为四物汤"乃妇人众疾之总司"，故临证多施四物汤加味治疗。

虞抟认为，崩漏"有虚有热"，"多因气所使而下"，治疗上强调急则治标，缓者治本。以百草霜等止血，继之四物汤调补治其标；以四物汤加味治其本。若崩漏是因气所使而下，在治以行气补血之时，虞抟强调清气宜升。清气得升，浊气便降，气机条达，血行通畅则病向愈。鉴于此，虞抟指出，妇人带下病是由于胃中痰积流下，渗入膀胱所致，治疗上强调"升之"，除二陈汤加苍术外，特别提出以升麻、柴胡"提其气"，此观点对于临证有一定的指导意义。虞抟还指出"大抵经闭不行，与夫经漏不止，其初皆由心事不足，以致月经不调，早不调治，直至危笃求医，虽妙手莫能为矣"。提示在治疗妇科病同时，调节情志、及早就医也很重要。

4. 痘后便秘案

一小儿痘后二十日不大便，其粪燥作痛垂死，曾用大黄、芒硝、枳壳、巴豆等药，及用蜜导法，又服香油一碗许，俱不通。愚令一人以真麻油含口内，用小竹筒一个，纳谷道中，吹油入肠内，须臾即通，真良方也。(《医学正传·卷之八·小儿科·痘疹》)

按语：此案似即为《医学正传·卷之六·秘结》之"百一通判之子案"，可参上文评按。

四、"医学或问"分类简评

《医学正传·卷之一·医学或问》51 条，系虞抟对 51 个医学问题的解答。其体例模仿《内经》《难经》和《局方发挥》的问答式，又具有类似于医话的性质。虞抟将其置于卷首，可见其本人对这部分内容的重视程度。正如虞抟在文中所言："凡医学或问五十一条，皆愚意设辞以申明先哲言不尽意之义，是用书于卷首，与贤者共议耳，非敢自以为是，烦贤者斥正之，勿诮愚之狂妄也，幸甚。"

该篇内容涵盖理论与临床，文字精练而不乏真知灼见，实事求是而能启迪思维，是其学术特色的重要再现，也受到了历代医家的重视，日本医家冈本一抱曾著有《医学正传或问诊解》，惜未得一见。不过，"医学或问"的内容编排中，理、法、方、药和临床各科的内容杂糅在一起，笔者不揣浅陋，试将其内容重新编排顺序，分为中医医史文献及基础理论类 12 条、诊法类 6 条、方药类 8 条、内科证治类 19 条、妇科及儿科证治 6 条五大类，并对各条加拟小标题，同时对其学术观点稍予评注，期对读者深入认识和理解虞抟学术特色有所助益。其中有部分条文如"医学源流论""亢害承制论""人体寿夭论""三焦""命门""相火"等的核心思想已在上文【学术思想】部分做过阐发，故此处不再赘述。

（一）医史文献及基础理论类

本类内容共 12 条，主要涉及中国医学史、中医各家学说和中医基础理论的一些问题。

1. 医学源流论

或问：医学源流，自轩岐以来，以医术鸣世，与夫著书立言，俾后人之可法者，几何人哉？请明以告我。曰：予尝阅故学士宋公景濂之文而得其说矣，请陈如下：夫《黄帝内经》，虽疑先秦之士依仿而作之，其言深而要，其旨邃以弘，其考辩信而有征，是当为医家之宗。下此则秦越人、和、缓，和、缓无书可传，越人所著《八十一难经》，则皆举《内经》之要而推明者也。又下此则淳于意、华佗，佗之熊经鸱顾，固亦导引家之一术，至于刳腹背、湔肠胃而去疾，则涉于神怪矣。意之医状，司马迁备志之，其所谓迥风、沓风者，今人绝不知为何病也，况复求其治疗之深旨乎。又下此则张机之《金匮玉函经》及《伤寒》诸论，诚千古不刊之妙典，第详于六气所伤，而于嗜欲食饮罢劳之所致者略而不议，兼之文本错简，亦未易以序次求之也。又下此则王叔和，叔和纂岐伯、华佗等书为《脉经》，叙阴阳内外，辨三部九候，分人迎气口，条陈十二经络，洎夫三焦五脏六腑之病，最为着明，惜乎为高阳生括以肤陋之脉歌，遂使其本书不盛行于世也。又下此则巢元方，其《病源候》编，似不为无所见者，但言风寒二气而不着湿热之文，乃其失也。又下此则王冰，冰推五运六气之变，撰为《天元玉册》，周详切密，亦人之所难，苟泥之，则局滞而不通矣。又下此则王焘、孙思邈，思邈以绝人之识，操慈仁恻隐之心，其叙《千金方》《翼（方）》，及粗工害人之祸，至为愤切，后人稍闿其藩垣，亦足以其术鸣，但不制伤寒之书，或不能无遗憾也。焘虽阐明《外台秘要》，所言方证符禁灼灸之详，颇有所祖述，然谓针能杀生人而不能起死人者，则一偏之见也。又下此则钱乙、庞安常、许叔微，叔微在准绳尺寸之中，而无所发明，安常虽能出奇应变，而终未离于范围，二人皆得张机之粗者也。惟乙深造机之阃奥而撷其精华，建为五脏之方，各随所宜，谓肝有相火，则有泻而无补，肾为真水，则有补而无泻，皆启《内经》之秘，尤知者之所取法也，世概以婴孺医目之，何其知乙之浅哉。其遗书散亡，出于阎孝忠所集者，多孝忠之意，初非乙之本真也。又下此则上谷张元素、河间刘元素、睢水张从正，元素之与完素，虽设为奇梦异人以神其授受，实闻乙之风而兴起者焉。若从政，则又宗乎完素者也。元素以古方今病决不能相值，治病一切不以方，故其书亦不传，其有存于今者，皆后来之所附会，其学则东垣李杲深得之。杲推明内外二伤，而多注意于补脾土之说，盖以土为一身之主，土平则诸脏平矣。从政以吐、汗、下三法，风、寒、暑、湿、燥、火六门，为医之关键，其治多攻利，不善学人杀人。完素论风火之病，以《内经》病机气宜一十九条着为《原病式》，闻奥粹微，有非大观官局诸医所可仿佛，究其设施，则亦不越攻补二者之间也。近代名医若吴中罗益、沧州吕复，皆承东垣之余绪，武林罗知悌、丹溪朱彦修，各挹完素之流风。又若台之朱佐，越之滑寿，咸有著述，未易枚举。嗟呼！自有《内经》以来，医书之藏有司者，一百七十九家，二百有九部，一千二百五十九卷，亦不为不多矣。若夫历代名医，今但举其最者言之耳，岂能悉具于斯乎。（原第1条）

按语：此则概言医学之源流，溯医学之"正传"，也是虞抟倡导"正传"医学的重要体现。虞抟基于其同乡先贤明代名儒宋濂（字景濂，号潜溪）之说，对《内经》、秦越人、医和、医缓、淳于意、华佗、张仲景、王叔和、巢元方、王冰、王焘、孙思邈、钱乙、庞安常、许叔微、张元素、刘元素、张从正、李杲、罗天益、吕复、罗知悌、朱丹溪、朱佐和滑寿等历代名医名著，进行了简要而较为公允的评介，依此可看出其学术倾向，其学奉《内经》为医家之宗，对张仲景、王叔和、孙思邈、钱乙、刘完素、李杲之评价尤高，亦为初学者指明了方向。

2. 医不三世不服其药论

或问：医学授受之原，既得闻命矣，未审吾子之学，何所适从？传曰：医不三世，不服其药。或谓祖父相承，谓之三世。或谓善读三世之书，则为三世之医。子读三世之书欤？为祖父相承之家学欤？请明言其故可乎？曰：草莽之学，其可云乎。然医不止于三世，而其书又奚止于三代哉，当取其可法者言之耳。予同邑丹溪朱彦修先生，上承刘、张、李三家之学，而得罗太无为之依归，以医道大鸣于当世，遐迩咸取法焉。予故曾叔祖诚斋府君，幸与丹溪生同世、居同乡，于是获沾亲炙之化，亦以其术鸣世，故予祖父相承家传之学有所自来，予惟愧夫才疏质钝，而不能奉扬箕裘之业为憾耳，奚足道哉！（原第 2 条）

按语： 本条主要探讨了虞抟对"医不三世不服其药"的看法，该说最早见于《礼记·曲礼》，后人注解，有认为医者当其家父子三世皆行医者方可信，或认为医者不读"三世之书"则不可信。三世之书是指《黄帝针经》《神农本草》和《素女脉诀》，即涵盖中医理论、针灸、本草和诊法。虞抟则认为历代名医医书颇多，取其可法者则可，可法的医家著作有哪些？"医学溯源论"除了对医学源流的梳理外，虞抟还对其家传承朱丹溪之学的情况予以说明，也说明了其对医家学派的传承是比较重视的。但总体上，虞抟认为学医不必拘泥于"三世之书"，亦不必苛求"三世皆行医"，重在"取其可法者"而学之。

3. 亢害承制论

或问：亢则害承乃制之义何如？曰：王安道论之详矣，其间犹有未悉之旨，请陈其略如下：黄帝曰：愿闻地理之应六节气位何如？岐伯曰：显明之右，君火之位也。君火之右，退行一步，相火治之；复行一步，土气治之；复行一步，金气治之；复行一步，水气治之；复行一步，木气治之；复行一步，君火治之。相火之下，水气承之；水位之下，土气承之；土位之下，风气承之；风位之下，金气承之；金位之下，火气承之；君火之下，阴精承之。亢则害，承乃制也。制则生化，外列盛衰。害则败乱，生化大病。夫五行之木土金水各一，惟火有二，曰君火，曰相火，在地理分布六方，在岁时分为六气。初气自丑至卯，始于大寒而终于春分，厥阴风木主之；二气自卯至巳，始于春分而终于小满，少阴君火主之；三气自巳至未，始于小满而终于大暑，少阳相火主之；四气自未至酉，始于大暑而终于秋分，太阴湿土主之；五气自酉至亥，始于秋分而终于小雪，阳明燥金主之；终气自亥至丑，始于小雪而终于大寒，太阳寒水主之。夫所谓显明者，指方位而言，日出于卯之地也。少阳君火始于此而右迁，故曰显明之右。盖天地左旋，六气右旋，故曰退行。六位之下，各有己所不胜者承之于下，王氏曰承犹随也，而又有妨之之义，以下奉上故曰承。其五行之道，不亢则随之而已，一有所亢，则起而克胜之也。或曰：制者，制何事也？害者，害何物也？制者，制其气之太过也；害者，害承者之元气也。夫所谓元气者，总而言之，谓之一元；分而言之，谓之六元。一元者，天一生水，水生木，木生火，火生土，土生金，金复生水，循环无端，生生不息。六元者，水为木之化元，木为火之化元，火为土之化元，土为金之化元，金为水之化元，亦运化而无穷也。假如火不亢，则所承之水，随之而已；一有亢极，则其水起以平之，盖恐害吾金元之气，子来救母之意也。六气皆然。此五行胜复之理，不期然而然者矣。制则生化者，言有制之常，如亢则制，而生化不息，何害之有。外列盛衰者，言所承者力衰，而所亢者极盛，制之不尽耳，在天地则为六淫，在人身则为六疾。害则败乱者，言无制之变也，所承者衰甚而无气，故所亢者其势纵横而不可遏也，在天地则大块绝灭，在人身则病真而死矣。大略如斯，未尽详也，学人宜参考安道之论斯备矣。（原第 3 条）

按语：本条对《内经》"亢则害承乃制"理论进行诠释，其最推崇王履的注解，并强调元气在亢害承制中的重要性，并提出"子来救母"的亢害承制观，具有一定的创见，具体分析参见上文虞抟学术特色中的相关论述。

4. 朱丹溪阳常有余阴常不足论

或问：丹溪先生《格致余论》云：阳常有余，阴常不足。气常有余，血常不足。然先生所著诸方，每云有气虚，有血虚，有阳虚，有阴虚，其所以自相矛盾有如是者，其义何欤？曰：其所谓阴阳气血之虚实，而以天地日月对待之优劣论之，其理蕴奥难明，非贤者莫能悟其旨也，请陈其大略如下：夫阳常有余、阴常不足者，在天地则该乎万物而言，在人身则该乎一体而论，非直指气为阳而血为阴也。经曰阳中有阴，阴中亦有阳，正所谓独阳不生、独阴不长是也。姑以治法兼证论之，曰气虚者，气中之阴虚也，治法用四君子汤以补气中之阴。曰血虚者，血中之阴虚也，治法用四物汤以补血中之阴。曰阳虚者，心经之元阳虚也，其病多恶寒，责其无火，治法以补气药中加乌附等药，甚者三建汤、正阳散之类。曰阴虚者，肾经之真阴虚也，其病多壮热，责其无水，治法以补血药中加知母、黄柏等药，或大补阴丸、滋阴大补丸之类。经曰：诸寒之而热者取之阴，热之而寒者取之阳，所谓求其属也。王注曰：此言益火之源，以消阴翳，壮水之主，以制阳光也。夫真水衰极之候，切不可服乌附等补阳之药，恐反助火邪而烁真阴。元阳虚甚之躯，亦不可投芎苓等辛散淡渗之剂，恐反开腠理而泄真气。昧者谓气虚即阳虚，止可用四君子，断不可用芎苓之属；血虚即阴虚，止可用四物，决不可用参之类。殊不知东垣有曰：阳旺则能生阴血（此阴阳二字直指气血言）。又曰：血脱益气，古圣人之法也。血虚者须以参补之，阳生阴长之理也。惟真阴虚者将为劳极，参固不可用，恐其不能抵当而反益其病耳，非血虚者之所忌也。如王汝言之通达，亦未明此理，其所著明医杂著谓：近世治病，但见虚证，便用参，属气虚者固宜，若是血虚，岂不助气而反耗阴血邪。是谓血病治气，则血愈虚耗。又曰：血虚误服参等甘温之药，则病日增，服之过多，则死不治。盖甘温助气属阳，阳旺则阴愈消。又曰：妇人产后阴血虚，阳无所依而浮散于外，故多发热，止可用四物汤补阴血，而以炙干姜之苦温从治，而收其浮散，使归依于阴。亦戒勿用参也。丹溪曰：产后当以大补气血为主。既曰阳无所依而浮散于外，非参等药，何以收救其散失之气乎。噫！汝言之论，何其与东垣丹溪俱不合耶？世之胶柱调瑟者比比皆是，予不容不辩也。（原第4条）

按语：本条主要讨论朱丹溪的"阳常有余阴常不足论"。认为朱丹溪所言阴阳并非直指气为阳、血为阴，而是从人身阴阳一体、阳中有阴、阴中有阳的角度论述的。对王纶"血病不能治气"的观点提出质疑，认为血虚者亦有当用参、芪等补气药，以期阳生而阴长。虞抟此论对朱丹溪之说有所阐发。

5. 李杲升阳益胃论

或问：东垣用药，多以升阳益胃目之，而悉以升麻柴胡之类佐之，何欤？曰：夫天地四时之令，春夏之气，温而升浮，则万物发生；秋冬之气，寒而降沉，则万物肃杀。人肖天地，常欲使胃气温而升浮，而行春夏生发之令；不欲使胃气寒而降沉，而行秋冬肃杀之令耳。又升麻能令清气从右而上达，柴胡能令清气从左而上达。经曰：清气在下，则生飧泄；浊气在上，则生䐜胀。是以清气一升，则浊气随降，而无以上等证。又参等补剂，皆味浓而气滞者，若不以升柴等药提之，何以得行于经络肌表而滋补哉。或曰：东垣生于北方，天倾西北，阳气下陷，此法固宜，恐东南方土不宜也。曰：地不满东南，土气下陷，故脾胃之气不升。脾胃之气不升，则上脘不通，谷气不行，而内伤之病作矣。是以此法，尤利于东南方也，学人不可不知此意。（原第8条）

按语：本条指出李杲升阳益胃法之所以常用升麻、柴胡之类佐之，在于升麻、柴胡能令脾胃之清气上达，清气升则浊气降，病证得解；同时升、柴又起到引补药行于经络肌表的作用。虞抟又依据《内经》"地不满东南"的理论，提出东南之人脾胃之气更易下陷，故更宜用升阳益胃法，对临床运用此法有所启发。

6. 饮食运化论

或问：饮食同入于胃，而水谷二者何如而分乎？且如膀胱止有下口而无上口，其水固可出，不知从何而入乎？又何其如是之清乎？曰：经曰：饮食入胃，游溢精气，上输于脾。脾气散精，上归于肺，通调水道，下输膀胱。水精四布，五经并行，合于四时五行阴阳，揆度以为常也。夫胃为仓廪之官，无物不受全借脾土转输而运化焉。盖水谷入胃，其浊者为渣滓，下出幽门，达大小肠而为粪，以出于谷道。其清者，倏焉而化为气，依脾气而上升于肺。其至清而至精者，由肺而灌溉乎四体，而为汗液津唾，助血脉，益气力，而为生生不息之运也。其清中之浊者，下入膀胱而为溺，以出乎小便耳。其未入而在膀胱之外者，尚为浊气；既入而在膀胱之内者，即化为水。是故东垣有曰：饮者无形之气，正谓此也。盖肺属金而复乎脾胃之上，即如天之复于地之上也。经曰：清阳为天，浊阴为地。地气上而为云，天气下而为雨。水入于胃，辄化气而上升，亦犹天降霖雨于地，倏焉化气上腾而为云，又复化为霖雨而下降也。或曰：老人与壮年者，饮水无异多寡，壮年小便甚少，而老者小便甚多，何也？曰：壮者如春夏之气，升者多而降者少；老人如秋冬之气，降者多而升者少耳。或曰：降多即小便多，升多者未见其为何物而出于上窍焉。曰：经曰：清阳出上窍，浊阴出下窍；清阳发腠理，浊阴走五脏；清阳实四肢，浊阴归六腑。各从其化也。夫大块之为器，不可论其涵容之量，人之气化亦犹是也，贤者宜再思之。（原第 11 条）

按语：本条大体论述了饮食水谷在人体中的代谢过程，并以春夏之气升多降少引证少年之人小便少，秋冬之气升少降多引证年老之人小便多，体现了中医学注重天人相应的整体观念。

7. 人体寿夭论

或问：人之寿夭不齐何欤？曰：元气盛衰不同耳。夫人有生之初，先

生二肾，号曰命门，元气之所司，性命之所系焉。是故肾元盛则寿延，肾
元衰则寿夭，此一定之理也。或曰：今见肥白之人多寿夭，元气反衰乎？
瘦黑之人多寿延，元气反盛乎？曰：丹溪谓白者肺气弱，黑者肾气足。又
曰肥不如瘦，白不如黑。或曰：四方之人皆同乎？曰：不同也。《内经》五
常政大论云：阴精所奉其人寿，阳精所降其人夭。又曰：东南方阳也，阳
者其精降于下，故右热而左温。西北方阴也，阴者其精奉于上，故左寒而
右凉。王注曰：阴精所奉，高之地也。阳精所降，下之地也。阴方之地，
阳不妄泄，寒气外持，邪不数中而正气坚守，故寿延。阳方之地，阳气耗
散，发泄无度，风湿数中，真气倾竭，故夭折。或曰：常闻天人之理，同
一揆也。今见于天地之四方者，既得闻命矣；而具于人之五脏者，未之闻
也，请申明其说可乎？曰：西北二方，在人为肾水肺金所居之地，二脏常
恐其不足；东南二方在人为肝木心火所处之位，二脏常恐其有余。《难经》
曰东方实、西方虚、泻南方、补北方等语，即此之义也。夫肾水既实，则
阴精时上，奉于心肺，故东方之木气不实，而西方之金气不虚，此子能令
母实，使金得以平木也，是故水日以盛而火日以亏，此阴精所奉于上而令
人寿延也。若夫肾水虚弱，则无以制南方之心火，故东方实而西方虚，其
命门与胞络之相火，皆夹心火之势而来，侮所不胜之水，使水日亏而火日
盛，此阳精所降于下，故令人夭折也。大抵王冰主天地之四方言，越人主
人身之五脏论，皆不失《内经》之旨，同归于一理也，学人详之。（原第
12 条）

8. 养生论

或问：人之寿夭，各有天命存焉，凡人有生必有死，自古皆然，医何
益乎？曰：夫所谓天命者，天地父母之元气也，父为天，母为地，父精母
血盛衰不同，故人之寿夭亦异。其有生之初，受气之两盛者（父母元气皆
壮盛也，余仿此），当得上中之寿；受气之偏盛者，当得中下之寿；受气之

两衰者，能保养仅得下寿，不然多夭折。虽然，又不可以常理拘泥论也，或风寒暑湿之感于外，饥饱劳役之伤乎内，岂能一一尽乎所禀之元气耶。故上古神农氏尝百草、制医药，乃欲扶植乎生民各得尽乎天年也。今时人有不信医而信巫枉死者，皆不得尽乎正命而与岩墙桎梏死者何异焉。或曰：今之推命者，皆以所生日时之天上星辰，推算其生死安危，无不节节应验。子以父母之元气为天命，恐非至当之语。曰：天人之理，盛衰无不吻合，如河出图，洛出书，圣人取以画八卦而成《易》书。凡人之一动一静，与夫吉凶消长之理，进退存亡之道，用之以卜筮，毫发无差。虽然，圣贤谆谆教诲，必使尽人事以副天意，则凶者化吉，亡者得存，未尝令人委之于天命也。传曰：修身以俟命而已矣。是故医者可以通神明而权造化，能使夭者寿而寿者仙，医道其可废乎。（原第43条）

按语：以上两条（"人体寿夭论"和"养生论"）宜互相参看。"人体寿夭论"认为，人体的寿命长短主要在于先天元气（肾元）之盛衰，"肾元盛则寿延，肾元衰则寿夭"，并结合体质、肤色、地方差异、五脏治法等观点进一步诠释。"养生论"则强调医疗对健康的重要性，认为虽然人体寿命由元气决定，但后天常有外感、内伤疾患，需要及时的医疗救助，以期达到"使夭者寿而寿者仙"的目标，并对信巫不信医的观点进行了驳斥。

9. 三焦、心包、命门相关论

或问：三焦为腑，有以心胞络为脏者，有以命门为脏者。脉诀云：三焦无状空有名。或谓三焦与心胞络，皆有名无实之腑脏，而其位俱在胸膈之中。或谓心胞络乃胸中之脂膜。又或谓之裹心之肉。凡此议论不一，其孰非而孰是欤？请明以告我。曰：其理蕴奥，甚矣难言。虽然，若夫天人之理不明，其可谓之医乎，请略陈其梗概如下：凡万物之有形质着乎地者，必有象以应乎天也。且以五行之理论之，如在地有木火土金水之五行，在天则有风热湿燥寒火之六气，盖人肖天地，其五脏六腑之具于身者，与天地造化生成之理若合符节。是故在天为风，在地为木，在人脏腑为肝为胆。在天为热，在地为火，在人脏腑为心为小肠。在天为湿，在地为土，在人脏腑为脾为胃。在天为燥，在地为金，在人脏腑为肺为大肠。在天为寒，在地为水，在人脏腑为肾为膀胱。五者之外，又有相火游行于天地上下气交之中，故合为五运六气；人身之相火，亦游行于腔子之内，上下肓膜之间，命名三焦，亦合于五脏六腑。丹溪曰：天非此火，不能生物；人非此火，不能有生。夫《内经》以心胞络为脏，配合三焦而为六脏六腑，总为十二经也，其两肾本为一脏，初无左右之分。越人始分之，亦未尝言其为相火之脏。玉叔和始立说，以三焦合命门为表里，亦有深意寓焉。盖命门虽为水脏，实为相火所寓之地。其意盖谓左属阴，右属阳，左属血，右属气，左属水，右属火，静守常而主乎水，动处变而化为火者也。然而相火固无定体，在上则寄于肝胆胞络之间，发则如龙火飞跃于霄汉而为雷霆也；在下则寓于两肾之内，发则如龙火鼓舞于湖海而为波涛也。或曰：尝闻人身之有腑者，若府库然，能盛贮诸物之名也。若大小肠、胃、膀胱、胆五腑，皆有攸受而盛之者，未审三焦为腑，何所盛乎？曰：三焦者，指腔子而言，包涵乎肠胃之总司也。胸中肓膜之上，曰上焦；肓膜之下，脐之上，曰中焦；脐之下，曰下焦，总名曰三焦，其可谓之无攸受乎。其体有脂膜在腔子之内，包罗乎六脏五腑之外也。其心胞络实乃裹心之膜，包于心外，故曰心胞络，其系与三焦之系连属。故指相火之脏腑皆寄于胸中，此知始而未知终也。其余诸说，皆辗转传讹之语耳。管见如斯，俟知者再论。（原第7条）

10. 两肾总号命门说

或问：人身之两肾，犹车之有两轮，其形同，色亦无异，不知王叔和何所见而独谓左肾属水而右肾属火，又指右肾为命门以配三焦之经？尝闻有生之初，胚胎未成之际，先生二肾，即造化天一生水之义，今以水火岐之，冰炭相反何欤？曰：予尝私淑丹溪而得其说矣。按《内经》以心胞络为三焦相火之配而并行于经也，其两肾本为一脏，初未尝有左右之分。而越人始分之，亦不言其为相火之脏。叔和立说，以三焦合命门为表里，亦有深意存焉。盖谓肾属阴而本主乎静，静则阳孕于其中阳既孕矣，其能纯乎静而无生气之动欤？若经所谓肾属水，受五脏六腑之精而藏之，是阳归之阴而成孕者也。又谓肾为作强之官，伎巧出焉，阳出之阴而化生者也。是故肾为一脏配五行而言者，则属之水矣。以其两肾之形有二象而言者，亦得以左右分阴阳刚柔而命为五脏之根元也。以左为阴，右为阳，阴为水，阳为火，水为血，火为气，于是左肾之阴水生肝木，肝木生心火，右肾之阳火生脾土，脾土生肺金，其四脏之于肾，犹枝叶之出于根也。虽然，但不可独指右肾为命门耳。经曰：太冲之地，名曰少阴，少阴之上，名曰太阳，太阳根起于至阴，结于命门。按王注：《灵枢经》云：命门者目也。抑考《明堂》《铜人》等经，命门一穴在脊中行第十四椎下陷中两肾之间。夫两肾固为真元之根本，性命之所关，虽为水脏，而实有相火寓乎其中，象水中之龙火，因其动而发也。愚意当以两肾总号为命门，其命门穴正象门中之枨闑，司开阖之象也。惟其静而阖，涵养乎一阴之真水；动而开，鼓舞乎龙雷之相火。夫水者常也，火者变也。若独指乎右肾为相火，以为三焦之配，尚恐立言之未精也，未知识者以为何如？（原第14条）

11. 壮火少火论

或问：《内经》所谓壮火之气衰，少火之气壮，壮火食气，气食少火，壮火散气，少火生气，何谓也？曰：王太仆已有注文，但未甚详耳，请陈一得如下：夫壮火之气衰、少火之气壮者，言造化胜复之理，少而壮，壮而衰，衰而复生，循环无端，生生不息。经虽不言衰而复生，其理实在其中矣。壮火食气者，言元气见食于壮火也。气食少火者，言元气见助于少火也。壮火散气谓耗散元气，少火生气谓滋生元气，此二句申明上文二句之言耳。盖火不可无，亦可少而不可壮也，少则滋助乎真阴，壮则烧烁乎元气。阴阳造化之理，无往不复，夫火壮而亢极，则兼水化以制之。经曰亢则害，承乃制也。又曰制则生化。故壮火衰而少火复生，是以阴阳调和，万物生旺，四时生长化收藏之道，即此理也。以人论之，胚胎未成之初，先生二肾以涵养真阴，是故名为元气，天一生水之义焉，然后肝心脾肺以及五腑相继而生。五脏五腑之外，又有胞络相火，游行于三焦之间，故以三焦为配，二者皆有名无实之腑脏，盖相火无定位故也。抑考先哲有曰：天非此火，不能生物；人非此火，不能有生。言其不可无也，此非少火生气之意乎。又曰：火与元气不两立，一胜则一负。言其不可亢也，又非壮火散气之谓乎？管见如斯，未知是否？（原第 15 条）

按语：以上三条当参看。"三焦、心包、命门相关论"，对三焦、心包和命门的内涵及三者之间的相关性进行了解答。特别是对三焦的名实进行了解答。认为自然界有五运六气，有相火游行于天地之间；人身亦有五脏六腑，有相火游行体内，命名三焦。命门则为相火所寓之地。在形质上，提出了三焦即人之体腔，为六腑之总司的创见。在"两肾总号为命门说"中，虞抟发挥朱丹溪的思想，对王叔和的"左肾右命门""命门配三焦"之说进行了诠释，认为不可独指右肾为命门，而当以两肾总号为命门，对肾命学说的发展做出了一定的贡献。而"壮火少火论"，则对《内经》的"壮火之气衰，少火之气壮，壮火食气，气食少火，壮火散气，少火生气"的观点从造化胜复、亢害承制、元气盛衰的角度予以阐发。此条亦当与"亢害承制论"互参。

12. 针灸补泻论

或问：针法有补泻迎随之理，固可以平虚实之证。其灸法不问虚实寒热，悉令灸之，其亦有补泻之功乎？曰：虚者灸之，使火气以助元阳也；实者灸之，使实邪随火气而发散也；寒者灸之，使其气之复温也；热者灸之，引郁热之气外发，火就燥之义也。其针刺虽有补泻之法，予恐但有泻而无补焉。经谓泻者迎而夺之，以针迎其经脉之来气而出之，固可以泻实矣；谓补者随而济之，以针随其经脉之去气而留之，未必能补虚也。不然，内经何以曰，无刺之热，无刺浑浑之脉，无刺漉漉之汗；无刺大劳人，无刺大饥人，无刺熇熇大渴人，无刺新饱人，无刺大惊人。又曰，形气不足，病气不足，此阴阳皆不足也，不可刺；刺之，重竭其气，老者绝灭，壮者不复矣。若此等语，皆有泻无补之谓也，学人不可不知。（原第 23 条）

按语： 本条对针灸补泻理论进行了分析。认为灸法可补元阳，亦可发散实邪，而针法虽言有补泻之法，却是泻多补少，虚弱之人需谨慎。然虞抟并非否定针法，在"医学源流论"中评价王焘时，就对王焘"针能杀生人而不能起死人"的观点进行了批评。

（二）诊法类

本类条文共 6 条，主要对中医四诊相关问题进行了探讨。对《内经》《难经》和《脉经》的相关理论，多有引用发挥。

1. 四诊合参论

或问：古有四诊之法，何谓也？曰：形、声、色、脉四者而已，今人惟效脉法，但知其一而遗其三焉，请陈其理如下：夫形诊者，观其形以知其病也。经曰：形气不足，病气有余，是邪胜也，当泻不当补。形气有余，病气不足，当补不当泻。形气不足，病气不足，此阴阳皆不足也，当急补之，不可刺，刺之重不足，重不足则阴阳俱竭，血气皆尽，五脏空虚，筋骨髓枯，老者绝灭，壮者不复矣。形气有余，病气有余，此阴阳皆有余也，急泻其邪，调其虚实。故曰有余者泻之，不足者补之，此之谓也。又曰：形肉既脱，九候虽调者死。又曰：头者精明之府，头倾视深，精神将夺矣。背者胸中之府，背曲肩垂，腑将坏矣。腰者肾之府，转摇不能，肾将惫矣。骨者髓之府，不能久立，行则振掉，骨将惫矣。凡此之类，皆形诊之谓也。

夫声诊者，听其声以验其病也。经曰：声如从室中言，是中气之湿也。言
而微，终日乃复言者，此夺气也。衣被不敛，言语善恶，不避亲疏者，此
神明之乱也。叔和云：久病，声嘶者，死。小儿病，忽作鸦声者，死。东
垣曰：言语先轻后重，高厉有力，是为外感有余之证；言语先重后轻，沉
困无力，是为内伤不足之证。凡此之类，皆声诊之谓也。色诊者，视其面
之五色，以察其病也。经曰：赤欲如帛裹朱，不欲如赭。白欲如鹅羽，不
欲如盐。青欲如苍璧之泽，不欲如蓝。黄欲如罗裹雄黄，不欲如黄土。黑
欲如重漆色，不欲如地苍。又曰：青如草滋者死，黄如枳实者死，黑如炲
者死，赤如衃血者死，白如枯骨者死，此五色之见死也。青如翠羽者生，
黄如蟹腹者生，赤如鸡冠者生，白如豕膏者生，黑如乌羽者生，此五色之
见生也。生于心，如缟裹朱。生于肺，如缟裹红。生于肝，如缟裹绀，生
于脾，如缟裹栝蒌实。生于肾，如缟裹紫。此五脏所生之外荣也。欲观五
脏之五邪，当辩四时之令色。经曰：从前来者为实邪，子能令母实也。从
后来者为虚邪，母能令子虚也。从所胜来者为微邪，妻乘夫位也。从所不
胜来者为贼邪，鬼贼为害也。自病者为正邪，本经自伤也。假如春令木旺，
病者其色青而带赤，是为实邪，虽病易治，法曰实者泻其子。其色青而带
黑，是为虚邪，病亦易治，法曰虚者补其母。其色青而带黄，是为微邪，
尤为易治，法曰微者逆之，谓正治也。其色青而带白，是为贼邪，难治故
多死，法曰甚者从之，谓反治也。若但青如苍璧之泽，乃是正邪，本经自
病，勿药而愈。四时皆仿此而推。又四时皆带红黄为吉，青黑为凶。若此
之类，皆色诊之要诀，学人其可忽乎。（原第5条）

按语： 虞抟认为，中医诊法历来是提倡形、声、色、脉四诊合参，而
"今人惟效脉法，但知其一而遗其三"。所以，对《内经》的形诊（望形
体）、声诊（闻诊）、色诊（望面色）理论进行了总结和阐发，强调四诊合
参的重要性。然而此"四诊"少了"问诊"，与今日之"四诊"不完全相

同，大概是其已将问诊纳入病证描述中，但未明言，亦是有所疏忽。

2.《难经》寸口脉解

或问：越人《难经》第一难中所谓：十二经皆有动脉，独取寸口以决五脏六腑死生吉凶之法。又曰：寸口者，脉之大会，手太阴之脉动也。夫寸口一脉，何以能决脏腑死生吉凶乎？鳌峰熊氏注为右寸，谓右寸之属肺也。四明张氏注为两寸，谓脉会太渊穴也。二说不同，其孰非而孰是欤？请明以告我。曰：古圣立法，以三部九候决人死生，以六脏六腑分发于六部之中，故可以验人脏腑之吉凶也，殊不知《内经》言寸口者颇多，悉兼关尺而言也，大概古人以寸口为六脉之总名耳。不然，《内经》何以言寸口之脉中手短者曰头痛，寸口脉中手长者曰足胫痛，寸口脉中手促上击者肩背痛，若此之类，莫能尽述。先哲注谓中手为医者之中指也，然则非病者之关脉乎。夫越人之《难经》，因《内经》而作，故有是语。今之注者，皆以己意妄释，故与经旨不合。学人宜再思之。（原第 16 条）

按语： 本条对《难经》第一难所言"独取寸口以决五脏六腑死生吉凶之法"进行解释，对前人"以右寸为寸口"和"两寸为寸口"的观点予以否定，认为寸口脉包含寸、关、尺三部，后世亦以虞抟此说为是。

3. 寸口脉平肾间动气绝则死论

或问：《难经》第八难曰：寸口脉平而死者，何谓也？然。诸十二经脉者，皆系于生气之源。所谓生气之源者，十二经之根本也，谓肾间动气也，此五脏六腑之本，十二经之根，呼吸之门，三焦之源，一名守邪之神。故气者，人之根本也，根绝则茎吐枯矣。寸口脉平而死者，生气独绝于内也。夫所谓肾间动气者，释者皆指为两尺。两尺既绝，何谓寸口脉平？何不言尺中肾脉，而言肾间动气？请明辩以释吾疑，幸甚。曰：此言寸口脉平而死者，亦兼关尺而论也。肾间动气者，脐下气海丹田之地也。或曰：脐下中行，乃任脉所属，与肾何相干哉？曰：各开寸半为第二行，皆属足少阴肾经。其脐与背后命门穴对，各开寸半，肾穴也。故丹田气海与肾脉相通，为肾之根也。又若有生之初，先生二肾，胞系在脐，故气海丹田实为生气之源，十二经之根本也。或曰：寸口既平，奚疑其死乎？曰：此为病剧形脱者论耳。《内经》曰：形肉已脱，九候虽调者死。凡见人之病剧者，人形羸瘦，大肉已脱，虽六脉平和，犹当诊候足阳明之冲阳与足少阴之太溪。二脉或绝，更候脐下肾间之动气。其或动气未绝，犹有可生之理；动气如绝，虽三部平和，其死无疑矣。医者其可不详察乎？（原第 17 条）

按语： 本条与上条呼应，对《难经》第八难 "寸口脉平而死者……" 进行解析。虞抟否定了前人将 "寸口脉" 等同于寸脉，将 "肾间动气" 等同于尺脉的注解。认为此条是为病剧形脱者而言，"寸口脉平" 是指寸、关、尺三脉皆平常，肾间动气是指 "脐下丹田气海"，因丹田气海与肾脉相通。病剧之人纵使三部脉象平和，若肾间动气已绝则多死。

4. 平脉缓急论

或问：《脉经》谓一息四至以上为无病常人之脉，今见无病之人，或有一息五至有奇者，有一息三至无余者，何如是之异乎？曰：生成之脉，岂无缓急迟数之殊欤。经曰：性急脉亦急，性缓脉亦缓。大抵脉缓而迟者多寿，脉急而数者多夭。经曰：根于中者命曰神机，神去则机息。盖气血者，人身之神也。脉急数者，气血易亏而神机易息，故多夭；脉迟缓者，气血和平而神机难损，故多寿。先哲论江海之潮，即天地之嘘吸，昼夜止二升二降而已；人之呼吸，昼夜一万三千五百息。故天地之寿，悠久而无疆；人之寿延者，数亦不满百也。管见如斯，未知是否？（原第 25 条）

按语： 本条讨论了正常人体的脉率。《脉经》言 "一息四至为无病常人之脉"，而常人脉率亦有一息五至或一息三至的，虞抟认为，此为先天所生成，自然有缓急之分，并提出 "脉缓而迟者多寿，脉急而数者多夭" 的观点，这是符合人体脉象生理的。

5. 反关脉论

或问：有人寸、关、尺三部之脉，按之绝无形迹，而移于手阳明经阳溪与合谷之地动者，何欤？曰：手太阴经肺与手阳明大肠，一脏一腑，相为表里，其列缺穴乃二经之络脉，故脉从络而出于阳明之经，此为妻乘夫位，地天交泰，生成无病之脉耳，学人可不晓欤！（原第 26 条）

按语： 本条内容是中医文献中对反关脉较早较精确的描述。虽然虞抟并未提出反关脉之名，但已言其实。其认为手太阴肺经与手阳明大肠经相为表里，若寸口脉在肺经处未诊得，而从列缺出于大肠经，是"妻乘夫位，地天交泰"的无病之脉。而后，李时珍在《濒湖脉诀》里言反关脉为"弟乘兄位"，其意相近。

6. 人迎、气口、神门脉解

或问：寸、关、尺三脉部位，既得闻命矣。外有人迎、气口、神门三脉，其位安在？请明以告我。曰：按《活人书》谓左手关前一分，人迎是也。右手关前一分，气口是也。又按经脉谓左手人迎以前寸口脉，即知人迎在病患左手关前寸后之位，诊者右手食指与中指两岐之间是也。又谓右手气口以前寸口脉，即知气口在病患右手关前寸后之位，诊者左手食指与中指两岐之间是也。经又曰：两手神门以后尺中脉，即知神门各在病患两手关后尺（原文作"寸"，与意不符）前之位，诊者中指与无名指两岐之间是也。今人多不识此，或指人迎于左关，或指人迎于左寸，或指气口于右关，或指气口于右寸，或指神门于两关相对者，皆非也，学人可不审乎。（原第 45 条）

按语： 本条根据《内经》《脉经》《活人书》等医籍记载，认为"人迎"在患者左手关前寸之位，"气口"在患者右手关前寸后之位，"神门"则在患者两手关后尺前之位。

（三）方药评议类

本类条文共 8 条，从中可窥见虞抟的遣方用药特点。其中，"评议圣散子方"讨论方剂，其余则主要讨论中药学知识。另外，内科证治类"虚劳不可滥补论"在讨论虚劳治疗时，亦对药物的功能和毒性予以分析，可以互参。

1. 评议圣散子方

或问：庞安常《伤寒总病论》所载《圣散子方》，谓出于苏子瞻尚书所传，又谓其方不知所从来，而故人巢君谷世宝之，以治瘟疫之疾，百不失一。安常赞曰：自古论病，惟伤寒至为危急，表里虚实，日数证候，应汗应下之法，差之毫厘，辄至不救，而用圣散子者，一切不问。阴阳二感，或男女相易，状至危笃者，连饮数剂，则汗出气通，饮食渐进，神宇完复，更不用诸药，连服取瘥；其余轻者，心额微汗，正尔无恙。药性少热，而阳毒发狂之类，入口即觉清凉，殆不可以常理论也。时疫流行，平旦辄煮一釜，不问老少良贱，各饮一大盏，则时气不入其门。平居无病，能空腹一服，则饮食甘美，百疾不生，真济世卫家之宝也。吾子何不遵其法多合，以济世之瘟疫，岂非积德之一事乎？曰：予阅其方，殆与医道不合，盖其药味，止是燥热助火之剂，别无祛邪除瘴之能。如黑附子、高良姜、吴茱萸、石菖蒲、麻黄、细辛、半夏、厚朴、肉豆蔻、防风、藿香，岂非辛烈燥热之剂乎。其茯苓、苍术、藁本、猪苓、泽泻、独活、甘草，稍温不热。虽有柴胡、芍药、枳壳三味之凉，恐一杯之水，难救一车薪之火。夫热药治热病，《素问》谓之从治，又谓之反治，又谓之劫剂。然此方必当时适遇瘟疫之身热无汗，或日期已过，邪气欲去正气将复之际，偶投一服二服，劫而散之者有之。由是众皆以为得神仙之法，争录其方以传于世，正所谓讹上传讹也，岂可以大釜煎煮令一家俱饮乎，又岂可令无病之人空腹服此热药乎。用药者若不执之以理，而谓不杀人者，予未之信也。安常为一代

之名医，而载此方于伤寒论中，而谓能博施济众，亦贤者之过焉。（原第37条）

按语： 苏东坡曾得圣散子方，以治瘟疫多效。经庞安常《伤寒总病论》转载后，世人遂盲从滥用。虞抟则认为，该方为燥热助火之剂，多用附子、良姜、吴茱萸等燥热药，并无祛邪除疫之能。若遇到身热无汗的瘟疫，或在邪气欲去正气将复之际，偶投一两剂可能有效。但若不辨寒温虚实，众人同饮以防治瘟疫，则是以讹传讹，危害匪浅。虞抟此说，也体现了中医辨证施治、个体化治疗的特点。张凤逵言："老君神明散，东坡圣散子，此二方，皆一派辛热燥裂有毒之药，全无扶正驱邪逐秽解毒之品，不知医书何以列之疫条，必系后人伪托，学者慎勿徇名妄用，害人非浅，虞天民辨之最详，不可不考。"（《增订叶评伤暑全书·卷下·治疫名方》）对虞抟之说颇为称赞，但对圣散子的批评也有太过之嫌。裘沛然先生对圣散子方曾有专论，其十分赞赏陈无择的见地。陈无择指出，此方不可滥用亦不可弃用，治疗寒疫时有独到之处。这也提醒我们，在面对丰富浩瀚的中医学文献时，应保持清醒冷静的态度，有实事求是和独立思考的精神，去粗取精，去伪存真，不可人云亦云，拘泥于他人之说。

2. 药石各逞其能论

或问：经谓清气在下，则生飧泄；浊气在上，则生䐜胀。夫病在上者，法当用木香、槟榔等药以降之，病在下者，法当用升麻、柴胡等药以提之，理宜然也。其或泄痢，脱肛后重，大孔痛不可忍，是为气下陷也，法当举之以升麻、柴胡，和之以木香、槟榔。若夫四药同剂，不无升降混淆，奚有归一治病之功邪？曰：天生药石，治病各逞其能。如张仲景制大柴胡汤，用柴胡、大黄同剂，以治伤寒表里俱见之证。然柴胡升而散外邪，大黄降而泄内实，使病者热退气和而愈。今用升麻、柴胡，自能升清气而上行；木香、槟榔，自能逐邪气而下降。故使脱肛举而后重除，故可同剂而成功

矣，何疑之有哉。欲用药者，宜仿此而扩充之可也。（原第 13 条）

3. 相畏相恶相反药同用论

或问：药性有相畏相恶相反，而古方多有同为一剂而用者，其理何如？曰：若夫彼畏我者，我必恶之，我所恶者，彼必畏我，盖我能制其毒而不得以自纵也。且如一剂之中，彼虽畏我，而主治之能在彼，故其分两，当彼重我轻，略将以杀其毒耳；设我重彼轻，制之太过，则尽夺其权而治病之功劣矣。然药性各有能毒，其所畏者畏其能，所恶者恶其毒耳。如仲景制小柴胡汤，用半夏、黄芩、生姜三物同剂，其半夏、黄芩畏生姜，而生姜恶黄芩、半夏，因其分两适中，故但制其慓悍之毒，而不减其退寒热之能也。其为性相反者，各怀酷毒，如两军相敌，决不与之同队也。虽然，外有大毒之疾，必用大毒之药以攻之，又不可以常理论也。如古方感应丸用巴豆、牵牛同剂，以为攻坚积药。四物汤加人参、五灵脂辈，以治血块。丹溪治尸瘵二十四味莲心散，以甘草芫花同剂，而谓妙处在此。是盖贤者真知灼见方可用之，昧者固不可妄试以杀人也。夫用药如用兵，善用者置之死地而后存，若韩信行背水阵也，不善者徒取灭亡之祸耳，可不慎哉！（原第 46 条）

按语： 以上两条皆涉及中药的配伍理论。"药石各逞其能论"对中药配伍相得益彰的原理进行了阐释。认为"天生药石，治病各逞其能"，并以张仲景大柴胡汤中柴胡、大黄同剂治伤寒表里俱见证，以及泄痢或脱肛后重的患者用升麻、柴胡升清气，木香、槟榔降邪气，使脱肛举而后重除为例说明此理。"相畏相恶相反药同用论"，则对古方中相畏、相恶和相反药物常同剂使用的原因进行了分析。认为相畏相恶药能制约药毒，药物剂量运用适当则能使药效最大化而药毒最小化。相反药同用常增加毒性，但若逢"大毒之疾"，则可用之，不必拘于常理。最后，虞抟还提出"用药如用兵"的思想，认为善用药者能"置之死地而后存"，不善者则是徒取灭亡。这些观点为后世医家多有所发挥，对现代临床遣方用药亦颇有启发。

4. 当归用药部位论

或问：当归一物，雷公谓头破血，身和血，尾止血。东垣又云头止血，身养血，尾破血。二说不同，岂无归一之论乎？请明以告我。曰：东垣曰：当归者，使气血各有所归之功之号也。盖其能逐瘀血，生新血，使血脉通畅，与气并行，周流不息，故云然。又曰：中半以上，气脉上行，天气主之，中半以下，气脉下行，地气主之，身则独守乎中而不行也，故人身之法象亦犹是焉。予谓瘀血在上焦与上焦之血少，则用去芦上截；瘀血在下焦与下焦之血虚，则用下截之尾；若欲行中焦之瘀与补中焦之血，则用中一段之身。非独当归，他如黄芩，用上截之虚者以降肺火，用下截之实者以泻大肠之火，防风、桔梗之类亦然，此千古不易之定论也，学人详之。（原第 47 条）

按语：本条对当归头、身、尾不同药用部位的功效进行了分析解答。认为当归能逐瘀生新，通畅血脉。瘀血在上焦与上焦血少，则用当归头；瘀血在下焦与下焦血虚，则用当归尾；瘀血在中焦与中焦血虚，则用当归身，而其他药物亦可仿此。此说取象比类，对读者有一定启发，但需注意不可盲从，有些药物的根与茎的作用不同，甚至相反，如麻黄能发汗而麻黄根则能止汗。

5. 黄柏地黄忌铁器论

或问：黄柏、地黄之类，俱忌铁器蒸捣，何欤？曰：夫地黄、黄柏之类，皆肾经药也。钱仲阳谓肾有补而无泻。又曰虚者补其母，实者泻其子。盖肾乃阴中之少阴，为涵养真元之水脏，其所以忌铁器者，防其伐木泻肝，恐子能令母虚也。竟无他说。（原第 48 条）

按语：本条认为黄柏、地黄皆肾经之药，而"肾有补无泻"，"虚者补其母，实者泻其子"，忌用铁器者，据中医五行学说，铁器属金，金能克木，而肝木为肾水之子，铁器伐木泻肝令肝虚损，而子能令母虚，则使肾水更虚，而影响药效的发挥。此说似囿于五行学说，但亦是古代中药炮制学的一个方面，可供参考。

6. 淡竹说

或问：本草所载竹茹、竹叶及烹竹沥，皆云用淡竹。夫竹类颇多，未审何竹名为淡竹耶？曰：东坡苏公之方有云：淡竹者，对苦竹为文，除苦竹之外，皆淡竹也。我丹溪先生常用早笋，俗名雷竹，此淡中之淡者也。此竹又名甜竹，以其笋之味甜也。别有一种水竹，其笋味纯淡。故以上二竹皆可入药用，缘二笋俱无燉辣之味，故知其无毒故也。如无二竹，晚笋竹亦可代用，余竹皆不可用也。（原第49条）

按语：本条对竹类用药的基原植物进行了考察。虞抟沿用苏东坡的说法，认为"淡竹"是相对苦竹而言的，苦竹以外的竹子皆可为"淡竹"。对竹茹、竹叶和竹沥的植物来源则遵循朱丹溪之说，习用早竹（又称雷竹、甜竹）和水竹（又称青竿竹），若无以上两竹，则用晚笋竹代替。与现代中医临床常用淡竹（与早竹同属）、水竹和大头典竹相近。

7. 无病勿噬槟榔论

或问：岭表烟瘴之地，其俗平居无病之人，朝夕常噬槟榔，云可辟除山岚瘴气之疾。吾儒有仕于彼地者，亦随其俗而噬之，果有益乎？否乎？曰：按本草槟榔味辛气温，为纯阳之物，善驱逐滞气，散邪气，泄胸中至高之气，除痰癖下行，以治后重脱肛之证。如果有以上诸疾，用之以佐木香、芩、术等药，无不应验。若无病冲和之胃气，而无故朝夕常噬，吾恐反泄真气，非徒无益而又害之是也。呜呼！因习之弊，死而无悔者焉。罗谦甫曰：无病服药，如壁里添柱。诚哉是言也。尝闻用药如用兵，朝廷不得已而行之，以御寇耳；若无寇可平而无故发兵，不惟空废粮饷，抑且害及于无辜之良民也，戒之戒之！（原第50条）

　　按语：虞抟对岭表之人朝夕常噬槟榔以求辟除山岚瘴气的做法提出了质疑。认为槟榔辛温纯阳，虽善驱滞散邪，除痰下癖，若无病朝夕常噬，可能反泄真气而添病。最后，虞抟再次以"用药如用兵"喻之，有敌寇时发兵则能御寇，若无敌寇却发兵，则有百害而无一利，与"相畏相恶相反药同用论"呼应。

8. 煎药用水功效论

　　或问：医家以水烹煮药石，本草著名类多而未详其用。曰长流水，曰急流水，曰顺流水，曰逆流水，曰千里水，曰半天河水，曰春雨水，曰秋露水，曰雪花水，曰井花水，曰新汲水，曰无根水，曰菊英水，曰潦水，曰甘澜水，曰月窟水，夫何一水之用而有许多之名，必其能各有所长，请逐一明言其故无吝。曰：谓长流水者，即千里水也，但当取其流长而来远耳，不可泥于千里者，以其性远而通达，历科坎已多，故取以煎煮手足四末之病，道路远之药，及通利大小便之用也。曰急流水者，湍上峻急之流水也，以其性速急而达下，故特取以煎熬通利二便及足胫以下之风药也。曰顺流水者，其性顺而下流，故亦取以治下焦腰膝之证，及通利二便之用也。曰逆流水者，漫流洄澜之水也，以其性逆而倒流，故取以调和发吐痰饮之剂也。曰半天河水者，即长桑君授扁鹊饮以上池之水，乃竹篱藩头管内之积水耳，取其清洁自天而降，未受下流污浊之气，故可以为炼还丹、调仙药之用也。曰春雨水者，立春日空中以器盛接之水也，其性始得春升生发之气，故可以煮中气不足、清气不升之药。<u>古方谓妇人无子者，于立春日清晨，以器盛空中之雨水，或此日百草晓露之水，夫妻各饮一杯，还房当即有孕，取其资始资生，发育万物之意耳。</u>曰秋露水者，其性禀收敛肃杀之气，故可取以烹煎杀祟之药，及调敷杀癞虫疥癣诸虫之剂也。曰井花水者，清晨井中第一汲者，其天一真精之气浮结于水面，故可取以烹煎补阴之剂，及修炼还丹之用。今好清之士，每日取以烹春茗，而谓清利头目最佳，其性味同于雪水也。曰菊英水者，蜀中有长寿源，其源多菊花，而流水四季皆菊花香，居人饮其水者，寿皆二三百岁，故陶靖节之流好植菊花，日采其花英浸水烹茶，期延寿也。曰新汲水者，井中新汲水未入缸瓮者，取其清洁无混杂之剂，故用以烹煮药剂也。曰甘澜水者，器盛水，以物扬跃，使水珠沫液盈于水面，其水与月窟水性同，取其味甘温而性柔，故可以烹伤寒阴证等药也。曰潦水者，又名无根水，山谷中无人迹去处，新土科凹中之水也，取其性不动摇而有土气内存，故可以煎熬调脾进食以补益中气之剂也。夫本草虽有诸水之名，而未详言其用，今故述之，以为后学之矜式云。（原第23条）

按语： 本条对煎药所用之水如长流水、急流水、顺流水、逆流水、千里水、半天河水、春雨水、秋露水、雪花水、井花水、新汲水、菊英水、潦水（无根水）、甘澜水、月窟水等不同水液的功用予以解释，补充了前代许多本草书籍的不足，也为后世《本草纲目》等许多医籍所引用发挥。其中下划线文字部分在人民卫生出版社点校本中被删除，据中国医药科技出版社校注本补入。

（四）内科证治类

本类条目最多，共19条，又可大致分为外感病论治、内伤杂病论治和外感内伤辨三部分，内容涉及六淫概念阐释、伤寒、瘟疫、内伤发热、虚劳、水肿、中风后遗症、雀目、发痧、痛症和癫狂等精神情志类疾患论治，以及外感内伤辨析等，分述如下。

1. 六淫论

或问：六淫之邪，当从《内经》六气之太过为是也。昔医和对晋平公之文，不曰风寒暑湿燥火，而曰阴阳风雨晦明，何也？曰：辞虽异而理实同焉。彼谓阴淫寒疾者，即太阳寒水之令太过而为寒疾也。阳淫热疾者，即少阳相火之令太过而为热疾也。风淫末疾者，即厥阴风木之令太过而为末疾也。雨淫腹疾者，即太阴湿土之令太过而为腹疾也。晦淫惑疾者，即阳明燥金之令太过而为疫疾也。明淫心疾者，即少阴君火之令太过而为心疾也。或曰：阴阳风雨即为寒热风湿之疾，彼此固吻合矣；所谓晦淫惑疾与明淫心疾二者，似不相符，请明以告我。曰：岁金太过，燥令大行，久晴不雨，黄埃蔽空，日月冒明，当为疫疠之疾，山岚瘴气是也。惑当作疫，传写之误耳。君火太过，热令早行，火为离明之象，故曰明淫，如《内经》所谓天明则日月不明是也。少阴君火司令，故曰心疾，春分至小满时太热也。有释明为昼明，晦为夜晦，惑为蛊惑心志，皆非也。夫昼明夜晦，天道自然之理，何淫之有。其蛊惑心志者，亦非天地之淫邪也。学人宜再思之。（原第 10 条 ）

按语： 本条对秦代名医医和言六淫为"阴阳风雨晦明"，而不言"风寒暑湿燥火"做出了解释。认为二者辞异而理同。从五运六气的角度解释"阴"为寒邪，"阳"为热邪，"风"同风邪，"雨"同湿邪，"晦"即燥邪，"明"即火邪。特别指出"晦淫惑疾"之"惑"当作"疫"，即阳明燥金之令太过而为疫疾。并对"明为昼明，晦为夜晦，惑为蛊惑心志"的解释予以否定，较为合理。

2. 伤寒六经传变论

或问：伤寒之邪中人固无定体，然手足各有六经，何故只传足之六经，而不及于手之六经乎？刘草窗谓：足六经属水土木，盖水得寒则冰，土得寒则坼，木得寒则叶落枝枯；手之六经惟属金与火，盖火胜水而能敌寒，金得寒而愈坚刚。其理甚明，将何以议之乎？曰：言似近理而实不然者也，请陈一得如下：盖人之有身，顶天履地，身半以上，天气主之，身半以下，地气主之，是以上体多受风热，下体多感寒湿。其为六节之气，前三气时值春夏，其气升浮，万物生长，故人之身半以上应之；后三气时值秋冬，其气降沉，故人之身半以下应之。自十月小雪之后，为六气之终，太阳寒水用事，房劳辛苦之人，其太阳寒水之气，乘虚而客入于足太阳膀胱之经，同气相求故也。又曰热先于首而寒先于足，其义亦通。寒邪郁积既久，次第而传于阳明少阳，以及三阴之经，皆从足经传始，而渐及于手之六经而已矣，此人身配合天地之理，不期然而然也，何疑之有哉。（原第6条）

按语： 虞抟从天人相应的角度，解释了伤寒的传变规律。认为伤寒先传于足六经，再渐及于手六经，对刘草窗用五行学说解释传变的说法予以了否定。因为人体上半身多受风热，下半身多感寒湿，热先于首而寒先于足。伤寒感于秋冬时节，其气沉降，故人之下半身应之，六之气为太阳寒水，此时房劳辛苦之人感寒邪，则乘虚而入于足太阳膀胱之经。寒邪郁积既久，次第而传于阳明少阳，以及三阴之经，皆从足经传始，而渐及于手之六经而已矣。

3. 伤寒运气钤法论

或问：鳌峰熊氏纂集《运气全书》及撰为《伤寒钤法》，以病者之所生年月日时，合得病之日期，推算五运六气，与伤寒六经证候无不吻合，谓某日当得某经，某经当用某药，而以张仲景一百一十有三方按法施治，如太阳无汗麻黄汤、有汗桂枝汤之类，使后学能推此法，不须问证察脉，但推算病在此经，即用此经之药，实为医家之快捷方式妙诀也，吾子可不祖述乎？曰：此马宗素无稽之术，而以世之生灵为戏玩耳。窃谓上古圣人，仰观天文，俯察地理，以十干配而为五运，以十二支合而为六气，天以六方寓之，岁以六气纪之，以天之六气，加临于岁之六节，五行胜复盈亏之理，无有不验。传曰：天之高也，星辰之远也，苟求其故，千岁之日至可坐而致也。今草莽野人，而以人之年命，合病日而为运气钤法，取仲景之方以治之，是盖士师移情而就法也，杀人多矣。知理君子，幸勿蹈其复辙云。（原第35条）

按语： 虞抟对马宗素、熊宗立等医家"以病者之所生年月日时，合得病之日期，推算五运六气……而以张仲景一百一十有三方按法施治……不须问证察脉，但推算病在此经，即用此经之药"的伤寒运气钤法，予以严肃的批评，认为这种做法不从临床实际出发，不具体诊查而机械推算运用仲景经方，是在"以世之生灵为戏玩"。由此条亦可看出，虞抟虽然推崇五运六气学说，但反对僵化滥用。

4. 瘟疫怪证

或问：庞安常《伤寒总病论》所载时行瘟疫，谓春有青筋牵证，其候颈背双筋牵急，先寒后热，腰强急，脚缩不伸，腑中欲折，或眼黄，项背强直。夏有赤脉攒证，其候口干舌裂咽塞，战掉惊动不定。秋有白气狸证，其候经络壅滞，皮毛坚竖发泄，体热生斑，气喘引饮。冬有黑骨瘟证，其候腰痛欲折，胸胁如刀刺切痛，心腹膨胀。四季有黄肉随证，其候颈下结核，头重项直，或皮肉强硬而隐隐发热。尝闻医有贤愚，疾无今古，近年以来，未尝有以上诸证，何今古之不同欤？请明言其故，幸甚！曰：瘟疫之证，素无定体，或气运之变迁，或世情之不古。愧予年逾八旬，略未见此异证，或世有之而予未之见欤？抑亦见之而予未之识欤？安常禀出类拔萃之资，为一代名世之士，着述方书以为后学之规范，岂好为异说以欺世罔俗哉，姑录之以俟达者再论。（原第36条）

按语：对庞安常在《伤寒总病论》中提到的"青筋牵证""赤脉证""白气狸证""黑骨瘟证""黄肉随证"等瘟疫怪证，虞抟实事求是地坦言自己虽年逾八旬而未曾见识，对庞安常的医术表示赞赏，亦希望通过此论获得别人的指点。如此年老却又如此谦虚好学，不禁让人肃然起敬。

5. 内伤发热胸有痰浊论

或问：内伤发热之证，其为有痰有食胸中迷闷者，固不敢骤用补气之剂；其有察脉审证，明白知是虚损内伤之候，而投以东垣补中益气汤等，遂致胸中满闷难当，医者其技穷矣。若此者，又将何法以治之乎？曰：此盖浊气在上而清气不能上升，故浊气与药气相拒故耳。宜以升柴二物用酒制炒，更加附子一片，以行参芪之气，及引升柴直抵下焦，引清气上升而浊气下降，则服参芪等补药不致满闷矣。学人其可不知此乎？（原第9条）

按语：本条对内伤发热、胸有痰浊运用补中益气汤后出现胸闷不适的缘由予以解释，从升清降浊的角度提出在投以补中益气汤时，用酒制炒升麻、柴胡，更加一片附子，则可起到助参芪之气，并引升、柴直抵下焦，引清气上升而使浊气下降，则服补药不致满闷。

6. 饮食失常论

或问：饥甚方食，而食反不运化，多为呕吐吞酸等证，何也？曰：饥而即食，渴而即饮，此造化自然之理也。饥不得食，胃气已损，脾气已伤，而中气大不足矣。遇食大嚼，过饱益甚，是以大伤胃气，轻则吞酸恶心，重则恶寒发热，而为内伤等证者多矣。又或负重远行，辛苦饥甚，遇食太过，则四肢倦怠矣。若又强力复行，适遇风雨外袭，遂成内伤夹外感之证，或为肿胀危笃之疾。养生君子，切宜防微杜渐，戒之戒之！（原第22条）

按语：本条可与上条合看。虞抟对饮食不节造成脾胃内伤的机理予以解释，并告诫养生在于防微杜渐。饥不得食，脾胃已损，如再大食过饱，则大伤胃气，引起呕吐吞酸，甚则为恶寒发热、内伤之证。若是远行辛苦之人，饥甚而过食，则肢体倦怠，又强力复行，适遇风雨外袭，则可能造成内伤夹外感之证，甚至为肿胀危证。

7.《难经》七传死论

或问：《难经》五十三难曰：经言七传者死，间脏者生。然。七传者，传其所胜也。间脏者，传其子也。何以言之？假令心病传肺，肺病传肝，肝病传脾，脾病传肾，肾病传心，一脏不再伤，故言七传者死也。间脏者，传其所生也。假令心传脾，脾传肺，肺传肾，肾传肝，肝传心，是子母相传，周而复始，如环无端，故言生也。夫经文所谓七传者，据其数止六传而已。谓一脏不再伤，按其数乃有四脏不再受伤。且其间脏之理，未闻有发明之旨，释者止是随文解义而已，请明辩以释吾疑可乎？曰：夫此条，言虚劳之证也。其所谓七传者，心病上必脱肾病传心一句。其一脏不再伤，当作三脏不再伤。皆传写之误耳。盖虚劳之证，必始于肾经，五脏从相克而逆传，已尽又复传于肾与心，则水绝灭而火大旺，故死而不复再传彼之三脏矣。其有从相生而顺传者，盖肾水欲传心火，却被肝木乘间而遂传肝木，然后传心火，次第由顺行而及于彼之三脏，而有生生不息之义，故曰间脏者生。学人其再思之。（原第 19 条）

按语：本条是对《难经·五十三难》"经言七传者死，间脏者生……"的诠释。虞抟认为，此条应是指虚劳的病传模式，并认为行文有错简缺漏，"心病传肺"前脱漏"肾病传心"一句，"一脏不再伤"当为"三脏不再伤"等，是以阐释虚劳证善恶传变。

8. 虚劳不可滥补论

或问：虚损之疾，世俗例用局方十全大补汤以补之，其方实为诸虚之关键也，用参、苓、术、甘草以补气虚，用芎、归、芍药、地黄、肉桂以补血少，吾子将何以议之乎？曰：此药乃气血两虚之剂，或血虚而气尚实，或气虚而血尚充者，其可一例施乎？《内经》曰：毒药以治其病。盖药性各有能毒，然中病者，借其能以获安；不中病者，徒惹其毒以增病耳。假如心、脾二经虚损，当以茯苓补之，虚而无汗及小水短少者，服之有功；虚而小便数者，多服则令人目盲；虚而多汗者，久服损真气，夭人天年，以其味淡而利窍也。又如肺气弱及元阳虚者，当以黄芪补之，然肥白人及气虚而多汗者，服之有功；若苍黑人肾气有余而未甚虚者，服之必满闷不安，以其性塞而闭气也。甘草为健脾补中及泻火除烦之良剂，然呕吐与中满及嗜酒之人，多服必敛膈不行而呕满增剧，以其气味之甘缓也。川芎为补血行血、清利头目之圣药，然骨蒸多汗及气弱人，久服则真气走散而阴愈虚甚，以其气味之辛散也。生地黄能生血脉，然胃气弱者，服之恐损胃不食。熟地黄补血养血，然痰火盛者，恐泥膈不行。人参为润肺健脾之药，若元气虚损者，不可缺也；然久嗽、劳嗽、咯血，郁火在肺分者，服之必加嗽增喘不宁，以其气味之甘温滞气然也。白芍药为凉血益血之剂，若血虚腹痛者，岂可缺欤；然形瘦气弱、禀赋素虚寒者，服之恐伐发生之气，以其气味之酸寒也。药性能毒，未易悉举，学人宜究本草之详，不可妄施以杀人也。（原第 24 条）

按语：本条亦是对虚劳的论治。虞抟对世俗习用十全大补汤治疗虚劳的弊病予以警示。认为虚劳有气虚、血虚，而此方为气血两虚之剂，不可一味滥用。且药物有功效亦有毒性，与病相应则能治病，若不能中病，则"徒惹其毒以增病"。本条中虞氏还对茯苓、黄芪、甘草、川芎、生地黄、熟地黄、人参、白芍等药的功效和偏性予以阐释，颇有可法之处。

9. 丹溪东垣治肿胀相异论

或问：丹溪治肿胀之证，专主乎土败木贼、湿热相乘为病。东垣又多主乎寒，言病机诸腹胀大皆属于热之语，乃言伤寒阳明经大实大满之证也。又云：热胀少而寒胀多。二说不同，其孰非而孰是欤？曰：东垣，北方人也，其地土高燥，湿热少而寒气多，故有是论。我丹溪先生，生长于东南之地，故病此者尽因脾虚受湿，肝木大旺，故言然也。或曰：二说不同之义，既得闻命矣。而丹溪治肿之大法曰：必须养肺以制木，使脾无贼邪之虑，滋肾以制火，使肺得清化之源，断妄想以保母气，却盐味以防助邪，以大剂人参、白术补脾，使脾气得实，自能健运升降。此千载不易之定论，万举五全之妙法也，活人多矣。尝用此法以治黄肿之证，反加闷乱，增剧不安。改用香附、苍术、厚朴之剂，反获全功。窃思水肿与黄肿，皆是湿热伤脾所致，何治法之不同欤？曰：夫水肿之证，盖因脾土虚甚而肝木太过，故水湿妄行其中，虽有清痰留饮，实无郁积胶固，故以参术为君，而兼以利水清金去湿热之药，此标本兼该之治，故有十全之功也。彼黄肿者，或酒疸，或谷疸，沉积顽痰，胶固郁结于其中，故或为痃癖，或为积聚，是以积于中而形于外，盖因土气外形而黄也。故宜以厚朴、苍术、香附、陈皮之类，以平其土气之敦阜，用铁粉、青皮之类，以平其木气之有余，加以曲蘖，助脾消积。退黄之后，仍用参术等补脾之剂，以收十全之功，此标而本之之治也。若二证之药，易而治之，祸不旋踵，学人不可不知。（原第 21 条）

按语： 此论中虞抟对朱丹溪、李杲治肿胀的不同方法予以探讨。认为朱丹溪治肿胀之所以多强调土败木贼、湿热相乘，在于其处东南之地，病者多为脾虚受湿，肝木大旺；而李杲治胀满多主乎寒，在于其为北方人，地土高燥，湿热少而寒气多。在治法上推崇朱丹溪，养肺制木护脾，滋肾制火生金，断妄想，却盐味，以大剂参、术补脾，使脾气实而健运升降消肿。论中还对水肿和黄疸肿胀进行鉴别。认为水肿病无郁积胶固，故以补脾为主，兼以利水清金祛湿热，为标本兼顾之治；而黄疸肿胀者多有实邪积聚其内，宜先理气平肝，助脾消积，退黄之后方可用补脾之剂，为标而本之之治。这一同证异治的学术见解，不仅适用于水肿与黄疸的临床辨治，而且对其他疾病的辨治也很有指导意义，是虞抟对丹溪学说的又一发挥。

10. 中风后遗症证治

或问：中风之候，皆半身不遂，其有迁延岁月不死者，何也？曰：如木之根本未甚枯，而一边之枝干先萎耳。经曰：根于中者命曰神机，神去则机息（言动物也）。根于外者命曰气立，气止则化绝（言植物也）。夫神机未息，亦犹气化之未绝耳，故半身虽不运用，然亦未至于机息而死也。古所谓瘫痪者，亦有深意存焉。言瘫者坦也，筋脉弛纵坦然而不举也。痪者涣也，血气散慢涣然而不用也。或曰：其为治之法，与诸痹同乎？曰：不同也。经谓风、寒、湿三气合而成痹，故曰痛痹（筋骨挛痛），曰着痹

（着而不行），曰行痹（走痛不定），曰周痹（周身疼痛），皆邪气有余之候也。其瘫痪者，或血虚，或气虚，皆正气不足之证。其治法故不同也。惟痿痹属血虚，麻痹属气虚，与瘫痪治法大同而小异焉。学人宜加详察，毋蹈乎实实虚虚之复辙云。（原第31条）

按语：本条对中风后半身不遂，迁延不死的原因予以阐释。认为其原因在于人之神机未息，气化未绝。并对瘫痪释义："瘫者坦也，筋脉弛纵坦然而不举也。痪者涣也，血气散慢涣然而不用也。"在治法上和痹证进行鉴别。认为痹证多为"邪气有余之候"，而瘫痪多为"正气不足之证"。

11. 雀目证治

或问：雀目之证，遇晚则目不见物，至晓复明，此何病使然？曰：是则肝虚之候也。或曰：肝常虑其有余，然亦有不足者乎？曰：邪气盛则实，正气夺则虚。其人素禀血虚，适遇寅申二年，少阳相火司天，厥阴风木在泉，火炎于上，木郁于下。夫胞络相火既盛，则心血沸淖而干涸。经曰：天明则日月不明，邪害空窍。盖心出血，肝纳血，心血既涸，则肝无攸受。经又曰：目得血而能视。缘肝开窍于目，肝既无血，则目瞀而不明矣。或曰：目瞀不明，既得闻命矣，其晚暗而晓复明者何也？曰：木生于亥、旺于卯而绝于申，至于酉戌之时，木气衰甚，遇亥始生，至日出于卯之地，木气稍盛而目复明矣。虽然，终不能了然如故。或曰：雀目之患，终变为黄胀而死，何也？曰：木绝于申，乃水土长生之地，木气萎和，土气敦阜，经谓气有余则制己所胜而侮所不胜，此土气有余而侮所不胜之木也。或曰：治法何如？曰：先宜地黄、芎、归等药，以补益其肾肝之不足；次用厚朴、苍术、陈皮之类，平其土气之有余。此乃略示端倪耳，医者自宜临证斟酌而处治之，慎不可按图而索骥也。（原第32条）

按语：虞抟认为，雀目（夜盲症）为"肝虚之候"，患者多素体血虚，加之相火过盛，心血干涸，肝无攸受，则窍目则不明。而木虚土侮，雀目过久不愈则能变为黄胀之证。治法上以地黄、川芎、当归等药补肝肾，次用厚朴、苍术、陈皮等平土气。但虞抟以五运六气、一日时辰肝木衰旺来言雀目之机理，总有些牵强。其言"此乃略示端倪耳，医者自宜临证斟酌而处治之，慎不可按图而索骥也"则为是。

12. 痧证论

或问：发痧之证，古方多不该载。世有似寒非寒，似热非热，四体懈怠，饮食不甘，俗呼为痧病。其治或先用热水蘸搭臂膊而以苎麻刮之，甚者或以针刺十指出血，或以香油灯照视身背有红点处皆烙之，以上诸法，皆能使腠理开通，血气舒畅而愈。此为何病？又何由而得之乎？曰：《内经》名为解㑊，原其所因，或伤酒，或中湿，或感冒风寒，或房事过多，或妇人经水不调，血气不和，皆能为解㑊，证与痧病相似，实非真痧病也。夫痧病者，岭南烟瘴之地多有之矣。诗云：为鬼为蜮，则不可得。注云：蜮，短狐也，江淮间多有之，能含沙以射水中人影。唐诗云：射工巧俟游人影。亦谓此也。人不见其形，若被其毒，辄为寒热而病。一曰：蜮如鳖，有三足，一名射影，病疮如疥。《埤雅》曰：有一角横在口前，如弩檐，临其角端，曲如上弩，以气为矢，因水势以射人，俗呼水弩，鹅能食之。本草云：溪毒、砂虱、水弩、射工、蜮、短狐、虾须之类，俱能含沙射人。被其毒者，则憎寒壮热，百体分解，若伤寒初发之状，彼土人治法，以手扪摸痛处，用芋叶或甘蔗叶卷角入肉，以口吸出其沙，外用生大蒜捣膏封贴疮口即愈。诸虫惟虾须最毒，若不早治，十死七八，其毒深入于骨，若虾须之状，其疮类乎疔肿。彼地有鹢鹕、鸂鶒等鸟，专食以上诸虫，凡遇此病，即以此鸟毛粪烧灰服之，及笼此鸟于患者身畔吸之，其沙闻气自出而病安也。其他无此诸虫之地，实非真痧证也。管见如斯，学人更宜博访，以长见闻可也。（原第38条）

按语：此论中，虞抟对前人很少言及的"发痧之证"的病因病机、症状表现及治法予以简释。认为此证即《内经》所言之"解㑊"，但与真"痎病"不同。真痎病多发于岭南之地，多因水中邪兽含沙射人影而得。患者憎寒壮热，肢体懈怠，若伤寒初发之状。按其症情描述，大概属热带病一类，此说尚待验证。

13. 痞与痃癖积聚癥瘕鉴别

或问：痞与痃癖积聚癥瘕，病虽似而其名各不同，请逐一条陈其说，以晓后学可乎？曰：痞者否也，如《易》所谓天地不交之否，内柔外刚，万物不通之义也。物不可以终否，故痞久则成胀满而莫能疗焉。痃癖者悬绝隐僻，又玄妙莫测之名也。积者迹也，夹痰血以成形迹，亦郁积至久之谓尔。聚者绪也，依元气以为端绪，亦聚散不常之意云。癥者征也，又精也，以其有所征验，及久而成精萃也。瘕者假也，又遐也，以其假借气血成形，及历年遐远之谓也。大抵痞与痃癖乃胸膈间之候，积与聚为肚腹内之疾，其为上中二焦之病，故多见于男子。其癥与瘕独见于脐下，是为下焦之疾，故常得于妇人。大凡腹中有块，不问积聚癥瘕，俱为恶候，切勿视为寻常等疾而不求医早治，若待胀满已成，胸腹鼓急，虽仓扁复生，亦莫能救其万一，斯疾者，可不惧乎！（原第39条）

按语： 虞抟对痞满、痃癖、积聚、癥瘕等病证加以阐释鉴别，并强调此类病证在临床上应早治，否则易成恶候。认为"痞者否也"，为气机阻滞不畅所致，病尚易治。"积者迹也"，"聚者绪也"，积主要为有形之痰血郁积之久而成；聚则是机体元气虚损，气失调达所致。"痃癖者悬绝隐僻，又玄妙莫测"，多为邪冷之气积聚而生，表现为急痛且时而寻摸不见、多变不定的特性。"癥者征也，又精也，以其有所征验，及久而成精萃也"。注重癥的结块坚硬日久的特点。"瘕者假也，又遐也。以其假借气血成形，及历年遐远之谓也"。强调此病病程虽长，但不同于癥之有坚硬结块，而是假借气血而形成的可以推之而动、按之而走的结块。

14. 痛有虚实论

或问：先哲谓诸痛为实，诸痒为虚。丹溪亦曰：诸痛不可用参芪，盖补其气，气旺不通而痛愈甚。然则凡病痛者，例不可用参芪等药乎？曰：以上所论诸痛，特指其气实者为言耳，如暴伤风寒，在表作痛，或因七情九气怫郁不得宣通而作痛者，固不可用补气药也。若夫劳役伤形，致身体解而作痛者，或大便后及大泻痢后气血虚弱，身体疼痛及四肢麻痹而痛，或妇人产后气血俱虚，致身体百节疼痛等病，其可不用参芪等补气药乎，学人毋执一也。（原第44条）

按语：虞抟对前人所言"诸痛为实，诸痒为虚"，以及朱丹溪"诸痛不可用参芪"的观点予以阐释，认为以上所论诸痛皆指气实之痛，而劳役伤形作痛，或气血虚弱身体疼痛及四肢麻痹而痛，或妇人产后身痛则需用补药。

15. 狂证重阳而发论

或问：《内经》有曰：阳明病甚，则弃衣而走，登高而歌，或不食数日，而逾垣上屋，所上之处，皆非素所能也。素非所能，因病而不食，反能登非常之处，岂有是哉？曰：《难经》有云：重阳者狂，重阴者颠。又曰：颠多喜而狂多怒。所谓重阳者，三部阴阳脉皆洪盛而牢，故病强健而有力，故名曰狂。谓重阴者，三部阴阳脉皆沉伏而细，故病疲倦而无力，故名曰颠。尝见东阳楼氏一少年病狂，一日天风大作，忽飞上于邑东之塔巅，且歌且哭，其塔实无容步之，众皆以为怪。予思龙乃纯阳之物，伏于海内，其身止有鳞甲，且无羽翼，遇阳气升腾之日，则借风云之势而能飞腾，即此义也，奚足为怪哉！（原第18条）

按语：虞抟认为，发狂患者能登高而歌，逾垣上屋，行素非所能之事的原因在于"重阳者狂，重阴者颠"，重阳者三部阴阳脉皆洪盛而牢，故病强健而有力。并结合自己所见病例，以纯阳之龙借风云之势而能飞腾借喻。

16. 鬼邪证治

或问：山居野处之地，疑有狸魅之患，诚有此欤？否欤？曰：妖祟为患，自古有之，非独老狐成精，至于人家，猫犬亦有善为妖者。大抵被其惑者，皆性淫而气血虚也，故邪乘虚而入耳，未有正人君子血气充实者，而被其惑焉。治法必滋补其真阴以壮其正气，安养其心神以御其淫邪，房帏之内罅隙不通，邪何由而入焉。若以师巫降童等邪术治之，则神愈不安，决无可疗之理，遇斯疾者，可不谨欤？（原第30条）

按语：此条在人民卫生出版社点校本中被略去。大概因其内容有迷信之嫌。然虞抟虽认为妖祟为患存在，但亦强调被迷惑者，多自身性淫而气血虚，邪气方得而入，而正人君子血气充实者则不被其惑，这体现了《内经》"正气存内，邪不可干"的观点。而且，在治法上其强调以滋补真阴、安养心神为主；并提倡房事养生以祛邪，反对用巫术治疗，是值得肯定的。

17. 巫蛊梦魇论

或问：世有巫蛊魇魅之术，云可咒人致死，果有此乎？否乎？曰：有此事而实无此理也。夫蛊毒魇魅之术皆闽广深山鄙野之俗，或因奸，或因财及谋产争婚等事，盖恶欲其死之念一与，故无所不用其极矣，多窃仇家之生命，或琢木成像，书其名与年命而葬之。或尽其像，书其名，作纸棺以埋之，或画符以焚之，或咒水以祝之，种种不同虽有其事而实无应验之理。夫王帝好生为此者，多反受殃。或曰：既无杀人之验，律法何以该载？曰：造律之士，皆至公仁者，深嫉其恶，是盖追其心之不仁而置之极刑，于十恶之中而常赦所不原也。或曰：今之梦寐中而常魇者，似有鬼神所附之状，何也？曰：然。梦寐间常魇者，盖火起于下而痰闭于上，心血亏欠而心神失守故尔，岂有鬼神所附之理哉，贤者愿无惑焉。（原第40条）

按语：本条的前段内容涉及"巫蛊魇魅之术"，在人民卫生出版社点校本中亦被删去。但虞抟认为此术"有此事而实无此理"是比较客观的，其认为常有梦魇之人多因火起于下而痰闭于上，心血亏虚而心神失守，反对鬼神附体说，更体现了一名医生所应有的实事求是精神。

18. 禁咒论

或问：古老医家有禁咒一科，今何不用？曰：禁咒科者，即《素问》祝由科也，立教于龙树居士，为移精变气之术耳。可治小病，或男女入神庙惊惑成病，或山林溪谷冲斥恶气，其证如醉如痴，如为邪鬼所附，一切心神惶惑之证，可以借咒语以解惑安神而已。古有龙树咒法之书行于世，今流而为师巫，为降童，为师婆，而为扇惑民众、哄吓取财之术。噫！邪术惟邪人用之，知理者勿用也。（原第 41 条）

按语： 原文第 18、30、40 和 41 条皆涉及精神情志类疾患，故而编排在一起。本条主要探讨"禁咒"的由来及功效，亦可归于医史文献及基础理论类中。但考虑到其与第 30、40 条的相关性，故而放在此处。此论中，虞传认为"禁咒科"即"祝由科"，为移精变气之术，可治小病，借咒语以解惑安神，但对当时巫师降童等人借此扇惑民众、哄吓取财的做法则予以谴责。《医学正传》设有"癫狂痫证""邪祟""怔忡惊悸健忘证"等篇目，可参看。

19. 外感内伤辨

或问：丹溪所谓有外感夹内伤者有内伤夹外邪者，其证何如而见？当以何法而治？请详以语之。曰：假如先因劳役过度，饮食失节，而其体已解㑊，又为感冒风寒而作，其证必恶寒发热，头身俱痛，右手气口及关脉则大于左手人迎及关脉二倍，而两手阳脉俱有紧盛之势，此内伤重而外感轻，谓之内伤夹外邪也，治法必以东垣补中益气汤为主，加以防风、羌活、柴胡之类。或先因秋冬之月触冒风寒，郁积已久欲发未发之间，而加之饮食劳倦触动而发，其证必大恶风寒，头身大痛而大发热，左手人迎及关中脉则大于右手气口及关脉一二倍，而两手阳脉亦各有紧盛之势，此外感重而内伤轻，谓之外感夹内伤也，治法必以仲景《伤寒论》六经见证之药为主治，少加以补中健脾之剂。夫外感重者，宜先攻而后补（攻者汗下之类）；内伤重者，宜先补而后攻；二证俱重，宜攻补兼施。或曰：劳倦饮食二者俱甚而为大热之证，欲补则饮食填塞胸中，恐愈增饱闷，欲消导则恐元气愈虚而病益甚，其将何法以处治乎？曰：此正王安道所论不足中之有余证也，必宜攻补兼施，以补中益气汤，间与丹溪导痰补脾饮，加神曲、麦芽之属，甚者以东垣枳实导滞丸之类，与补中益气汤间而服之，食去而虚证亦除，是亦攻补兼施之法也。医者诚能斟酌权宜而处治之，无有不安之理也。（原第 42 条）

按语： 本条可以作为内科证治类条文的总结。本条对外感夹内伤证和内伤夹外感证从病因病机、症状表现、脉象、治法等方面进行比较和鉴别。认为外感重者，宜先攻而后补；内伤重者，宜先补而后攻；二证俱重，宜攻补兼施，临证斟酌权宜而处治。认为内伤夹外感者，多先有劳役过度，饮食失节，又为感冒风寒而作，其证必恶寒发热，头身俱痛，右手气口及关脉大于左手人迎及关脉二倍，而两手阳脉皆紧盛，治法必以补中益气汤为主。而外感夹内伤者多先因触冒风寒，郁积已久欲发未发之时，加之饮食劳倦触动而发，证见大恶风寒，头身大痛而大发热，左手人迎及关脉大于右手气口及关脉一二倍，两手阳脉亦皆紧盛，治法以《伤寒论》六经见证之药为主。

（五）妇儿科证治类

本类共 6 条，其中前 5 条是妇科内容，对妊娠、难产和产后病进行分析。儿科内容仅第 33 条，论治小儿哮喘。

1. 妊娠下血胎不堕论

或问：妊娠之妇，有按月行经而胎自长者，有三五个月间其血大下而胎不堕者，或及期而分娩，或逾月而始生，其理何欤？曰：其按月行经而胎自长者，名曰盛胎，盖其妇血气充盛，养胎之外，其血犹有余故也。其有数月之胎而血大下，谓之漏胎，盖因事触动任脉，故血下而未伤于子宫故也。虽然，孕中失血，胎虽不堕，其气血亦亏，多致逾月不产，予曾见有十二三月或十七八月或二十四五个月生者往往有之，俱是气血不足，胚胎难长故耳。凡十月之后未产者，当服大补气血之药以培养之，庶分娩之无忧也，学人不可不知。（原第 28 条）

按语： 本条讨论了一些妇女妊娠期仍有月经来潮而胎不堕，或妊娠三五月间阴部大出血而胎不堕的原因。认为第一种现象称为"盛胎"，因为这些孕妇气血充盛有余；第二种现象为"漏胎"，多为因事触动任脉而发，未伤及子宫。虞抟认为，孕中失血，胎虽不堕，但其气血亦亏，多致逾月不产，当服大补气血之药。

2. 难产机理论

或问：丹溪所谓难产之妇，皆是八九个月内不能谨，以致气血虚故也，请问其旨何软？曰：盖妇人有娠，大不宜与丈夫同寝。今人未谙此理，至于八九个月内犹有房事。夫情欲一动，气血随耗。盖胎孕全仗气血培养，气血既亏则胎息羸弱。日月既足，子如梦觉，即欲分娩，遂能拆胞求路而出，胞破之后，其胞中之浆水沛然下流，胎息强健者，即翻身随浆而下，此为易产者也。胎息倦弱者，犹如梦寐未醒，转头迟慢，不能随浆而出，胞浆既干，则污血闭塞其生路，是以子无所向，遂致横生逆产。临产之际，若见浆下而未分娩者，便当忧恐，急服催生之药，如蜀葵子之类，逐去恶血，道路通达，庶有速产之功。医者不可不知此意。（原第 29 条）

按语： 虞抟认为，难产之妇多因妊娠期间不节制房事，使气血耗散亏少，不能培养胎孕，以致胎息羸弱而难产。并告诫人们，若临产之际，见浆下而未分娩者，便当急服蜀葵子等催生药逐恶血，顺胎道。

3. 鬼胎论

或问：妇人怀鬼胎者何欤？曰：昼之所思，为夜之所见。凡男女之性淫而虚者，则肝肾之相火无时不起，故劳怯之人多梦与鬼交。夫所谓鬼胎者，伪胎也。非实有鬼神交接而成胎也。古方有云：思想无穷，所愿不遂，为白淫白浊，流于子宫，结为鬼胎，乃本妇自己之血液淫精，聚结成块，而胸腹胀满，俨若胎孕耳，非伪胎而何。或曰：尝阅滑伯仁医验，谓仁孝庙庙祝杨天成一女，薄暮游庙庑，见黄衣神觉心动，是夕梦与之交，腹渐大而若孕，邀伯仁治，诊之，曰此鬼胎也，其母道其由，与破血坠胎之药，下如蝌蚪鱼目者二升许遂安，此非与神交乎？曰：有是事而实无是理，岂有土木为形，能与人交而有精成胚胎耶。噫！非神之惑于女，乃女之惑于神耳。意度此女，年长无夫，正所谓思想无穷，所愿不遂也。有道之士，勿信乎邪说之惑焉。（原第 34 条）

按语：虞抟认为，所谓"鬼胎"为"伪胎"，并非真有胎孕。患者多为性淫而劳怯之女，肝肾相火妄动，梦与鬼交，乃其自身之血液淫精，聚结成块，而胸腹胀满似胎孕。并对滑寿"仁孝庙庙祝杨天成女梦与神交而得鬼胎案"予以解析和否定。此条亦可与原第 30 条、第 40 条互参。

4. 产后主补末攻论

或问：妇人产后之证，丹溪谓当以大补气血为主治，虽有杂证，以末治之。又曰：产后中风，切不可作风治而用风药。然则产后不问诸证，悉宜大补气血乎？曰：详"主末"二字，其义自明。若夫气血大虚，诸证杂揉，但虚而无他证者，合宜大补气血自愈。或因虚而感冒风寒者，补气血药带驱风之剂。或因脾虚而食伤太阴者，补气血药加消导之剂。或因瘀血恶露未尽而恶寒发热者，必先逐去瘀血恶露，然后大补。经曰：有本而标之者，有标而本之者。又曰：急则治其标，缓则治其本。丹溪"主末"二字，即标本之意耳。临证之际，其于望闻问切之间，岂可不辨乎。若一例

施之以补，岂非刻舟求剑之术耶？（原第27条）

按语：本条对朱丹溪"产后当以大补气血为主治，虽有杂证，以末治之"的说法予以解析，认为此说关键在"主、末"二字，产后气血大虚，诸证杂糅，但以补法为主，结合病证表现兼用疏风、消导等法，并提出有瘀血恶露未尽者，必先逐去瘀血恶露，然后大补，对产后病提供了治疗大法。

5. 产后用白芍论

或问：妇人产后诸疾，古方多用四物汤加减调治。我丹溪先生独谓芍药酸寒，能伐发生之气，禁而不用，何钦？曰：新产之妇，血气俱虚之甚，如天地不交之否，有降无升，但存秋冬肃杀之令，而春夏生发之气未复，故产后诸证，多不利乎寒凉之药，大宜温热之剂，以助其资始资生之化源也。盖先哲制四物汤方，以川芎、当归之温，佐以芍药、地黄之寒，是以寒温适中，为妇人诸疾之妙剂也。若或用于产后，必取白芍药以酒重复制炒，去其酸寒之毒，但存生血活血之能，胡为其不可也。后人传写既久，脱去制炒注文，丹溪虑夫俗医卤莽，不制而用之，特举其为害之由以戒之耳。若能依法制炒为用，何害之有哉，学者其可不知此乎！（原第51条）

按语：妇人产后多虚，朱丹溪以为白芍太过酸寒克伐，不可用之。虞抟以时令变化为喻，产后气血俱虚，如行秋冬肃杀之令，故慎用寒凉药，而宜温补。白芍性偏酸寒，理不宜产后用，但四物汤为"妇科妙剂"，全方寒温适中，再通过以酒反复炒制白芍，去其寒性，又有温通之当归、川芎为制，地黄经熟制后药性亦由凉转偏温，故虞抟认为，在药物炮制合宜的情况下，白芍完全适合于妇人产后病，朱丹溪之语是告诫后人用药需依法炮制，不能鲁莽用药。从中也可看出虞抟诊治疾病，善学朱丹溪而不僵化，注重药品炮制，注重从临床实际出发。

6. 小儿哮喘证治

或问：小儿气喘，世俗例以为犯土，谓犯其土皇也。或安碓，或作灶，或浚井填塞、开通沟渠等事，适遇小儿气喘，遂云犯土无疑矣。信听术士退土，或书符命贴于动土之处，或咒法水焚符调服，或按家之九官，谓土皇居于何官，太阳落在何官，当取太阳之土与儿饮之，能释土皇之厄而喘定，间亦有验者。夫历代医书汗牛充栋，何不该载而遗此证为黄冠之流医治欤？请明以告我。曰：夫小儿发喘，多因风寒外束，腠理壅遏，而肺气不得宣通而为病耳。治法当用钱氏泻白散或三拗汤等剂，使腠理开通，肺气舒畅而喘息定矣。或因吐泻之后而中气不足，亦使短气而喘。治用钱氏益黄散、东垣补中益气汤，或用伏龙肝，汤泡放温饮之，其喘立定者有之。盖脾土大虚，必借土气以培益之。其术士窥窃此意，而巧立名色，而谓太阳之土能安土也。夫小儿之证不一，或慢惊直视而喘，或肺胀气促而喘，纵取太阳土盈盎以沃之，亦莫能救其万一。医者自宜检方按法调治，毋听末流之俗以致惑焉。（原第33条）

按语： 本条对世俗用"犯土"理论解释小儿哮喘，听信术士画符、念咒、饮土浆以"退土"的做法予以否定。认为小儿哮喘多因风寒外束，腠理壅遏，肺气不宣而发。治法上以泻白散或三拗汤等为治。而因吐泻之后而中气不足，亦使短气而喘，治用益黄散、补中益气汤，或用伏龙肝汤泡治之。认为术士是窥窃此意，巧立名色而已，常贻误病情，医者需谨慎。又在此体现了其遵医术、反巫术的医者立场。

综上所述，《医学正传》是虞抟的代表著作，其"医学或问"篇是虞抟学术思想与临证经验的重要体现。笔者受张景岳以分类学思想解构《内经》编成医学名著《类经》的启发，尝试通过重新分类编排研究以新的表达方式来解读"医学或问"。通过以上分类和简介分析，希望对发现虞抟在理、法、方、药和临床各科的学术特色和成就有一定的助益。

虞抟

后世影响

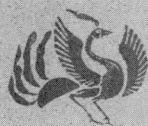

　　虞抟作为明代医家的重要代表，其倡导"正传"医学，学术以《内经》为宗，而承张仲景、王叔和、孙思邈、钱乙、金元四大家等诸名家之学，又承家学之口传心授，私淑丹溪之学，总结家传效方，善于发挥，历验临床，故于学术思想与临床经验上皆有重要建树，为后世医家学者广泛称赞，其代表著作《医学正传》更是广为流传，甚至对日本汉医"后世派"产生了重要影响。

一、历代评价

　　在中医学发展史上，明代可以说是集大成时代，各种注释校刊全书类书的刊行，使得医学在整理研究基础上，更为系统化、理论化。虞抟《医学正传》承上启下，在体现李杲、朱丹溪学说，匡正医学的同时，于理论、临床皆有所建树，故能广泛流传至今，后世学者对虞抟及其《医学正传》亦多有褒扬。如史梧在《医学正传·后再叙》中曾言："天下之病，率不能出其范围之内，而世之习其书，传奇方者，未有不收十全之功矣，则是书可以传矣。"

　　《金华府志》《义乌县志》均十分称赞虞抟之医学成就，认为义乌历代名医中，"丹溪之后，惟抟为最"。明代张凤逵则赞其为"岐黄之宗匠也"（见明代张凤逵原著，清代叶霖增评的《增订叶评伤暑全书·卷中·古今名医暑证汇论》）；徐春甫言虞抟"幼颖悟，承家传之学，深究《素问》，治效甚高。晚年八旬，著有《医学正传》，今行世"（《古今医统大全·卷之一·历世圣贤名医姓氏》）。《四库全书提要》认为虞抟"其学以朱震亨为宗，而参以张机、孙思邈、李杲诸家之说，各选其方之精粹者，次于丹溪要语之后，复为或问五十条，以申明之"。此实阐明《医学正传》之大旨，《中国人名大辞典》亦参考引用。

据《华溪虞氏宗谱》记载，虞抟曾被朝廷授予八品冠带，后人姜芳为其作《赠隐君虞天民冠带序》，盛赞其为人"聪明不凡……诚而直，易而和，宽厚而正大，磊落而光明，博览群书而不求闻，优游日用而不逐利，精于医而不责报"。

虞抟之学术还远播日本，15 世纪中叶，日僧月湖寓居浙江钱塘，就曾向虞抟请教医学。1487 年，日本"后世学派"奠基人田代三喜来中国，师事于月湖及虞抟门人，力倡李杲、朱丹溪之说，对虞抟之学术思想更是给予很高的评价。其传人曲直濑道三开创"道三流派"，亦十分重视虞抟之学，其对《医学正传》反复研读 20 余年，认为深悟其精要，并为门人传授。其高足曲直赖玄朔亦视《医学正传》为医门之至宝，作为教材传授门生。

现代在义乌一带，还把丹溪朱震亨、花溪虞抟和近代医家黄溪陈无咎合称为"三溪"，以称颂他们高尚的医德医风和重要的医学贡献。

二、学派传承

在中医学术流派发展史上，金元四大家具有鲜明的特点，而虞抟深得家传，崇尚朱丹溪，是丹溪学派传承人中的佼佼者。谢观《中国医学源流论·刘河间学派》言："传丹溪之学者，有戴原礼……而浙中之同时景从者，又有虞抟、王纶，亦丹溪一派之学也。"据史料记载，虞抟的曾叔祖父虞诚斋与朱丹溪（1281—1358）同世，曾受业于朱丹溪门下。此后，虞家世代为医，以丹溪为宗。虞抟之父虞南轩年轻时就潜心攻读医书，医术精湛，并以"不为良相，则为良医"为座右铭，医德甚高。其兄虞怀德也同样精于岐黄之术。虞抟自幼聪慧好学，后因母病而转习医，其家学源于"祖父口传心授"，因而深得朱丹溪之学，又勤读《内经》《难经》等经典医籍，参诸家之见而成名医。

在医学传承方面，据《（新刊）医学集成》傅滋自序记载：（其）"弱冠时遭疾，赖虞天民先生疗而获痊。因悟医道所关甚大，遂拜受业。"可知，傅滋在20岁左右（弱冠）时，曾拜虞抟为师，学术上亦推崇丹溪而成为虞抟高足。傅滋（约1450—?），字时泽，号溪川，浙江义乌人。徐春甫在《古今医统大全·卷之一·历世圣贤名医姓氏》中评价其"敏颖博学，下问谦恭，医术甚精，且不自足，活人不伐。"

另外，据文献报道，日僧月湖（生卒年不详，自称明监寺，又号润德斋）曾寓居浙江，师从虞抟学习医学。潘桂娟《日本汉方医学》记载，月湖于1452年来中国求法，后以医为业，著有《全九集》，该书很大程度上吸收和继承了虞抟的学术思想；至公元1487年，日本田代三喜又来我国，师事于月湖以及虞抟门人，留居中国长达12年，到公元1498年才回日本，《全九集》也由其带回日本。他回日本后，亦大力传播李杲、朱丹溪之说，并逐渐成为日本汉医"后世派"的奠基人，著有《三归回翁医书》等。据此可以确定的是，月湖氏1452年来中国是先求法，后来才习医行医，其中与虞抟有过交往。但1452年，虞抟才15岁，《医学正传》至1515年才刊行，故推测月湖氏可能是来中国一段时间以后，才与虞抟有较密切的医学交流，但从年龄上考虑，似乎不太可能是师徒关系。而田代三喜的高足曲直濑道三亦十分重视朱丹溪学说，极力推崇虞抟之《医学正传》，其在京都开设"启迪院"传授医学，门下名医辈出，故曲直濑道三亦成为日本汉方医学"后世派"的核心医家，后世也把以其为代表的医学流派称为"道三流派"。可见，在学派传承上，虞抟不仅是丹溪学派的重要传承人之一，而且对日本的医学流派也有着重要的影响。

　　除传承丹溪学派的学术思想外，虞抟又能尊《内经》为要旨，纵贯历代名贤之说，而申明其大意，对张仲景、李东垣和钱乙颇为推崇，对金元时期刘完素、张元素、张从正等医家亦十分重视，正如其在《医学正传·凡例》中所言："伤寒一宗仲景，内伤一宗李东垣，小儿多本钱仲阳，其余诸病悉以丹溪要语及所著诸方冠于其首。次以刘、张、李三家之方，选其精粹者继之于后……"在《医学正传·卷之一·医学或问》第1条中，其对以上诸家推崇之辞亦溢于言表。虞抟还特别留心于中医杂病证治，对中医杂病学派的发展有着重要的影响。中医历代研究杂病的著作颇多，汉代有张仲景的《金匮要略》，晋唐有《诸病源候论》《备急千金要方》《外台秘要》，宋代有《三因极一病证方论》和《圣济总录》等，可谓集杂病研究之大成。而后，金元四大家崛起，他们多注重对杂病诊疗的探讨。虞抟研究杂病的特点，则在于他能汲取各家之长，不执偏门之见，重在对每一病证的证治研究。在《医学正传》中所列的76个病证中，他依《内经》之旨，融各家之言，对每一病证的病因病机、临床表现、诊治方药及预后等均论述的较为详细。他这种研究杂病的方法，使中医杂病学的研究由博返约，系统而简洁，其后许多医家如张景岳、孙一奎、张璐、喻嘉言、沈金鳌和林佩琴等，在编写杂病相关著作时，都对《医学正传》颇多参考，可见虞抟的学术思想对继承和发扬中医杂病学具有深远的意义。

三、后世发挥

　　虞抟的学术思想和临证经验，受到后世诸多医家的重视，并常有发挥。比如，在命门学说方面，他提出"两肾总号命门""造化天一生水""两肾为五脏之根源"等学说，对明代命门学说的发展有着重要的影响。其提出的中风标本论，早在明代就被孙一奎所重视和引用，而在今天的临床上仍不失其现实意义。又如，基于历来临证重视脉诊的现象，虞抟强调形、声、色、脉四诊合参，亦对之后四诊合参在临床上的全面推行有重要的影响。而对三焦之名形的阐释，从《难经》三焦的有名无形说，到虞抟的三焦有名有形说，张景岳以此提出"脏腑之外，躯体之内，包罗诸脏，一腔之大府也"的观点。其对许多药物性能的精辟论述也受到后世许多本草著作的重视和引用。其代表著作《医学正传》更是多次重刊，广受推崇，张景岳的《景岳全书》，孙一奎的《赤水玄珠》，张璐的《张氏医通》，喻嘉言的《医门法律》，沈金鳌的《杂病源流犀烛》，林佩琴的《类证治裁》等，在编次方法、论述形式上，都大致与《医学正传》相类似。现就其具体引用和发挥之处，试列举部分如下。

笔者研究发现，清代沈金鳌对虞抟的学术思想十分重视，在其医学丛书《沈氏尊生书》中，对虞抟学术观点之引用颇多。其中，《杂病源流犀烛》共论述病证 92 种，其中 68 种病证皆引用了虞抟之说。其中对虞抟的脉法引用最多，达 26 次。如《杂病源流犀烛·卷一·咳嗽哮喘源流》云："《正传》曰：关上脉微为咳，脉弦或紧为寒，脉浮为风，脉细为湿，脉数为热，脉沉为留饮，沉数为实热，洪滑为多痰，脉浮软者生，沉小伏匿者死。"《杂病源流犀烛·卷三·霍乱源流》云："《正传》曰：脉微涩或代散，或隐伏，或虚大，或结促，不可断以死，脉乱故也。又曰：浮大而洪者为可救，微弱而迟者为难救。"《杂病源流犀烛·卷五·肿胀源流》云："《正传》曰：水肿脉多沉伏。又曰：病阳水，兼阳症，脉必沉数；病阴水，兼阴症，脉必沉迟。"其次是治则治法部分对《医学正传》的引用达 22 次，如《杂病源流犀烛·卷三·诸痿源流》云："《正传》曰：苍术、黄柏，治痿之圣药也。"《杂病源流犀烛·卷七·诸汗源流》云："《正传》曰：盗汗者，阴虚荣血之所主也，宜补阴降火。"《杂病源流犀烛·卷九·大便秘结源流》云："《正传》曰：久病腹中有实热，大便不通，润肠丸微利之，不可用峻利之药。"此外，还有一些关于病因病机、症状表现等内容的引用，如《杂病源流犀烛·卷二·诸气源流》云："《正传》曰：气郁而湿滞，湿滞而成热，故气郁之病，多兼浮胀满也。"《杂病源流犀烛·卷二·疹子源流》云："《正传》曰：有色点而无颗粒者曰斑，浮小而有颗粒者曰疹也。又曰：疹如粟米微红，隐隐皮肤不出作痒，全无肿满。"一些章节还多次引用，如《杂病源流犀烛·卷四·泄泻源流》云："(脉法)《正传》曰，泄泻脉缓，时小结者生，浮大数者死……(泄泻症治)《正传》曰：治泻诸药，多作丸子服之。"

　　沈金鳌的《幼科释谜》引用虞抟之说也颇多，如《幼科释谜·卷一·总论·察色》引用了虞抟的"面上形症歌"，《幼科释谜·卷一·初生诸病·胎寒胎热》则言："虞抟曰：何谓胎寒，芽儿百日内，觉口冷腹痛，身起寒粟，时发战栗，曲足握拳，日夜啼哭不已，或口噤不开，名曰胎寒……"《幼科释谜·卷一·惊风》："虞抟曰：王氏云，木能胜土，热动心忡而生惊也。"又引言："虞抟曰：慢惊者，因吐泻日久，中气大虚而得，盖脾虚则生风，风盛则筋急，宜用温白丸。"此外，在论述小儿伤寒、吐泻、咳嗽哮喘时，皆引用了虞抟的观点。在《妇科玉尺》中也对虞抟的观点有所引用，如《妇科玉尺·卷四·产后》："虞抟曰：产后禁用酸寒，能伐生生之气也。先哲制四物，以芎、归之温，佐以芍地之寒，是以寒温适中，为妇人诸疾之妙剂也……"特别是沈金鳌在《伤寒论纲目》引用虞抟的论述 8 次（见上文论述虞抟伤寒学术思想部分），但内容却不是来自《医学正传》或《苍天司命》，如果确定是虞抟之说，那很可能出自虞抟已佚的著作《方脉发蒙》。

　　明代李梴对虞抟的学术思想也颇为重视，这可以通过其代表著作《医学入门》看出。李梴把虞抟与扁鹊、淳于意、华佗等医家列入《医学入门·卷首·历代医学姓氏·明医》中，认为其为"医极其明者也"，给予了颇高的评价。在其《医学入门·卷首·集例》中言："痘疹以《医学正传》为要，并《仁斋》、陈氏、魏氏、闻人氏三要等书。"《医学入门·内集·卷一·诊脉》云："兹以《素》《难》为主，兼采仲景及《脉图》《脉经》《脉诀》《正传》《权舆》而补之。以便初学诵读。"又言杂病脉法"以所集杂病为次，《脉诀举要》为主，兼采《正传》《权舆》权度补之"。徐春甫亦给予虞抟极高评价，认为其"深究《素问》，治效益高"。在《古今医统大全》中，多次引用发挥虞抟的观点。如在方剂方面，《古今医统大全》引用了虞抟的麦门冬汤、大力夺命丸、经验鸡屎醴、经验桃奴丸、治瘘加味四物汤、头痛经验方、光明丹、经验秘真丹、经验槟榔丸等。在医案引用上，《古今医统大全·卷之四十三·痰饮门》引用了虞抟治疗以妇人因多食青梅得痰饮病的医案和治疗一人遍身痰核的医案；《古今医统大全·卷之二十九·痞满门》引用了虞抟运用豁痰疏肝气、泻脾胃，再行倒仓法治疗痞满证的医案；《古今医统大全·卷之三十七·疟证门》，引用了虞抟用不同方法治愈俱发于寅申巳亥日的两男性疟疾患者的医案。

王肯堂对虞抟的学术观点也颇为重视，其在《证治准绳·类方·第一册·中风》引用虞抟的祖传方蠲风饮子，《证治准绳·类方·第二册·郁》引用了虞抟论治湿郁证男子的医案，《证治准绳·类方·第四册·心痛胃脘痛》引用了虞抟的加味枳术丸；在《幼科证治准绳·集之八·脾脏部（下）·疳》引用虞抟的经验槟榔丸，认为此方治小儿疳病等证，"其效如神"。张景岳在《类经》《景岳全书》等书中对虞抟的方药引用亦颇多，如虞抟经验鸡屎醴方、治舌肿大塞口经验方、脑漏秘方、《正传》加味四物汤、《正传》麦门冬汤、经验秘真丹、祖传固本还睛丸等。

在本草学研究方面，虞抟常有精当之语，引起后世许多医家重视。如虞抟在《医学正传·卷之一·中风》篇中论小续命汤用附子之意，认为附子"以其禀雄壮之资，而有斩关夺将之势，能引人参辈并行于十二经，以追复其失散之元阳；又能引麻黄、防风、杏仁辈发表开腠理，以驱散其在表之风寒；引当归、芍药、川芎辈入血分行血养血，以滋养其亏损之真阴"。李中梓著《本草征要·第一卷·通治部分·附子》发挥说附子"禀雄壮之质，有斩关之能，引补气药，以追散失之元阳；引补血药，以养不足之真阴；引发散药，以驱在表之风邪；引温暖药，以除在里之寒湿"。还在"煎药水火之应用"等章节中，对虞抟的论述有所引用。张景岳《景岳全书·本草正》、王肯堂《伤寒证治准绳·卷八·药性》、清代罗美《古今名医汇粹》等医籍，亦对虞抟论述附子的内容予以引用发挥。其言"白芍不惟治血虚，大能行气"；又言"白芍只治血虚腹痛，余不治，以其酸寒收敛，无温散之功也"。汪昂在《本草备要》《汤头歌诀》《医方集解》中皆有引用。

　　明代李时珍的《本草纲目》对虞抟的观点引用颇多，在雨水、露水、流水、井华水、铜壶滴漏水、太阳土、地肤、常山、蜀漆、乌头、天门冬、茜草、樟、郭公刺、金蚕、守宫、鸡、牛、猫、人傀等章节中，均引用了虞抟的医论、医案、祖传方等。清代沈金鳌对虞抟学术观点亦颇有发挥，在其撰写的《要药分剂》（《沈氏尊生书》的组成部分）中，对虞抟论述干姜、煎药用水、地黄、旱莲草、百草霜、檀香、针砂、麻油、南烛子、附子、荜澄茄等观点都有所引用发挥。清代吴仪洛的《本草从新》，引用了虞抟对立春、雨水二节气内水的论述；杨时泰的《本草述钩元》，引用了虞抟对煎药用水、附子、当归的论述；张志聪的《本草崇原》，引用了虞抟对地肤草的论述。此外，张璐的《本经逢原》、黄宫绣的《本草求真》、民国张山雷的《本草正义》都对虞抟论述地黄的观点有所应用。

　　此外，明代缪希雍《神农本草经疏》、绮石老人《理虚元鉴》、秦景明《症因脉治》、明代王绍隆传本《医灯续焰》、清代喻昌《医门法律》、《喻选古方试验》、吴澄《不居集》、尤在泾《金匮翼》、陈修园《医学从众录》、陆以湉《冷庐医话》、程文囿《医述》、林佩琴《类证治裁》、王泰林《退思集类方歌注》、顾世澄《疡医大全》、廖润鸿《勉学堂针灸集成》等，都对虞抟的学术观点多有引用发挥，限于篇幅，不一一介绍。

四、海外流传

虞抟的著作及学术，不仅对国内医家有重要影响，对国外特别是日本医家也很有影响。

据文献报道，日僧月湖（生卒年不详，自称明监寺，又号润德斋）来到中国，寓居浙江钱塘，曾师从虞抟学习医学。潘桂娟《日本汉方医学》记载，月湖于1452年来中国求法，后以医为业，著有《全九集》《济阴方》等，《全九集》为其代表著作，该书很大程度上吸收和继承了虞抟的学术思想；至公元1487年，日本田代三喜又来我国，师事于月湖，以及虞抟门人，留居中国长达12年，到公元1498年才回日本，《全九集》也由其带回日本。他回日本后，亦大力传播李杲、朱丹溪之说，对虞抟的学术思想也广为宣传，并逐渐成为日本汉医"后世派"的奠基人，著有《三归回翁医书》等。据此，可推测月湖氏来中国后，与虞抟有些较密切的医学交流，但从年龄上考虑，似乎也不太可能是师徒关系。1531年，曲直濑道三拜田代三喜为师，学医10年，因受其师影响极深，曲直濑道三亦来中国研习医学，不仅十分重视丹溪学说，且极重视学宗朱丹溪的虞抟、刘纯、王纶等人的学说。返回日本后，在京都开设"启迪院"传授医学，并收集整理我国大量医著，编成《启迪集》八卷，作为其教学材料，对李、朱学说有所发挥，其门下名医辈出，故曲直濑道三亦成为"后世派"的核心医学家，后世也以其为代表的医学流派称为"道三流派"。

曲直濑道三（1507—1595），字一溪，号虽知苦户、盍静翁，1507出生于日本京都，是日本中世纪末期的著名医家和医学教育家，他在日本京都所创设的"启迪院"，主要传播朱丹溪、李杲学派的学术思想，其中就包含对虞抟学术的传播。《医学正传》一书，于天文年间（1532—1554）传入日本。据宽永十一年（1634）日本刊行的《医学正传》卷末所载道三识语"右全部八卷，二十余年阅之，深悟当流专要，而即加笔，诚末学之签蹄者也。永禄十二己巳年闰五月十日虽知苦户道三"。可知天文初年曲直濑道三已获该书。其传人及养子曲直濑玄朔视本书为其学派至宝的教本，其在庆长九年（1604）点校翻刻嘉靖辛卯本（1531）《医学正传》时，按曰："《医学正传》者，当门流至宝之书也，予以此一部加倭训朱点，为学徒讲说毕。"又言："《医学正传》者，恒德老人承丹溪先生之遗流而述作之书也。一溪翁信之、贵之，故予为门下生讲读之，字画误谬检诸书正之，文简脱漏鉴数部补之，犹羞多阙失，后来好生之士改革之，幸甚也。"此书对"道三学派"影响至深，曲直濑道三著《启迪集》时曾广为引用，序中有"察彦修《纂要》，审天民《正传》，而识药方有精粗"之句；《遐龄小儿方》亦多采摘，痘疹胎毒说、五疮说、小儿诊断，特别是"视手纹"所论与虞抟殆同。其药学著作《能毒》亦系受《医学正传》启发之作。曲直濑玄朔于庆长十三年（1608），据《本草纲目》增订，题名《药性能毒》，书后识语谓："此书先师一溪翁之所作也。《医学正传》曰：药性各有能毒，中病者藉其能以获安，不中者徒惹其毒增病。翁本此义而撰药性之可否者一百二十六味，目之曰《药性能毒》。"曲直濑玄朔在《十五指南篇》中，亦大量引用本书内容，与虞抟一样反对推命理论。

《医学正传》在日翻刻，既有活字版又有雕版。自庆长二年（1597）至元治二年（1659），近60年间此书至少翻刻8次，注释本至少3种，抽出"医学或问"单独翻刻者至少4种，注释至少2种。其后，冈本一抱于1728

年，又著《医学正传或问谚解》。可见本书传播之广和翻刻、注释持续时间之长。目前，《医学正传》在日版本，主要有1604年日本复刻的明嘉靖辛卯（1531）本、1622年平乐寺刊本和1659年吉野屋权兵卫本等。这些都是日本重视虞抟学术思想的明证。

此外，日本丹波氏医学世家对虞抟的学术观点也颇为重视。如丹波元胤的《中国医籍考》参考《四库全书》《古今医统大全》等，对虞抟和《医学正传》的介绍颇详细。丹波元坚的《杂病广要》，更是对《医学正传》和《苍生司命》都有大量引用。

综上所述，虞抟之医学成就，深得家传，推崇朱丹溪，又能纵贯历代名贤之说，而申明其大意，正如《四库全书提要》所言："其学以朱震亨为宗，而参以张机、孙思邈、李杲诸家说，各选其方之精粹者，复为或问五十条，以申明之。"在理论建树方面，他不仅对朱丹溪的学术观点予以大量的传承和发挥，其对医学源流、命门学说、运气学说、亢害承制理论、三焦学说、元气论和伤寒传变等皆有独到的论述；在诊法上，他主张四诊合参，尤重色脉，其诊法经验也受到后世许多医家的引用；在临床诊治各科疾病时，他善于化裁古方，巧于三因制宜，变化治法，体现其独到而丰富的见解和经验；而且其对药物的论述也常有精当之处，被后世《本草纲目》等医籍转载。更为难得的是，他晚年系统整理和公布了其祖传经验方及其精要验案，而这些经验方与医案尤其受到后世医家的重视，进行大量的引用和发挥。

虞抟的学术思想，不仅受到后世许多国内著名医家如王肯堂、李梴、徐春圃、张景岳、赵献可、李时珍、沈金鳌、喻嘉言、尤在泾、陈修园、林佩琴等人的推崇，还对日本医家月湖氏、其徒田代三喜、田代三喜之徒曲直濑道三（"道三流派"创始人）及道三之徒曲直濑玄朔等日本汉医"后世派"重要医家产生积极影响。而且，日本医界著名的丹波世家对虞抟的

学术思想也颇为重视。可见，虞抟为中日医学的交流和发展做出了重要的
贡献，继续传承、研究和发展虞抟的学术思想是十分必要的。

　　虞抟著述颇丰，史料记载有《医学正传》《方脉发蒙》《苍生司命》《证
治真诠》《域外奇观》《百字吟》《半斋稿》等，但多已佚失，现存的《医学
正传》确定为其代表著作，但《苍生司命》则可能是后人对其著作的再整
理和修改。总之，虞抟所倡导的"正传"医学，为后世医家所推崇，对我
们系统梳理中医学的源流与脉络，促进中医学术的发展均有着一定的意义
和价值。虞抟无论是在理论造诣，还是临证水准上皆谓不凡，对后世中医
学术发展具有一定的影响。现代在义乌一带，还把丹溪朱震亨、花溪虞抟
和近代医家黄溪陈无咎合称为"三溪"，以称颂他们高尚的医德医风和重要
的医学贡献。

虞抟

参考文献

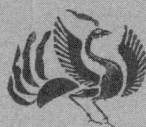

［1］朱建贵.正传医学的虞抟.北京：中国科学技术出版社，1988.

［2］潘桂娟，樊正伦.日本汉方医学.北京：中国中医药出版社，1994.

［3］李经纬，余瀛鳌，欧永欣，等.中医大辞典.北京：人民卫生出版社.1995.

［4］臧励龢.中国人名大辞典.北京：商务印书馆，1998.

［5］吴大真，余传隆.中医辞海.北京：中国医药科技出版社，1999.

［6］周仲瑛.中医内科学.北京：中国中医药出版社，2005.

［7］严世芸.中医各家学说.北京：中国中医药出版社，2005.

［8］裘沛然，丁光迪.中医各家学说.北京：人民卫生出版社，2008.

［9］裘沛然.壶天散墨.3 版.上海：上海科学技术出版社，2011.

［10］吴中银.三妙丸加味治疗坐骨神经痛.浙江医学，1980（4）：8.

［11］张觉人.虞抟防治老年病特点简论.辽宁中医杂志，1982（3）：21.

［12］钟彦华."至虚有盛候"辨治一得.江西中医药，1983（4）：59.

［13］黄煌.金元四大家学说在日本.上海中医药杂志，1983（5）：42.

［14］张工彧.胃脘痛的治疗体会.南京中医学院学报，1984（1）：29.

［15］周一谋.试论明清时期江浙地区名医众多的原因.医学与哲学，1984（7）：39.

［16］马嘉瑾，吴曦.有关结核病中医文献回顾.辽宁中医药大学学报，2009（10）：184.

［17］邱立新.《苍生司命》中二陈汤的应用.中国中医急症，2009，18（12）：2036.

［18］张龙娥.胃脘痛的中医辨证论治.内蒙古中医药，2010（23）：88.

［19］李艳.论虞抟治疗肿胀.实用中医药杂志，2011，222（7）：473.

［20］赵雪莹.虞抟治学思想浅析.中华中医药学会第四次中医学术流派交流会论文集，2012.

［21］朱存成.三妙丸的临床应用.陕西中医，2011（11）：1547.

［22］刘希德，李华东.摩腰方的历史沿革.中医文献杂志，2011（4）：26.

［23］李丽雅，张宗礼.三妙丸临床治验3则.山西中医，2011（12）：40.

［24］蔡海雁.中药外敷治疗喘哮.家庭医学，2012（11）：54.

［25］张继烈，鞠鲤亦.补脾益气法治疗高血压.内蒙古中医药，2012（5）：39.

［26］杜昌.浅论对"虚痞"的认识.内蒙古中医药，2012（6）：145.

［27］南东求，沈爱平.论东垣丹溪学说在日本医学史上的地位.中国民族民间医药，2013（4）：74.

［28］相鲁闽.端本澄源之《医学正传》.河南中医，2013（9）：1598.

［29］郭立崎，赵国仁.《难经》"命门"释疑.浙江中医杂志，2013（10）：706.

［30］张丽丽.浅议六君子汤临床应用.内蒙古中医药，2013（5）：24.

［31］李敏基.先天和后天对衰老的意义.健身科学，2013（6）：40.

［32］吴娟，王德群，谢晋，等.三妙丸方诸药基原考.安徽中医药大学学报，2014（2）：87.

［33］李晓寅，庄爱文，王英.丹溪医学在日本的发展.浙江中医药大学学报，2015（9）：677.

［34］张爱焕.《医学正传》便秘证治特色述要.中国中医急症，2006（3）：297.

［35］唐伟.浅谈《医学正传》诊治黄疸特点.中医文献杂志，2006（1）：18.

［36］徐重明，汪自源.《医学正传》治月经病宗四物汤评析.国医论坛，2006，21（2）：17.

［37］童延清，任喜洁，任继学.邪祟病古代文献概述.中医药通报，2006（2）：36.

［38］杨小芳.从心论治妇科病举隅.现代中西医结合杂志,2006（12）: 1643.

［39］徐重明,汪自源.《医学正传》治月经病宗四物汤评析.国医论坛, 2006（2）: 17.

［40］金辉.本土化与大众化推进中医药国际化.社科纵横,2007（5）: 116.

［41］张士玉,艾相乾.虞抟痹证论治浅析.中国中医急症2008,17（4）: 525.

［42］真柳诚.中医典籍的日本化.环球中医药,2008（1）: 57.

［43］于晓,武冰,严季澜.论"诸痛不宜补气".北京中医药,2008（1）: 28.

［44］曾宪斌.用桂附"引火归原"须配补肾阴药.江西中医药,1984（2）: 54.

［45］矢数道明,赵有臣.后世要方解说.辽宁中医杂志,1984（7）: 47.

［46］吴继东."针法浑是泻而无补"考议.上海针灸杂志,1985（4）: 28.

［47］缪正来.喘哮有别,伏其所主而论治.中医药研究杂志,1985（1）: 32.

［48］董汉良.各家对王清任学说的影响.河北中医,1985（2）: 13.

［49］李鸣皋,马九风,付丽丽.胃脘痛的辨证施治.中原医刊,1985（5）:6.

［50］王毓梧.泻痢琐言.上海中医药杂志,1986（4）: 20.

［51］阮时宝.九仙散出处订正.黑龙江中医药,1986（3）: 26.

［52］李仁述.虞抟传略及其对丹溪学说发挥.浙江中医学院学报,1987（4）: 35.

［53］张晔.九仙散探源析义.上海中医药杂志,1987（6）: 35.

［54］谭德福.眩晕从肾论治.四川中医,1987（10）: 27.

［55］陈国平.加味四妙散的临床运用.云南中医杂志,1987（1）: 21.

［56］周建中.论治哮当分标本.中医函授通讯,1988（1）: 38.

［57］黄向鸿.眩晕从淤论治心得.湖南中医杂志，1989（5）：8.

［58］杨君兴."命门"含义浅析.中医函授通讯，1989（4）：32.

［59］邵英国.哮喘临证刍议.中医函授通讯，1989（3）：19.

［60］叶德铭.从临证谈哮喘.浙江中医学院学报，1990（3）：25.

［61］叶盛德.三妙丸儿科治验一得.甘肃中医，1991（2）：40.

［62］刘春援.三妙丸的异病同治.江西中医药，1991（3）：42.

［63］李富汉，邢丰国，张曼林.试论《医学正传》的学术思想及成就.江
　　　苏中医，1991（3）：32.

［64］司富春，谢有良，张昱.肾与命门的气化观.国医论坛，1991（1）：23.

［65］薛益明，丁光迪.丹溪学说在明代前期的发展.南京中医学院学报，
　　　1991（1）：10.

［66］华润龄.三妙丸加味治疗痹证.四川中医，1991（6）：36.

［67］陈琮.虞抟运用补中益气汤经验探析.浙江中医药大学学报，1992（1）：
　　　37.

［68］陈国治.九仙散应用一得.内蒙古中医药，1992（1）：15.

［69］王剑玲.谈崩漏从肾论治.天津中医学院学报，1992（4）：15.

［70］权惠芳.三妙散加味治疗犬睾丸湿疹.中兽医学杂志，1993（2）：27.

［71］陈琮.虞抟运用下法经验浅析.四川中医，1993（2）：17.

［72］徐重明，夏天.重温三焦之说.江苏中医，1993（1）：38.

［73］陈琮.虞抟辨治急症的特点.中国中医急症，1994，3（2）：89.

［74］任世存.肾虚与中老年期衰老的探讨.青海医药杂志，1994（S2）：7.

［75］戴永生，刘慕松.试析虞抟对补中益气汤的发微.贵阳中医学院学报，
　　　1995，17（4）：7.

［76］张成博，赵延坤.虞抟及其学术思想探析.山东中医学院学报，1996，
　　　20（5），60.

［77］张成博．虞抟《苍生司命》及其治学思想探析．北京中医药大学学报，1997，20（3）：21.

［78］王鹏，欧阳兵．眩晕证病因病机各家学说述要．上海中医药大学学报，2005（3）：16.

［79］茅晓．论明代医家虞抟临证治验特色．中医杂志，1997，38（8）：457.

［80］尚炽昌．六君子汤．家庭医学，1998（24）：26.

［81］严忠．虞花溪妇科病外治八法．浙江中医杂志，1998（1）：9.

［82］李永堂．浅析古方3则重用防风的意义．江西中医药，1998（2）：43.

［83］徐珊．明代名医虞抟学术思想探要．中医函授通讯，1999（3）：5.

［84］靳士英，靳朴．明代六部综合性医书的传日及其影响．中华医史杂志，1999（3）：131.

［85］盛军，朱虹．《医学正传》对中医五官科学的认识．吉林中医药，2000（3）：11.

［86］颜新．亢害承制论源流谈．上海中医药大学学报，2001（4）：20.

［87］张玉萍．《格致余论》等文献对痛风的认识．中医文献杂志，2002（4）：9.

（总计102名，以医家出生时间为序）

汉晋唐医家（6名）

张仲景　王叔和　皇甫谧　杨上善　孙思邈　王　冰

宋金元医家（18名）

钱　乙　成无己　许叔微　刘　昉　刘完素　张元素

陈无择　张子和　李东垣　陈自明　严用和　王好古

杨士瀛　罗天益　王　珪　危亦林　朱丹溪　滑　寿

明代医家（25名）

楼　英　戴思恭　王　履　刘　纯　虞　抟　王　纶

汪　机　马　莳　薛　己　万密斋　周慎斋　李时珍

徐春甫　李　梴　龚廷贤　杨继洲　孙一奎　缪希雍

王肯堂　武之望　吴　崑　陈实功　张景岳　吴有性

李中梓

清代医家（46名）

喻　昌　傅　山　汪　昂　张志聪　张　璐　陈士铎

冯兆张　薛　雪　程国彭　李用粹　叶天士　王维德

王清任　柯　琴　尤在泾　徐灵胎　何梦瑶　吴　澄

黄庭镜　黄元御　顾世澄　高士宗　沈金鳌　赵学敏

黄宫绣　郑梅涧　俞根初　陈修园　高秉钧　吴鞠通

林珮琴　章虚谷　邹　澍　王旭高　费伯雄　吴师机

王孟英　石寿棠　陆懋修　马培之　郑钦安　雷　丰

柳宝诒　张聿青　唐容川　周学海

民国医家（7名）

张锡纯　何廉臣　陈伯坛　丁甘仁　曹颖甫　张山雷

恽铁樵